TAMARA LEBEDEWA

Diagnostische MIKROSKOPIE

TAMARA LEBEDEWA

Diagnostische MIKROSKOPIE

Keime und Parasiten im Blut
sehen, erkennen und beurteilen

Driediger Verlag

Dahlienweg 13 * 49124 Georgsmarienhütte
E-Mail: verlag@driediger.de

Diagnostische Mikroskopie. Keime und Parasiten im Blut sehen, erkennen und beurteilen
Titel der Originalausgabe: Перспективная диагностика
Tamara Lebedewa (Тамара Яковлевна Свищева)

1. Auflage: Oktober 2023
Aus dem Russischen von Elvira Driediger
Lektorat: Dagmar Fernholz, Frank Piegeler
ISBN: 9783932130-68-7

Inhalt

Einführung

Dieses Buch ergänzt den von der Autorin bereits erschienenen Atlas der Blutzellen und Parasiten des menschlichen Körpers (2003) erheblich. Beide Werke wurden nicht, wie sonst üblich, von einem Team angesehener Ärzte verfasst und zur Veröffentlichung freigegeben, sondern von nur einer Autorin, ordentliches Mitglied der Internationalen Akademie der Autoren wissenschaftlicher Entdeckungen und Erfindungen, Tamara Lebedewa (eigtl. T. Ja. Svishcheva). Die aufopferungsvolle Arbeit von 17 Lebensjahren, der unersetzliche Verluste ihrer engsten und teuersten Verwandten vorausgingen, die keine angemessene Hilfe von Onkologen erhielten und infolgedessen einen schmerzhaften Tod an verschiedenen Krebsarten erlitten hatten, veranlasste sie, offen und ungeschminkt ihre Stimme in der Medizin zu erheben. Nicht zuletzt deshalb, um eine neue Sicht auf bestimmte medizinische Probleme zu werfen, zumal die überholten Dogmen der Schulmedizin längst einer Revision und eines Umdenkens bedürfen. Erkenntnisse werden im Vergleich gewonnen, deshalb wird dieses Buch Ihnen sowohl die offizielle Lehrmeinung zu Blutzellen als auch die alternative Betrachtung der Natur der sogenannten undifferenzierten und atypischen Zellen vorstellen, die in der Medizin, und zwar weltweit, noch keine zuverlässige Erklärung gefunden haben.

Die hämatologischen Laboratorien in den Polikliniken und Krankenhäusern beherrschen seit Langem eine vereinfachte Art der Diagnose mithilfe der Lichtmikroskopie und scheinen nicht gewillt zu sein, ihren Horizont zu erweitern und falsche Vorstellungen über das menschliche Blut durch die Einführung und breite Anwendung von Dunkelfeld- und Lumineszenzmikroskopen zu überdenken.

Doch die Wissenschaft von der lebendigen Welt, einschließlich des Menschen und seiner Parasiten, sowie die Alternativmedizin stehen nicht still. Dies bestätigen zahlreiche private Diagnose- und Behandlungszentren, die viele Blutparasiten nicht nur aufspüren, sondern auch mithilfe verschiedener Bioresonanz- und Mikroskopiemethoden erfolgreich bekämpfen.

Infolgedessen wurde es notwendig, dieses Buch zu verfassen, wodurch der zuvor veröffentlichte *Atlas der Blutzellen und Parasiten des menschlichen Körpers*, der nur bestimmte Aspekte der Lichtmikroskopie bzw. deren Ergebnisse in 98 Fotos abdeckt, erheblich ergänzt wurde – sowohl durch weitere Fotos wie auch durch zusätzliche Informationen zur Lichtmikroskopie sowie die erforderlichen Daten, um sich mit der Arbeit von Dunkelfeld- und Lumineszenzmikroskopen vertraut zu machen.

Im Gegensatz zu der von wissenschaftlichen Verlagen veröffentlichten Blutatlanten ist dieses Buch in einer lebendigen Sprache verfasst, die sowohl für Fachleute als auch für Laien verständlich ist, die an ihrem eigenen Gesundheitszustand und dem Infektionsgrad ihres Blutes interessiert sind.

Während in den anderen Blutatlanten die Fotos von Blutpräparaten von trockenen, knappen Bezeichnungen der einzelnen Blutelemente begleitet werden, sind in diesem Buch die im Blutkreislauf zirkulierenden zellulären Elemente, ob Blutzellen oder fremde Mikroorganismen, als lebendige Individuen dargestellt. Darüber hinaus werden die Beziehungen zwischen Blutzellen und Parasiten, sowohl untereinander als auch mit Blick auf die sie begleitende Mikroflora, thematisiert. Zweifellos wird eine solche Haltung gegenüber den Besiedlern des menschlichen Blutes und deren fotodokumentarische Bestätigung den Ärzten zeigen, dass die menschlichen Blutgefäße lebendes (!) Blut enthalten, was eine gründlichere Untersuchung rechtfertigt. Es ist zu hoffen, dass diese Arbeit ein weiterer wichtiger Schritt auf dem Weg zur Abkehr von der mechanistischen Herangehensweise der Ärzte an lebende menschliche Zellen, Gewebe, Organe und ganz allgemein an ihre noch lebenden Patienten sein wird.

Es ist sehr bedauerlich, dass die Angehörigen der Gesundheitsberufe ihre eigene Terminologie geschaffen haben und sich dadurch von den Menschen, denen sie dienen, und von denen sie bezahlt werden – sei es durch Krankenversicherungsbeiträge oder durch direkte Bezahlung der Gesundheitsleistungen – entfremdet haben. Die umfangreiche und vielfältige Terminologie, die in der Medizin geschaffen wurde, dient im Wesentlichen dazu, sie für „Uneingeweihte" unverständlich zu machen und dadurch die Angehörigen der Gesundheitsberufe weiter von ihren Patienten abzugrenzen. Dabei kann es sein, dass die Ärzte selbst, wenn sie Spezialisten auf einem eng begrenztem Gebiet sind, ihre Kollegen aus benachbarten Fachgebieten nicht immer verstehen.

So geschieht es, dass Ärzte immer noch nicht verstehen, welche krankhaften Prozesse in menschlichen Organismen ablaufen – die sie aufgrund ihrer beruflichen Pflicht beseitigen müssen, um die Gesundheit der Menschen wieder herzustellen – da sie der „wissenschaftlichen" Form der Darstellung des Materials größere Bedeutung beimessen als dessen Inhalt. Wie wir wissen, gelingt dies jedoch nicht vielen und nicht immer – auch deshalb, weil Ärzte keine Mentoren ihrer Patienten sind und ihnen nicht vermitteln, wie sie selbstständig für ihre eigene Gesundheit sorgen können.

Die medizinischen Fachausdrücke, die von den Ärzten verwendet werden, geben meist nur eine gewisse Pathologie im Körper der Kranken und die letztendlichen Ursachen ihres Todes an, erklären aber nicht die wahre biologische Natur ihrer Ursache. So meldete EuroNews am 27. Juni 2005 die traurige Nachricht: „Am Tag zuvor war der berühmte portugiesische Fußballspieler Hugo Cunha während eines Freundschaftsspiels plötzlich zusammengebrochen und gestorben." Noch bevor die Ergebnisse der Autopsie des Verstorbenen vorlagen, schrieben Experten seinen Tod mit voller Überzeugung einem „akuten Herzversagen" zu. Und niemand kann hoffen, dass die Mediziner die wahre Ursache für den plötzlichen Tod des scheinbar gesunden und sportlichen 28-Jährigen herausfinden werden, denn dies ist nicht das erste, sondern bereits das vierte Opfer im portugiesischen Fußball in kürzester Zeit. Die Inkompetenz von Ärzten garantiert somit auch für gesunde und trainierte Menschen kein langes Leben. Und während die portugiesischen Spieler und die Öffentlichkeit über eine Reihe von Todesfällen ihrer Kollegen besorgt sind, werden sie wohl kaum glaubwürdige Antworten auf ihre Frage erhalten: „Warum passiert das?"

Aus diesem Grund halte ich es für unvernünftig und für äußerst nachlässig, die Sorge um die eigene Gesundheit vollständig der modernen Medizin zu überlassen. Es ist notwendig, seinen Zustand selbst zu überwachen, Krankheitsvorbeugung zu betreiben und ich empfehle, die wahre Zusammensetzung des eigenen Blutes zu kennen. Es ist jedoch unwahrscheinlich, dass uns dabei solche medizinischen Blutatlanten helfen, in denen von den Hämatologen nicht erkannte einzellige Parasiten Trichomonas (Flagellat) atypische Zellen genannt und der hämolytische Streptokokkus als Jolly-Körperchen bezeichnet werden. Damit jeder, der sich für seinen Blutzustand interessiert, all dies verstehen kann, wird in diesem Buch unter jedem Foto eines Blutpräparats zunächst die Standardversion des Kommentars der Hämatologen angegeben, und darunter eine alternative Beschreibung der Blutzellen und Parasiten von der Autorin dieses Buches vorgeschlagen (Ab Foto 143).

Es bleibt zu hoffen, dass dieses Werk von denjenigen Wissenschaftlern und Ärzten positiv aufgenommen wird, denen die Wahrheit wichtiger ist als kurzlebige merkantile Erwägungen. Von solchen Fachleuten, die ständig auf der Suche nach neuen Methoden und Mitteln für eine qualitativ hochwertige und wirksame Behandlung der Patienten sind, hängt schließlich die Zukunft der Medizin ab. Daher wird die Formulierung einer neuen Sichtweise auf das zelluläre Leben des Blutes, von dessen Zustand die Gesundheit eines jeden von uns abhängt, ihr kreatives Potenzial sicherlich steigern. Ich möchte hoffen, dass die Führungskräfte aus dem Gesundheitswesen, Wissenschaftler und praktizierende Ärzte, wenn sie ihre unternehmerischen Interessen beiseitelassen und sich den Menschen zuwenden, eine gesunde Neugier und den Wunsch zeigen, die erstaunlichen Phänomene zu verstehen, die sich im lebenden menschlichen Blut abspielen. Und dann werden ihre eigenen, tiefer gehenden Forschungen und ihre Erkenntnisse helfen, die Blutzellen klar von Parasiten zu unterscheiden und die vielfältigen Prozesse, die im Blut eines jeden kranken und noch gesunden Menschen vorkommen, richtig zu deuten und zu vergleichen.

Und schließlich: In den bisher erschienenen Atlanten konzentrieren sich die Fotografien von Blut meist nur auf bestimmte Blutzellen. In diesem Buch wird jedoch jedes Blutbild in seiner Gesamtheit betrachtet und, soweit möglich, detailliert beschrieben. Mehr noch, hier wird die lebendige Beziehung zwischen echten Blutzellen und fremden Mikroorganismen interpretiert und werden auch die Gründe für das Auftreten verschiedener krank machender Stoffe im Blut erklärt. All dies trägt sicherlich dazu bei, den tatsächlichen Zustand des Blutes des modernen Menschen besser zu verstehen, was nicht nur für die Entwicklung einer grundlegend neuen Methodik für die Diagnose, Prävention und Behandlung von Menschen, sondern auch für eine wirksamere Lösung der Probleme Krebs, Herzkrankheit und anderer unheilbarer Krankheiten im Allgemeinen von großer Bedeutung ist.

❖ ❖ ❖

Teil I

Der Mensch sollte sein Blut kennen

ES IST ZEIT FÜR EINEN POSITIVEN WANDEL IN DER MEDIZIN

Dieses Buch, das Abbildungen aus dem früher veröffentlichten *Atlas der Blutzellen und Parasiten des menschlichen Körpers* enthält, wird durch neues Text- und Bildmaterial ergänzt und ist ein weiteres Werk mit dem Anspruch auf Wissenschaftlichkeit, das uns daran erinnern soll, dass menschliches Blut nicht steril ist und die in ihm lebenden Mikroorganismen Krankheiten verursachen können. Erkennt man diese Mikroorganismen frühzeitig, so kann bereits vor Entstehen einer manifesten Krankheit eine sich entwickelnde Pathologie gestoppt oder zumindest gemildert werden.

In dieser Hinsicht ist das Buch ziemlich revolutionär, da es gewissenhafte Wissenschaftler dazu veranlasst, das menschliche Blut auf eine neue Art zu betrachten und unzutreffende Theorien über Krebs, Herz-Kreislauf-Erkrankungen und viele andere unheilbare Krankheiten des 21. Jahrhunderts zu überdenken. Es ist kein Geheimnis, dass die irrtümlichen Vorstellungen der Forscher und die falsche Ausrichtung der medizinischen Leitbilder die praktische Medizin bei der Frühdiagnose, der Behandlung und erst recht bei der Prävention von Krankheiten machtlos werden lassen. Infolgedessen ist in den Industrienationen im Laufe des letzten Jahrhunderts die Häufigkeit solcher Erkrankungen wie Krebs und Herzkrankheiten massiv angestiegen.

Deshalb versuchten viele berühmte Persönlichkeiten unseres Landes – Raissa Gorbatschowa ist ein prominentes Beispiel, aber auch andere, die der heimischen Medizin nicht völlig vertrauten –, im Ausland Hilfe zu suchen. Das hat ihnen aber leider nicht viel gebracht. Andere, weniger bekannte, aber wohlhabende Menschen, die von den Ergebnissen der „kostenlosen" Staatsmedizin* enttäuscht sind, haben längst damit begonnen, in zahlungspflichtigen Gesundheitszentren und privaten Arztpraxen Hilfe zu suchen.

* Die medizinische Grundversorgung in Russland ist laut Verfassung kostenlos. Finanziert wird sie über das System der „Obligatorischen Krankenversicherung". Die Beiträge der Krankenversicherung zahlt der Arbeitgeber (5,1 Prozent des Gehalts), für die nichtarbeitende Bevölkerung kommt der Staat auf.
Ärzte sind somit, im weitesten Sinne, Angestellte des Gesundheitsministeriums.

Obwohl ich zur dritten Kategorie gehöre, auf die weiter unten eingegangen wird, muss ich zugeben, begrüße ich es sehr, dass in Russland alternative Diagnose- und Behandlungszentren und private medizinische Zentren entstanden sind.

Durch die Bioresonanzdiagnostik sowie durch Blutanalysen mit Licht-, Dunkelfeld- und Lumineszenzmikroskopen identifizieren die Spezialisten Pathologien in allen Organen und Systemen ihrer Patienten und bringen die wahren biologischen Verursacher ihrer Krankheiten ans Licht. Sie vernachlässigen auch nicht die „Neben"-Ergebnisse des pathogenen Einflusses dieser Erreger auf den menschlichen Organismus, indem sie das Vorhandensein verschiedener schädlicher Stoffe im Blut feststellen: Cholesterin und Lipoproteine niedriger Dichte, Bilirubin-Bildung und Zucker, Harnsäure- und Orthophosphorsäurekristalle, Fibrinpfropfen usw. Auf der Grundlage der Ergebnisse dieser umfassenden Untersuchungen geben die kreativen Fachleute Empfehlungen zur Behandlung nicht einzelner Krankheiten, sondern zur Verbesserung der Gesundheit des gesamten Körpers. Beginnt der therapeutische Prozess mit der sequenziellen Reinigung aller Darmabschnitte von Parasiten und der Lungen von Askaridenlarven (Larven von Spulwürmern) sowie der Leber, Nieren, Blut und Lymphe von Toxinen und Verunreinigungen vor dem Hintergrund der richtigen Ernährung, dann können Sie sich seiner großen Wirksamkeit sicher sein.

Was die dritte Kategorie von Menschen betrifft, so sind sie, nachdem sie entweder die Tragödie erlebt haben, dass ihre Angehörigen an einem Herzinfarkt oder einem Schlaganfall gestorben sind, oder nachdem sie selbst unter der rein symptomatischen oder gar traumatisierenden Behandlung durch Ärzte gelitten haben, nun gezwungen, zur Selbstmedikation überzugehen.

Mehr noch, einige von ihnen begannen, auf Basis der neuen Erkenntnisse aus meinen bisher erschienenen Büchern, Licht- und Fluoreszenzmikroskope zu erwerben, um den Zustand ihres Blutes im Verlauf von selbstständigen Gesundungsprozessen zu überwachen. Dies wurde mir z. B. von einem Krebspatienten aus Saporoshje am Telefon berichtet, und Frau Zhukrova aus St. Petersburg schrieb mir dazu in einem Brief:

„Guten Tag, verehrte Tamara Jakovlevna!*

Ich möchte beschreiben, was wir unter dem Mikroskop gesehen haben. Speichel: Meine Tochter und ich haben dieses Bild auf der ganzen Fläche. (Die Autorin: Das Bild im Brief zeigt Myzelien von Candida-Pilzen in Form von ziemlich kurzen Fäden, mit Auswüchsen.) *Meine Schwester und ihre Tochter haben nur Blasen.* (Die Autorin: Ich vermute, es handelt sich um Kokken, höchstwahrscheinlich um Streptokokken. Um die Zuverlässigkeit dieser Annahmen zu überprüfen, wäre es wünschenswert, die Art dieser im Speichel gefundenen Mikroorganismen durch Kulturdiagnose unter Laborbedingungen klinisch zu bestimmen.)

Im Blut von allen wurden Trichomonaden festgestellt, die Erythrozyten ähneln. Dies ist das zystoide Stadium der einzelligen Parasiten: Zellen, die aussehen wie runde Kerne ohne Zytoplasma. Aber nur bei mir – amöboide Trichomonaden. Eine fällt auf, sie hat eine blaue Färbung, kein Muster in der Mitte und ist mit Trümmern bedeckt.

Abstriche aus der Scheide meiner Schwester und mir zeigen: Amöboide Trichomonaden von blauer Farbe und in der Mitte ein heller, leuchtender Fleck – Loch ohne Rand, das aussieht wie eine Eisscholle, und Eisschollenstücke. (Die Autorin: Kolonien von Streptokokken, die ich oft in Erythrozyten in Blutpräparaten sehe, sehen aus wie Eisstücke oder kleine Spiegel.)

Bei ungeschickter Abnahme meines Abstriches brachte ich Trichomonaden ein: sofort fing der Entzündungsprozess an. Zwei Stunden nach der Infektion erschienen einige „Blümchen“ im Blut: 3–4 Stück in einem Sichtfeld. Ich nahm Tinidazol (ein Medikament gegen Trichomonaden) und eine Stunde später kontrollierte ich das Blut erneut, aber so etwas habe ich nicht mehr gesehen. Am nächsten Tag sah ich diese Blumen in meinem Blut – sie wurden von roten Blutkörperchen angegriffen, und nach einer weiteren Stunde blieb

* In Russland hat der vollständige Name drei Bestandteile: Vorname, Vatersname und Nachname – Tamara Jakovlevna Lebedewa, wobei als Anrede Vor- und Vatersname verwendet werden.

von diesen „Blumen" fast nichts übrig. Sie waren auf ein Minimum geschrumpft, während andere sich in einen Punkt verwandelten. (Die Autorin: Leider gibt L. Zhukrowa nicht an, wie sie die Präparate für die Mikroskopie vorbereitet. Einerseits beschreibt sie, die von ihr gesichteten Trichomonaden seien blau gefärbt. Andererseits handelt es sich aber sicher nicht um alkoholfixierte Präparate, denn die Zellen leben weiter: „die Erythrozyten greifen an" und die „Blümchen" schrumpfen und werden zu Pünktchen.

Übrigens konnte ich einmal unter einem Dunkelfeldmikroskop beobachten, wie ein Bakterium um ein rotes Blutkörperchen herumwirbelte. Und plötzlich veränderte sich die Gestalt des Erythrozyten, es bildete sich augenblicklich ein leichter Vorsprung, mit dem er das Bakterium sozusagen zur Seite schob, so dass es sich vom Erythrozyten abwandte, der in der Lage war, sich zu behaupten. Seinerzeit beobachteten Parasitologen auch ein interessantes Phänomen: Trichomonaden phagozytierten (Phagozytose: Einfangen und verschlucken) Erythrozyten, die sie als Nahrung verwendeten, und plötzlich „spuckte" eine von ihnen den Erythrozyten aus.)

1997 hatte ich eine Mittelohrentzündung (eine Komplikation nach der Grippe), es traten starke Schmerzen auf, Eiter floss aus meinem Ohr und die Körpertemperatur stieg an. Ich ging zum HNO-Arzt, der mir eine Überweisung ins Krankenhaus ausstellte. Doch ging ich nicht dorthin, ich begann darüber nachzudenken, wie ich mich selbst heilen könnte, und beschloss, mein Ohr mit Jod zu behandeln. Ich nahm ein Streichholz, wickelte Watte darauf und tauchte es in Jod. Danach trug ich es leicht in den Gehörgang des schmerzenden Ohres auf. Es begann stark zu brennen, aber nach ein paar Minuten ließ das Brennen nach und ich trug noch mehr auf. Es brannte stark tief im Ohrinneren. Es brannte ungefähr drei Stunden lang, es fühlte sich warm im Ohr an, dann war alles vorbei: Das Ohr hörte auf zu schmerzen und zu eitern. Drei Tage später tauchte wieder ein Abszess auf und ich behandelte ihn erneut mit Jod. Danach war er verheilt und ist nie wieder aufgetreten.

Ich wünsche Ihnen alles Gute!"

L. Zhukrowa

Aus Rücksicht auf meine Leser, die schätzungsweise zur Hälfte oder mehr keine medizinischen Fachleute sind, habe ich dieses Buch in einer einfachen, verständlichen Sprache verfasst. Die notwendigen Erklärungen sind dem Verständnis eines jeden Einzelnen zugänglich, obwohl ich es zunächst in einer professionelleren Sprache schreiben wollte, um ihm ein gewisses medizinisches Flair zu verleihen (ein Schleier, der die klare Sicht stört). Es gibt jedoch genügend wissenschaftliche medizinische Arbeiten mit wenig verstandenen Begriffen nicht nur für uns „Normalsterbliche“, sondern auch für Ärzte. Deshalb möchte ich glauben, dass dieses Buch für alle, die es kennengelernt haben, nützlich sein wird, weil es neue Erkenntnisse über den wahren Zustand des menschlichen Blutes vermittelt. Ich hoffe, dass es auch für Ärzte von Nutzen sein wird, denn ein positiver Wandel in der Medizin ist notwendig und längst überfällig.

Es bleibt nur noch eine weitere Anregung an die Schulmedizin, die die wichtigsten Errungenschaften moderner medizinischer Geräte und die vielen Möglichkeiten, die ihre Verwendung bietet, kategorisch ignoriert.

Die Ärzteschaft nutzt das Lichtmikroskop nicht in vollem Umfang, vernachlässigt die Möglichkeiten von Dunkelfeld- und Lumineszenzmikroskopen und ignoriert die Bioresonanzdiagnostik, man kann sagen, sie entzieht sich bewusst dem Wissen über die hohe Infektionsrate der Bevölkerung im Allgemeinen und ihrer eigenen Patienten im Besonderen. Sie handeln nach dem Grundsatz: „Wenn wir keine Mikroben sehen, bedeutet das, dass sie nicht vorhanden sind“, und sind daher einfach nicht in der Lage, Krankheiten rechtzeitig vorzubeugen oder sie richtig zu behandeln.

Aus diesem Grund hoffe ich, dass dieses Werk bei Fachleuten Interesse weckt, die bereit sind, bestehende Glaubenssysteme infrage zu stellen und ihre Patienten ganzheitlich zu behandeln.

Nun haben Sie, liebe Leserin, lieber Leser, auch ohne Hämatologen oder Kardiologen zu sein, die Möglichkeit, sich zu überzeugen, dass Blut nicht einfach ein Strom von Plasma und Zellen ist, der von einem lebendigen Motor angetrieben wird.

Dies ist das wichtigste Thema eines lebenden Organismus, in dem es einen ständigen Kampf auf Leben und Tod mit vielen verschiedenen Parasiten und pathogenen Keimen gibt, die den Lebensraum, den sie erobern, entschlossen verteidigen und ihn bereits als ihren eigenen betrachten.

❖ ❖ ❖

DIE VERGESSENE BEDEUTUNG DER TRICHOMONADEN ALS BLUTPARASITEN

In den Nachkriegsjahren Mitte des 20. Jahrhunderts wies der renommierte Parasitologe Jewgeni Pawlowski bei seinen Untersuchungen des venösen Blutes von Kranken in vielen Fällen Trichomonaden nach. Weitere Experimente mit diesen Parasiten unter Labor- und klinischen Bedingungen ermöglichten es ihm, seinem Kollegen E. Vizir und anderen Forschern, das Verhalten von Trichomonaden im Blut zu beobachten und zu beschreiben. In seinem Lehrbuch *Allgemeine Parasitologie* präsentierte Pawlowski eine Zeichnung von drei Darmtrichomonaden, die durch ein Zytostom (eine Art Mund) ein bis drei rote Blutkörperchen in sich aufnehmen. Dies deutete darauf hin, dass die Trichomonaden, die zu dieser Zeit nur als Parasiten von Hohlräumen galten, in der Lage waren, in den Körper und in den Blutkreislauf einzudringen, wo sie zu Räubern der roten Blutkörperchen wurden.

Darüber hinaus trugen vaginale Trichomonaden, die vom Genitalbereich zu den darüber liegenden Organen und in das Blut vordrangen, in ihren Vakuolen phagozytierte, aber unverdaute, sexuell übertragbare Keime. Meistens handelte es sich dabei um Chlamydien, die eine Zwischenstellung zwischen Viren und Bakterien einnehmen und daher in ihrem Entwicklungszyklus zwei Existenzphasen aufweisen: parasitär und frei lebend.

Chlamydien werden zum Parasiten, wenn eine Trichomonade sie schluckt und als Nahrung nutzen möchte. Diese zwingt jedoch ihren Wirt durch die Freisetzung giftiger Enzyme, in die Defensive zu gehen, indem sie den aggressiven „Untermieter" vom Rest des Körpers isoliert – so entsteht eine Vakuole (mit Zellsaft gefüllter Hohlraum im Zellzytoplasma). In diesem Fall sollten Lipide (fettähnliche Substanzen) im Zellsaft überwiegen, die zum einen die von Chlamydien abgesonderten Toxine neutralisieren und zum anderen zu Nahrung für sie und ihre Nachkommen werden. Indem sie ihre inneren Parasiten besänftigt, wird die Trichomonade selbst zu einem aggressiven Raubtier, da sie ständig Blutzellen oder Mikroben verschlingen muss, um nicht nur sich selbst, sondern auch die Chlamydien zu ernähren.

Das Gleiche geschieht, wenn sich in den Trichomonaden ein anderer Parasit befindet, z. B. Masern-Virus, Herpes-simplex-Virus, Mumpsvirus, eine akute infektiöse Viruserkrankung mit vorwiegender Schädigung der Ohrspeicheldrüsen. Darüber habe ich in meinem bereits veröffentlichten Buch *Un-Heilbare Krankheiten* im Kapitel „Opfer der Multiplen Sklerose" geschrieben. Bei solchen Patienten füllen die Trichomonaden, die von ihren eigenen Parasiten von innen heraus gereizt werden, ihr Inneres mit Cholesterin, um sie zu beruhigen. Zu diesem Zweck fressen sie ständig die Myelinscheide, die die Nervenstämme des Gehirns umgibt und verbindet. Infolgedessen werden Parasiten für viele junge Menschen zur Ursache einer schweren Krankheit und machen sie letztendlich für viele Jahre unbeweglich und oft genug auch blind.

Praktisch die gleiche Beziehung, die sich zwischen den Trichomonaden und ihren inneren Parasiten entwickelt, ist auch in der Beziehung zwischen dem Menschen und seinen parasitären Trichomonaden zu beobachten.

Wenn nämlich die Trichomonaden beginnen, sich intensiv zu vermehren und eine Kolonie zu bilden, isoliert der menschliche Körper auch diese Trichomonaden und wehrt sie ab, indem er eine Art Vakuole bildet. Und die Onkologen wissen das ganz genau: Jeder Tumor, wo auch immer er auftritt, ist vom menschlichen Körper durch eine Kapsel aus seinem eigenen immunkompetenten Bindegewebe abgetrennt.

Viele krankheitserregende, sexuell übertragbare Mikroorganismen dringen tief in den Körper und in die Blutbahn ein, indem sie sich mit der von den Trichomonaden abgesonderten klebrigen Substanz

Fibronektin an deren Oberfläche anheften. Mit dieser Hülle aus Keimen, die er zu seinem eigenen Schutz geschaffen hat und die an die Stelle spezifischer Antikörper tritt, entzieht sich der Parasit der humoralen und zellulären Immunität und weicht so den Angriffen spezifischer Antikörper und Leukozyten aus. Aufgrund ihrer Lebenszyklen – Trichomonaden verbleiben bis zum 7. Tag der Menstruation in der Vagina der Frau und steigen dann in den Bereich der Gebärmutter auf – und ihrer physiologischen Fähigkeiten sind Trichomonaden in der Lage, vom Genitalbereich in die höherliegenden Organe sowie in den Blutkreislauf einzudringen. Im ersteren Fall gelangen sie mithilfe der Flagellen (Geißeln) ans Ziel, im zweiten mithilfe des eigens dafür produzierten Enzyms Hyaluronidase, das die hyaluronsäurehaltige interzelluläre Substanz auflösen kann. So gelangen neben Trichomonaden, die fakultative Anaerobier sind, auch Chlamydien, Mycoplasmen, Harnstoffplasmen, Pilze, Herpes-simplex-Viren, Cytomegalieviren und andere pathogene Keime in die Blutbahn.

Parasitologen, die Mitte des letzten Jahrhunderts viele verschiedene Studien mit Trichomonaden durchführten, beobachteten interessante Ergebnisse der Co-Kultivierung von Trichomonaden mit Spermatozoen. Die Experimente zeigten, wie die lebenden Spermien in der Nähe der Trichomonaden ihre Bewegung verlangsamten, ihre Köpfe unter dem Einfluss der Parasitenenzyme sichtbar zu schmelzen begannen und eines nach dem anderen in das Zytostom der Trichomonaden gezogen wurde. Während die Trichomonaden ein Spermium verschluckten, hielten sie mithilfe der beweglichen Geißeln mehrere weitere Opfer in ihrer Nähe. Auf diese Weise konnte sie bis zu 5 Spermien nacheinander verschlucken. In der Regel waren die Spermien nach 3–4 Stunden verdaut. Fast das Gleiche geschah mit den aufgenommenen roten Blutkörperchen (Abb. 1). Und der parasitische Räuber suchte sich wieder neue Opfer.

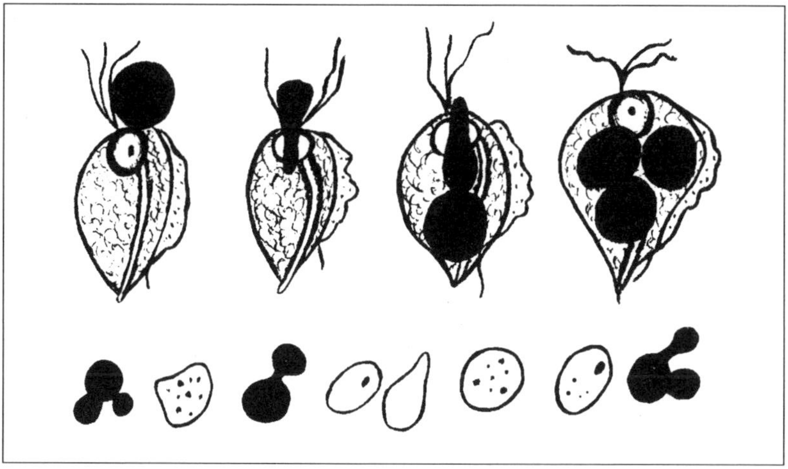

Abb. 1. Begeißelte Trichomonaden beim Verschlucken von Erythrozyten
Unten: Zystoide und knospende Formen von Trichomonaden

Ich konnte auch Trichomonaden aus dem Darm unter dem Mikroskop in einem Tropfen Nährmedium beobachten, in dem es von Bakterien wimmelte. Und es war sehr interessant: Eine scheinbar unbewegliche begeißelte Trichomonade machte plötzlich eine rasche Bewegung und ergriff den Mikroorganismus. Ein Foto, das diesen Moment festhält, zeigt Wellen von Nährflüssigkeit, die sich vor dem Kopf des Parasiten ausbreiten (Fotos 1, 2)*.

Zusammenfassend bleibt festzuhalten: Trichomonaden sind ein gefährlicher Parasit für den Menschen, sowohl allein als auch in Verbindung mit aggressiven Viren und Bakterien. Sie sind nicht nur für die Unfruchtbarkeit der Frau und die frühe Impotenz des Mannes verantwortlich, sondern auch die Hauptursache für unheilbare Krankheiten wie Krebs, Herz-Kreislauf-Erkrankungen, Arthritis, Multiple Sklerose, Schuppenflechte und viele andere.

Deshalb müssen wir in dieser Situation, wie in einem Krieg, das Gesicht unseres Feindes kennen und ihn in Abstrichen von urogenita-

---

* Alle Fotos im Bildteil ab S. 239

len Schleimhäuten und in Blutproben von gesunden und kranken Menschen sichtbar machen. In diesem Sinne wollen wir uns mit dem biologischen Hauptfeind der modernen Menschheit, Trichomonas, vertraut machen: zunächst theoretisch und dann praktisch – mithilfe von Farb- und Schwarz-Weiß-Fotos. Betrachten wir diesen Parasiten in all seinen Lebensstadien: zystoid (Ruhe- oder Knospungsstadium mit Koloniebildung durch unvollständige Teilung), amöboid (Übergangsstadium und am aggressivsten) und begeißelt (vegetativ). Dieses Buch ermöglicht es Ihnen auch, alle wichtigen Lebenszyklen der Trichomonaden kennenzulernen: das Anfangsstadium als vaginale Trichomonaden; das Zwischenstadium als Blutparasiten; das Endstadium als sogenannte Tumorzellen. Dabei lässt sich leicht nachweisen, dass in all diesen Fällen die Trichomonaden, obwohl sie aufgrund ihrer ungeschlechtlichen Vermehrung polymorph sind, im Prinzip den Krebszellen, die ebenfalls polymorph sind, verblüffend ähnlich sind. Dies sollte echte Wissenschaftler interessieren, die endlich die biologische Natur von Krebs, Herzinfarkt und anderen unheilbaren Krankheiten unserer Zeit ergründen wollen. Und dieses Buch wird es ihnen ermöglichen, sich von der gemeinsamen Natur der parasitären Trichomonaden, der atypischen lymphatischen Zellen und der sogenannten transformierten oder Tumorzellen zu überzeugen.

Darf ich bekannt machen: Trichomonade!

Der Einzeller Trichomonade ist ein parasitäres Geißeltierchen aus der Unterklasse der Flagellaten. Er gehört zur Familie der Trichomonadidae der Ordnung Polumastigida Emend. Es handelt sich um ein/e obligat agam reproduzierende/s Zelle/Lebewesen. In der Natur sind mehr als 100 Arten von Trichomonaden bekannt. Sie sind unter Wild- und Haustieren, Vögeln und kaltblütigen Amphibien und Reptilien weitverbreitet.

Im menschlichen Körper werden drei Arten von Trichomonaden beschrieben: orale, intestinale und vaginale Trichomonaden (Mundhöhlen-, Darm-, Vaginaltrichomonade). Im Menschen lebende Trichomonaden bilden keine Zysten, d. h. keine dichte Schutzhülle, auch

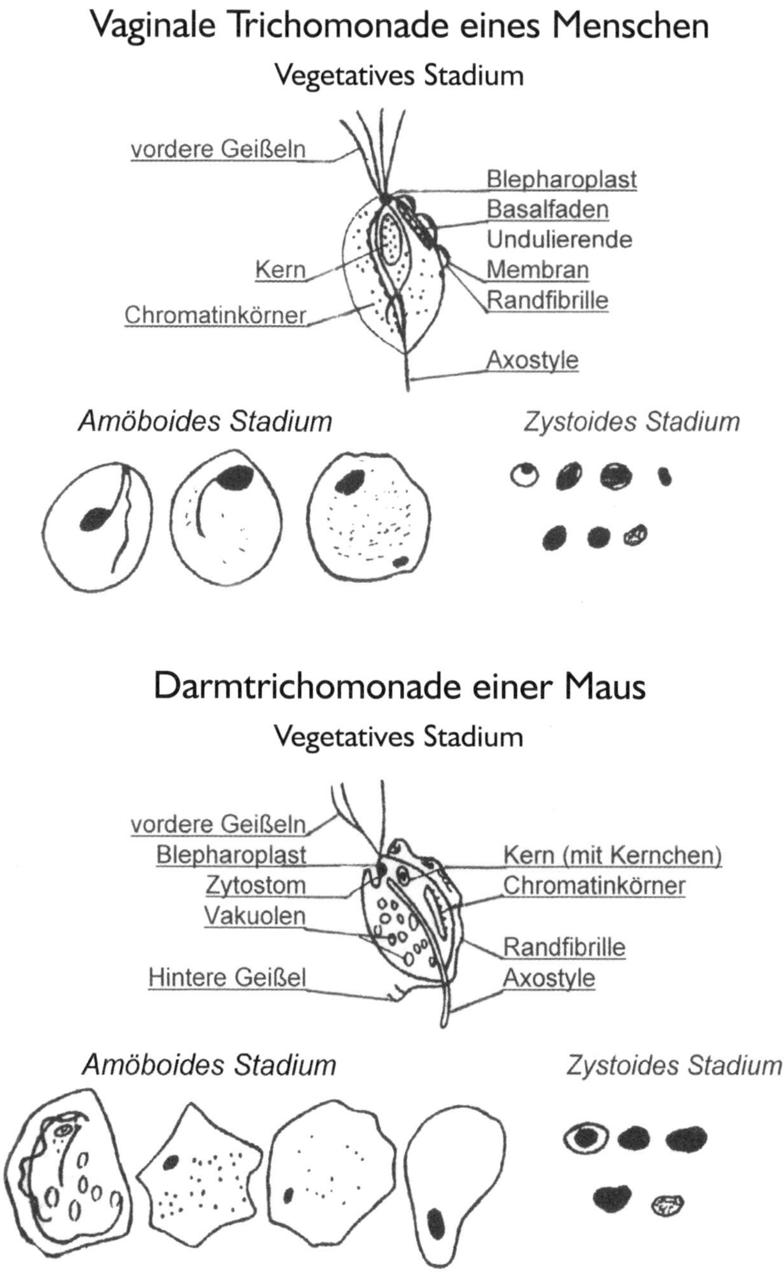

Abb. 2. Existenzstadien von Trichomonaden: begeißelt, amöboid, zystoid

unter für sie ungünstigen und gefährlichen Lebensbedingungen. Daher gehen sie an der Luft, insbesondere im Sonnenlicht, leicht zugrunde. Und deshalb verlassen die Parasiten, wenn sie einmal im menschlichen Körper sind, niemals freiwillig ihren Wirt, bevor er stirbt.

So sind diese Parasiten sehr gut an die Existenz im menschlichen Immunorganismus angepasst und können sich der Immunität auf verschiedene Weise entziehen, indem sie sich an verschiedene Keime und das Wirtsplasma anheften, Antigene von ihrer Oberfläche ablösen und so die Immun-Antikörper ablenken oder sogar Antigene freisetzen, die mit denen menschlicher Gewebeantigene identisch sind. In extremen Situationen sind Trichomonaden in der Lage, sich in kleine Partikel aufzuspalten, die verstreutes oder verklumptes Chromatin – das Substrat der Chromosomen – enthalten, und so ihre Art zu bewahren (in der Hämatologie werden diese Partikel fälschlicherweise als Blutplaques oder Thrombozyten bezeichnet).

Trichomonaden werden leicht sexuell von einem Partner zum anderen übertragen und erweitern so ihren Lebensraum und Einflussbereich. Die erste direkte Infektion des Menschen mit Trichomonaden erfolgt jedoch, das sollte man wissen, im Mutterleib der mit ihnen infizierten Mutter während des Entstehungs- und Entwicklungsstadiums des Embryos: Die Parasiten werden vom Fötus zusammen mit dem Fruchtwasser geschluckt, in das sie eindringen. Neugeborene können auch direkt bei der Geburt infiziert werden, wenn sie sich durch die Vagina der Mutter drängen und dabei eine Schluckbewegung machen, oder indirekt, wenn Erwachsene einen Schnuller ablecken, in ein und dieselbe Banane beißen, durch Küchenutensilien, Bettwäsche, ein gemeinsam genutztes Bad usw.

Die **vaginale Trichomonade** (Abb. 2) wurde erstmals 1836 von dem französischen Anatomen Alfred Donné im Vaginalinhalt einer Frau entdeckt. Lange Zeit hielt man die vaginalen Trichomonaden für harmlose Saprophyten, die sich von Bakterien und Trümmern zerstörter Zellen ernähren. Im Jahr 1870 dann beschrieb I. Lazarevitch als Erster das Krankheitsbild der Gebärmutterhalsentzündung und stellte fest, dass sich lokale entzündliche Veränderungen im Gewebe auf die Verschlechterung des Allgemeinzustands des Körpers auswirken. Doch erst 1916 wies Hoche aufgrund klinischer Daten auf die pathogene (krank machende) Bedeutung von Trichomonaden hin.

Bereits in den Vorkriegs- und Nachkriegsjahren des Zweiten Weltkriegs wiesen sowjetische Wissenschaftler nach, dass vaginale Trichomonaden nicht nur auf der Vaginalschleimhaut von Frauen, sondern auch in Geschwüren sowie in der Prostata von Männern und in 37 % der Fälle auch im Blut vorkommen. Von diesem Zeitpunkt an bis in die frühen 1970er-Jahre haben sich viele prominente Parasitologen ernsthaft mit Trichomonaden befasst. Sie erhielten für ihre Arbeit verdientermaßen Doktortitel und Titel von Professoren und Akademikern.

Zu Letzteren sollten besonders die geschätzten Autoren der Parasitologie-Lehrbücher, wie Professor V. Dogel und Akademiker der Akademie der medizinischen Wissenschaften, wie J. Pawlowski zählen. Die Früchte ihrer Forschung hatten schon damals große Bedeutung, denn in den schwierigen Nachkriegsjahren nahm das Problem der Trichomoniasis immer mehr zu und wurde für die Bevölkerung des ganzen Landes sehr akut. Anfang der 1970er-Jahre wurde jedoch der größte Teil der Forschungsarbeiten der Parasitologen praktisch eingestellt, ohne abgeschlossen worden zu sein. Infolgedessen ist das wichtigste Geheimnis der Flagellaten, der Vorläufer der Vielzelligkeit, zu denen die parasitären Trichomonaden gehören, von den Wissenschaftlern nicht aufgedeckt worden. Und dieses Geheimnis besteht darin, dass dieser Parasit, der ein „Verwandter" des Menschen ist, weil er einen gemeinsamen Vorfahren, den Urflagellaten, hat, heute der biologische Hauptfeind des Menschen ist und ihn durch Krebs, Herzinfarkt und andere unheilbare chronische Krankheiten zerstört.

Dies geschah, weil eine andere medizinische Modeerscheinung, diesmal die der Genetik, die sich in den 1960er-Jahren zunehmend etablierte, dazu führte, dass die alarmierenden Ergebnisse der menschlichen Untersuchung durch Parasitologen nicht gebührend beachtet wurden. So ergaben Ende der Sechziger- und Anfang der Siebzigerjahre Untersuchungen von Frauen durch Gynäkologen und

Parasitologen, die fast flächendeckend durchgeführt wurden, dass die Häufigkeit des Auftretens der genitalen Trichomoniasis bei gebärenden Frauen bei etwa 34 % lag, bei Frauen im Wochenbett – 35 %, wobei in 51 % der Fälle Trichomonaden in die Gebärmutter eindrangen. Bei Neugeborenen wurden am ersten und zweiten Lebenstag Trichomonaden in großer Zahl im Genital- und Rektumbereich gefunden. Die Gesamthäufigkeit der Harnröhrenentzündung betrug bei den untersuchten Frauen bis zu 67 %, bei Männern 40 % und bei Mädchen und jungen Frauen mehr als 9 %.

Zur gleichen Zeit durchgeführte Tierversuche zeigten: Die experimentelle Infektion von Mäusen mit menschlichen vaginalen Trichomonaden durch eine einzige Injektion in das Bauchfell kann je nach Dosis und Pathogenität des Parasiten zum Tod der Tiere oder zu zerstörerischen Schäden an vielen inneren Organen und Lymphknoten oder zu ausgeprägten Bindegewebswucherungen führen. Letzteres wurde leider weder damals noch später mit einer ähnlichen Reaktion des menschlichen Körpers auf eine Masseninfektion mit Trichomonaden und das Wachstum von Wucherungen in Zusammenhang gebracht. Aber diese Bindegewebsauswüchse sind den Onkologen und Kardiologen gut bekannt, schon allein deshalb, weil Tumore und Thromben immer von Bindegewebskapseln ummantelt sind.

Die **Darmtrichomonaden** wurden erstmals 1926 von Venion entdeckt. Dieser Parasit, der im Gegensatz zu den Vaginaltrichomonaden ein Zytostom aufweist, ist in der Lage, sowohl im Wirtsorganismus als auch in Versuchskulturen bis zu drei rote Blutkörperchen nacheinander aufzunehmen. Folglich können Darmtrichomonaden, wenn sie einmal in das Blut eingedrungen sind, eine Anämie (Blutarmut) verursachen. Seit einem halben Jahrhundert ist wissenschaftlich erwiesen, dass diese Parasiten Krankheiten wie Hämokolitis, Kolitis, Enterokolitis und Cholezystitis verursachen können. Dabei traten im Darmtrakt fast zeitgleich Ödeme, Polypen, Erosionen und Geschwüre auf. (Letztere wurden leider nicht als Präkanzerosen identifiziert.) Patienten, die mit Trichomonaden infiziert waren, zeigten die gleichen Symptome wie Krebspatienten: blasse Haut und Schleimhäute, erheblicher Gewichtsverlust, Anämie, verminderte Infektionsresistenz, Kraft- und Leistungsabfall.

Die **Trichomonade der Mundhöhle** ist die am wenigsten untersuchte. Sie wird häufig in der Mundhöhle und den Atemwegen nachgewiesen: in den Mandeln, in den Zahnfleischtaschen, im Auswurf, außerdem in den Gangränschnitten der Lunge sowie in der Bindehaut des Auges und im Blut. Die Untersuchung von Patienten mit eitrigen Erkrankungen und bösartigen Neubildungen in der Lunge ergab bei einigen Patienten das Vorhandensein von begeißelten Trichomonaden. Bei der Untersuchung der Mundhöhle einer großen Gruppe von Menschen in den 1970er-Jahren wurden Trichomonaden im Inhalt der Zahnfleischtaschen bei 49 % der Patienten gefunden.

Eine Studie zur Trichomoniasis bei Haustieren ergab, dass sie schwerwiegende Erkrankungen wie Lähmungen und Gastroenteritis, Erkrankungen der Beingelenke, Veränderungen des Lebergewebes und anderer Organe sowie Unfruchtbarkeit und Fehlgeburten verursacht.

All diese Beobachtungen und Statistiken von Parasitologen, Gynäkologen, Gastroenterologen, Zahnärzten und anderen Fachleuten haben sich als Unterschätzungen erwiesen. Sie geben kein vollständiges Bild, denn unter dem Mikroskop werden Trichomonaden in nativen Präparaten hauptsächlich nur durch ihre Beweglichkeit und in gefärbten Präparaten durch das Vorhandensein von Geißeln oder Zellkernen erkannt. Doch unter dem Einfluss des Immunsystems, pathogener Keime, Veränderungen in der Ernährung des Wirtes, Medikamenten und anderen für sie ungünstigen Bedingungen können Trichomonaden schwer erkennbare zystoide oder amöboide flagellenlose Formen annehmen. Dann wird es schwierig, diese einzelligen Parasiten von lymphoiden und anderen Zellen zu unterscheiden, und sie werden daher selbst dann nicht diagnostiziert, wenn sie sich in großer Zahl im Körper befinden.

Von den drei Trichomonadenarten kommen die oralen Trichomonaden am häufigsten vor und machen sich beim Menschen schon recht früh bemerkbar. Paradontitis, Paradontose und Zahnkaries sind die bekanntesten Beispiele für die klinische Manifestation der pathogenen Auswirkungen dieses Parasiten (Fotos 3, 4).

Orale Trichomonaden sind jedoch im Vergleich zu anderen Trichomonadenarten am wenigsten aggressiv. So haben Studien an Mäusen gezeigt, dass die Inokulation von 4 Millionen menschlichen vaginalen Trichomonaden in die Bauchhöhle zu einer ebenso schweren pathologischen Zerstörung der inneren Organe führt wie die Inokulation von 25 Millionen Darmtrichomonaden oder 100 Millionen oralen Trichomonaden.

Vielleicht haben die Parasitologen deshalb den vaginalen Trichomonaden, den größten, aggressivsten und krankheitserregendsten, in ihrer Forschung besondere Aufmerksamkeit geschenkt. In den 1960er-Jahren waren sie Gegenstand zahlreicher Experimente und, wie bereits erwähnt, Gegenstand von Doktorarbeiten und Dissertationen.

Die Meinung der damaligen Wissenschaftler war jedoch geteilt: Einige hielten den Parasiten für harmlos und sogar nützlich zur Desinfizierung der Vagina. Ein Parasit, der sich von pathogenen Bakterien und zerstörten Zellen ernährt (ohne zu berücksichtigen, dass es die Trichomonaden selbst waren, die mit ihren toxischen Enzymen die Zellen zerstört hatten), während andere ihn zu Recht als ernsthafte Gefahr für die menschliche Gesundheit ansahen. Die meisten Fachleute waren jedoch davon überzeugt, dass Trichomonaden eine lokal begrenzte Erkrankung der Genitalien verursachen. Da die Trichomoniasis nach Ansicht der meisten dieser Fachleute eine sexuell übertragbare Krankheit war, versuchten estnische Ärzte 1958 auf dem Ersten All-Union-Kongress der Dermato-Venerologen, die Trichomoniasis als Geschlechtskrankheit zu definieren. Aber ihr Vorschlag wurde nicht unterstützt, weil man befürchtete, dass es zu Konflikten in der Familie kommen könnte: Dann müsste nicht nur die Frau, die an Trichomonas colpitis leidet, behandelt werden, sondern auch ihr Mann, der sich für völlig gesund hält. Und oft war es gerade der Mann, der die eheliche Treue verletzte und die Ursache für die Erkrankung seiner Frau war. Die trägen, überwiegend zystoiden Formen der

Trichomonaden, die in den Genitalien der Männer leben, verursachen jedoch keine so heftige Reaktion in ihrem Körper, und die Ehemänner der kranken Frauen, die nicht wissen, dass in ihrem Körper bereits unmerklich pathologische Prozesse begonnen haben, bleiben ruhig und wundern sich über „seltsame“ Probleme ihrer Frauen.

Natürlich ist eine solche Gleichgültigkeit gegenüber Trichomonaden für die Männer selbst nicht ohne Folgen, da zystoide oder, wie sie auch genannt werden, knospende Trichomonaden, die vom Körper nicht abgestoßen werden, tief von der Harnröhre in den Genitalbereich und in die Blutgefäße eindringen. Dort vermehren sie sich und beginnen, ihre eigenen Kolonien zu bilden, verklumpen, verengen und verschließen die Blutgefäße. Die Folge ist männliche Unfruchtbarkeit, frühzeitige Impotenz oder es bricht, unter dem Einfluss von Stress oder körperlicher Anstrengung, ein Thrombus ab und verstopft das Blutgefäß. Die Folge ist ein Schlaganfall oder Herzinfarkt, wofür Männer bekanntermaßen anfälliger sind als Frauen. Folglich sind Kolpitisausfluss, häufiger Juckreiz in der Vulva und andere klinische Manifestationen der genitalen Trichomoniasis bei Ehefrauen ein Indikator für noch nicht spürbare, aber mit Sicherheit sich entwickelnde Beschwerden bei ihren Ehemännern. Letztere sollten sich dessen bewusst sein und es nicht als ein entferntes Problem abtun. Von ihnen, vor allem wenn es sich bei den Männern um hohe Beamte handelt, hängt die Medizinpolitik im Besonderen und der Staat im Allgemeinen ab, wobei die Gesundheit und das Wohlergehen der Bevölkerung höchste Priorität haben sollten.

Leider erwies sich in den 1960er-Jahren die Überzeugung einiger Fachleute und medizinischer Autoritäten von der gesundheitlichen Unbedenklichkeit der Trichomonaden für den Menschen als doppelter Bumerang für die Parasitologen: In der Zeit der Entstehung und Selbstbehauptung der jungen Wissenschaften – Genetik, Virologie und Immunologie – wurden Themen und Forschungen zu einzelligen Parasiten, einschließlich der Trichomonaden, geschlossen und die Fachleute umgeschult.

Und die Trichomonade, die ohne angemessene medizinische Überwachung blieb, „meldete sich mit voller Stimme zu Wort“, und zeigte im Weiteren, dass die Trichomoniasis nur das erste Stadium einer Krebsvorstufe ist, auf die Krebs oder eine andere ebenso schmerzhafte und bedrohliche Krankheit folgt. Und dennoch wurde die Trichomoniasis 1975 in der Internationalen statistischen Klassifikation der Krankheiten unter der Rubrik „Andere infektiöse und parasitäre Krankheiten" eingeordnet.

Dies war ein großer Fehler der Medizin der 1970er-Jahre. Schließlich hätte die Tatsache, dass die Trichomoniasis zu dieser Zeit als die häufigste Krankheit der Welt galt und Trichomonaden von Forschern in einem geschlossenen Blutkreislauf entdeckt wurden, die Wissenschaftler alarmieren müssen. Darüber hinaus ist die Trichomonade das einzige Protozoon, das in den menschlichen Genitalien existieren kann. Und wenn sie, wie Studien gezeigt haben, bei Tieren zu Unfruchtbarkeit und Fehlgeburten führt, kann dieser Parasit auch die Fruchtbarkeit des Menschen beeinträchtigen. All dies und insbesondere das weitverbreitete Auftreten chronischer, unheilbarer Krankheiten und der schmerzhafte Tod von Patienten, die bis zur letzten Minute bei Bewusstsein sind, an Krebs, Arthritis oder Multipler Sklerose, ist eine ernsthafte Voraussetzung für die Neuaufnahme tiefgreifender experimenteller Studien zur pathogenen Wirkung von Trichomonaden (und der damit einhergehenden pathogenen Mikroflora) auf Gesundheit, Lebenserwartung und Fortpflanzung der auf der Erde lebenden Menschen. Diese dringende Notwendigkeit wird durch die Ergebnisse einer Untersuchung von Menschen auf Vorhandensein von oralen und vaginalen Trichomonaden bestätigt, die vor zehn Jahren mit meiner Teilnahme durchgeführt wurde. Es stellte sich heraus, dass bei allen untersuchten Patienten einer Zahnarztpraxis im Alter von 21 bis 82 Jahren, die Zahnfleischtaschen hatten, Trichomonas-Kolonien in Form kleiner und größerer weißlicher Klumpen zu finden waren, die sich während der Kultivierung in einem Nährmedium in separate Zellen aufteilten.

Gleichzeitig nahmen einige von ihnen an Größe zu und nahmen eine amöboide oder spindelförmige Form an (die sich im weiteren Verlauf in die begeißelte Form wandelte).

Bei der Untersuchung von Frauen im Alter von 16 bis 58 Jahren in einer gynäkologischen Praxis wurde bei allen Patientinnen das Vorhandensein von vaginalen Trichomonaden festgestellt. Sie lagen häufiger in zystoider Form vor, waren unter dem Einfluss zahlreicher Bakterien und Pilze vakuolisiert und teilweise zerstört. Heute kann bei nur wenigen Frauen eine echte Trichomoniasis gefunden werden, bei der es ein Minimum an Mikroflora und ein Maximum an Trichomonaden gibt, einschließlich begeißelten. Beschwerden über Trichomonas colpitis (ätzender Ausfluss aus der Vagina) und Juckreiz nehmen immer mehr ab, und dies liegt daran, dass infolge einer Abnahme der Moral und der Entwicklung der sexuellen Revolution die Anzahl zufälliger Sexualkontakte immer mehr zugenommen hat – und mit dieser Zunahme auch die Infektion der Menschen.

Durch sexuell übertragbare krank machende Infektionen werden Trichomonaden gezwungen, nach Auswegen zu suchen; sie dringen tief in den Körper ein, in die Blutgefäße, in die Gelenkflüssigkeit, zahlreiche Mikroben werden dabei mitgenommen. Wenn jedoch die Vermehrung von Trichomonaden auch unter günstigen Bedingungen 3 bis 3,5 Stunden dauert, ist klar, dass Bakterien, die nur 30 bis 40 Minuten für die Vermehrung brauchen, sich schneller verbreiten. Beispielsweise beginnen Streptokokken, einzellige Parasiten aus dem Blut zu verdrängen, um Lebensraum zu gewinnen.

Unter ihrem Ansturm werden Trichomonaden gezwungen, sich in die Schleimhaut der Blutgefäßwände und andere Gewebe und Organe zu graben und, nachdem sie zu einer sesshaften Existenzweise übergegangen sind, Kolonien zu bilden, die menschliche Körperzellen durch ihre Körper ersetzen oder die Lumen von Blutgefäßen und Kanälen blockieren. Abhängig von der Lokalisation dieser Neubildungen werden sie Gefäßthrombose, Herzischämie, Lungenkrebs, Hüftsarkom usw. genannt.

BLUTVERÄNDERUNGEN IM LAUFE DER ZEIT

Die Evolution menschlicher Krankheiten im Verlauf des 20. und 21. Jahrhunderts

Zu Beginn des 20. Jahrhunderts lag die Häufigkeit von Krebs bei nur 3 % aller Krankheiten. Damals bedrohten Pest, Cholera, Pocken, Typhus, Milzbrand, Tuberkulose, Diphtherie und andere Seuchen das menschliche Leben. Doch mit dem Triumph der Wissenschaftler über die tödlichen Epidemien wurden sie durch neue Krankheiten ersetzt, die sich langsam und schleichend in der ganzen Welt ausbreiteten und im letzten Jahrhundert den gesamten Globus überzogen hatten. In den Neunzigerjahren des 20. Jahrhunderts wurde in Russland ein deutlicher Anstieg der Krebserkrankungen verzeichnet: Die gefürchtete Krebsrate erreichte die bedrohliche Marke von 30 %, und Krebs hat sich den zweiten Platz in der Massenerfassung der Bevölkerung erobert. Den traurigen ersten Platz nehmen Herz-Kreislauf-Erkrankungen ein. An dritter Stelle steht Diabetes, gefolgt von Schlaganfall, Asthma bronchiale, Arthritis, Multipler Sklerose, Psoriasis und anderen als unheilbar geltenden Krankheiten. Dabei ist die wahre Ursache dieser Krankheiten medizinisch noch nicht geklärt, was sie unheilbar macht und eine frühzeitige Diagnose und wirksame Prävention verhindert.

Wissenschaftliche Archivdaten zeigen jedoch, dass der Zunahme chronischer, unheilbarer Krankheiten in den Jahren vor Ausbruch des Zweiten Weltkriegs das Auftreten von Problemen mit den Genitalien und der Fruchtbarkeit vorausging: Die Zahl der Frauen, die an Trichomonas-Kolpitis und Spontanaborten in verschiedenen Stadien der Schwangerschaft litten, stieg dramatisch an; mehr

Männer waren einer Prostatitis und der Entwicklung einer frühzeitigen Impotenz ausgesetzt; die Zahl der Menschen, die im gebärfähigen Alter nicht in der Lage waren, sich fortzupflanzen, stieg um ein Vielfaches. Gleichzeitig verschärften sich die Probleme in der Mundhöhle aufgrund des weitverbreiteten Auftretens von Krankheiten wie Parodontitis und Zahnkaries. Auch Gastritis und Darmgeschwüre waren weitverbreitet. Und wie Wissenschaftler später feststellten, waren die Hauptursache all dieser Krankheiten die einzelligen Parasiten Trichomonaden – vaginal, oral, intestinal –, die in den sechziger und siebziger Jahren des 20. Jahrhunderts von Parasitologen intensiv untersucht wurden.

Wie bereits erwähnt, führte jedoch die spätere exorbitante und einseitige Faszination für die Genetik dazu, dass die Arbeit an den Trichomonaden eingestellt wurde.

Parallel dazu wurden Penicillin und andere Antibiotika auf breiter Front in die medizinische Praxis eingeführt, woraufhin das Wachstum von Pilzen zunahm, was (zusammen mit sexuell übertragbaren Infektionen) die einzelligen Parasiten aus ihren angestammten Lebensräumen – Mund, Darm und Genitalbereich – vertrieb. Infolgedessen wurden die Trichomonaden vorwiegend zu inneren Parasiten des menschlichen Körpers, mit allen unglücklichen Folgen. Sie haben sich auch im Blutkreislauf angesiedelt, wo sie sich sicher vermehren können, da sie seit jeher fakultative Anaerobier sind.

Dementsprechend sind signifikante Veränderungen im menschlichen Blutbild aufgetreten. Um dies zu überprüfen, wenden wir uns den 1914, 1928 und 1998 untersuchten Blutindikatoren zu und vergleichen sie. Zur Vereinfachung der Analyse erstellen wir eine Tabelle.

Vergleichstabelle der menschlichen Blutparameter in 1914, 1928 und 1998				
Art der Blutzellen	Anzahl Zellen in einem Mikroliter Blut			
		1914	1928	1998
Erythrozyten	M	5,08 Mio.	5 Mio.	4–5 Mio.
	W	4,96 Mio.	4,5 Mio	3,9–4,7 Mio
	Ø		7,5 μm	8 μm
Leukozyten	E	14,5 Tsd.	7 Tsd.	4–9 Tsd.
	K		13 Tsd.	4–9 Tsd.
Lymphozyten	E		20-25 %	19–37 %
	Eb			92–98 %
	Øk		4,5–7,5 μm	4–9 μm
	Øg		8–14 μm	9–15 μm
Thrombozyten	E		200–300 Tsd.	180–320 Tsd.
	Ø	2–3 μm	2–3 μm	3,0–5,5 μm

Tabelle 1. M – Männer. F – Frauen. E – Erwachsene. K – Kinder. Eb – Patienten mit Lymphogranulomatose nach R-Bestrahlung und Chemotherapie. Ø – Durchmesser der Blutzellen; Øk – Durchmesser kleiner Lymphozyten; Øg – Durchmesser großer Lymphozyten.

Diese Tabelle zeigt, wie sehr sich das Blut des modernen Menschen im Vergleich zum Blut unserer nicht allzu weit entfernten Vorfahren, die im Jahr 1914 lebten, verschlechtert hat. Lassen Sie uns die Veränderungen in den Blutelementen genauer betrachten und, wo möglich, ihre potenziellen Ursachen erklären.

Erythrozyten. Die erhöhte Anzahl roter Blutkörperchen im Blut der Menschen im Jahr 1914 lässt sich durch die gute Arbeit des Knochenmarks und die erhöhte Langlebigkeit der Erythrozyten als Folge der größeren Sterilität des Körpers und des Blutes der damaligen Generation aufgrund der hohen Moral der Gesellschaft und anderer Lebensprinzipien erklären. Heutzutage, in der Zeit seit der sexuellen Revolution, gelangen mehr Trichomonaden und andere Infektionen über die Mundhöhle, den Darm und den Sexualbereich in den menschlichen Körper. Dies geschieht unter anderem aus folgenden Gründen: Wahlloses Küssen von Personen, besonders massiv bei

Karnevalsveranstaltungen, am Valentinstag; Nichtbeachtung grundlegender Hygieneregeln bei der gemeinsamen Nutzung von Geschirr, Badezimmern und Betten in einer Familie mit chronisch kranken Verwandten oder in öffentlichen Kantinen, wenn Besteck schlecht gespült wird. Häufig wechselnder Geschlechtsverkehr stellt ein besonderes Risiko dar.

In der heutigen Zeit hat der Gehalt an roten Blutkörperchen im Blut deutlich abgenommen, während ihr Durchmesser dagegen zugenommen hat. Verschiedene zelluläre Anomalien sind aufgetreten. Warum geschieht dies? Bei der Untersuchung zahlreicher Blutpräparate von Menschen aus verschiedenen Regionen des Landes sowie aus dem nahen und fernen Ausland habe ich in allen Trichomonaden und in vielen von ihnen die dazugehörigen, unter dem Lichtmikroskop sichtbaren pathogenen Keime nachgewiesen. Unter Verwendung eines solchen Mikroskops mit einer Kamera konnte die direkte zerstörerische Wirkung von Krankheitserregern wie hämolytischen Streptokokken, Trichomonaden, „Thrombozyten“ und Candida-Pilzen auf rote Blutkörperchen fotografisch festgehalten werden. Und mit der Dunkelfeldmikroskopie von Lebendblut konnten wir innere Parasiten der roten Blutkörperchen nachweisen. Dabei handelt es sich hauptsächlich um Bakterien und Schleimpilze. Unter dem Einfluss der in die Zellen eingedrungenen Parasiten und der von ihnen produzierten toxischen Substanzen schwellen die roten Blutkörperchen an und vergrößern sich. Diese Art der Pathologie wird Anisozytose genannt. Im Falle einer direkten Zerstörung der Erythrozyten, wie oben beschrieben, werden sie deformiert und umgestaltet (Poikilozytose) oder viele von ihnen sterben ab, was zu einer verminderten Anzahl von Erythrozyten (Anämie) führt. Wenn Trichomonaden im Blut vorhanden sind, können sie sich in jedem Organ ansiedeln, auch im blutbildenden Organ. Und hier kann ihre Schädlichkeit eine weitere, wenn nicht sogar die Hauptursache für die Abnahme der Anzahl und Qualität der roten Blutkörperchen sein.

Leukozyten. Der hohe Gehalt an Leukozyten im menschlichen Blut im Jahr 1914 lässt sich meiner Meinung nach durch die starke

Immunisierung des Körpers im Zusammenhang mit den damals grassierenden Epidemien und die ständige Bereitschaft der zellulären Immunität zur Abwehr aggressiver Bazillen erklären. Und 1928, als dank der Verbesserung der hygienischen Lebensbedingungen und der gemeinsamen Anstrengungen von Mikrobiologen und Ärzten die schrecklichen epidemischen Krankheiten fast ausgerottet waren, ging die Leukozytose bei der erwachsenen Bevölkerung zurück, während sie bei den Kindern bestehen blieb. Zur Verschlechterung des Blutbildes trugen auch die harten Lebensbedingungen der hungernden Bevölkerung in den Jahren des Bürgerkriegs 1918–1922 und der Verwüstung bei.

Und dennoch, da die Ausgangsqualität des Blutes der Kinder jener Zeit noch auf einem guten Niveau war und der Staat sich um sie in gewisser Weise sorgte und später die erstaunliche Spiritualität, die hohe Moral und die Immunität gegen schlechte Gewohnheiten eine positive Rolle spielten, sind viele Vertreter der Vorkriegsgeneration heute noch am Leben. Daher ist es nicht verwunderlich, dass viele 80- bis 85-jährige Menschen (insbesondere Frauen) trotz der Verwüstungen des Zweiten Weltkriegs und der harten Hungerjahre der Nachkriegszeit bis heute überlebt haben – während heute die durchschnittliche Lebenserwartung in Russland nur bei 73 Jahren liegt.

Die Zahl der Leukozyten liegt derzeit bei 4–9 Tsd. pro 1 μl (Mikroliter) Blut. Doch leider ist die Obergrenze nicht mehr mit der hohen zellulären Immunität des Körpers des modernen Menschen zu erklären. Schließlich wurden vor langer Zeit die Erreger von Pest, Cholera, Pocken – aggressive Bakterien und Viren, die vom Immunsystem gut erkannt wurden – still und leise durch den einzelligen Parasit Trichomonade ersetzt, gegen den kaum Immunität entsteht. Dabei werden Trichomonaden, die sich im menschlichen Körper ansiedeln, einschließlich seines Blutes und seiner blutbildenden Organe, von Fachleuten immer noch nicht erkannt und von Hämatologen als atypische Zellen, kleine (schmaler Plasmasaum) und große (breiter Plasmasaum) Lymphozyten klassifiziert. Tatsächlich handelt es sich bei diesen Zellen jedoch, wie Laboruntersuchungen gezeigt haben, um geißelfreie Formen von Trichomonaden – zystoide und amöboide.

Und da Lymphozyten einen Teil der Gesamtzahl der Leukozyten ausmachen, scheint ihr Anteil (auf Kosten der nicht erkannten Trichomonaden) hoch zu sein. Besonders hoch ist dieser Anteil bei Patienten mit Leukämie, Lymphogranulomatose, Lymphomen. Im Bildteil werden Fotografien von Blutpräparaten des Patienten O. mit Lymphogranulomatose gezeigt, der sich mehreren Chemo- und Strahlentherapiezyklen unterzogen hat.

Infolgedessen stieg der Gehalt an „Lymphozyten" auf bis zu 98 % (in Wirklichkeit handelte es sich um Trichomonaden, die während der „Behandlung" aus dem Tumor freigesetzt wurden und in den Blutkreislauf gelangten, weil er in seine Bestandteile zerfiel, und nicht, wie die Onkologen irrtümlicherweise meinen, durch Zerstörung und das Absterben des Tumors). Und da die Lymphozyten zu den Leukozyten gehören und normalerweise 19–37 % der weißen Blutkörperchen ausmachen sollten, war in diesem Fall laut hämatologischer Blutuntersuchung des Krebspatienten O. auch die Zahl seiner „weißen Blutkörperchen" um ein Vielfaches höher als die Norm. Allerdings habe ich in seinem Blutpräparat während der ziemlich langen Betrachtungszeit keinen einzigen Leukozyten gesehen und konnte sie daher nicht auf Fotografien festhalten.

Dagegen fanden sich viele begeißelte und zystoide Trichomonaden. Somit sind die sogenannten „kleinen" und „großen" lymphoiden und atypischen Zellen, die eine hohe Obergrenze des Leukozytengehalts im Blut ergaben, meiner Ansicht nach tatsächlich Trichomonaden.

Für die niedrige Zahl der weißen Blutkörperchen im Blut bei Menschen, deren Wert unter dem unteren Grenzwert (weniger als 4000 pro 1 μl) liegt, werden hier zwei Hauptgründe gesehen. Erstens: Das Blut kann so wenig kontaminiert sein, dass weiße Blutkörperchen darin keine Aufgabe mehr zu erfüllen haben (dies ist jedoch ein seltener Fall). Der zweite Grund: die starke Übersäuerung des Blutes durch stoffwechseltoxische Substanzen von Helminthen, von den Hämatologen nicht erkannten Trichomonaden, Streptokokken, Staphylokokken, Chlamydien und anderen pathogenen Mikroben, die durch ihre Toxine und direkten zerstörerischen Wirkungen zu einer Verringerung der Anzahl weißer Blutkörperchen führt. Noch gefährlicher für den Körper ist das Eindringen und der Aufenthalt von riesigen amöboiden

Trichomonaden im Knochenmark, die sich nachteilig auf die Blutbildung auswirken. Diese einzelligen Parasiten sind auch in der Lage, in den Blutkreislauf zurückzukehren, und werden, wie Fotos von Blutpräparaten zeigen, von Hämatologen fälschlicherweise als Myeloblasten, Myelozyten, Metamyelozyten usw. bezeichnet.

Infolge der verstärkten Kontaminierung des Blutes und einer Verschlechterung der Qualität seiner Zellen in den letzten Jahrzehnten sind der Gesundheitszustand und die durchschnittliche Lebenserwartung der gegenwärtigen Generation von Menschen hierzulande stark gesunken, und die Frühsterblichkeit hat zugenommen, vor allem im Säuglings- und Kindesalter sowie im mittleren Alter.

Lymphozyten. In diesem Fall ist ein Vergleich des Lymphozytengehalts im Blut der Menschen auf der Grundlage von Studien möglich, die 1928 und 1998 durchgeführt wurden (1914 hat man ihnen offenbar noch keine Bedeutung beigemessen). Gleichzeitig glaube ich, dass die optimalsten Blutwerte für die Bevölkerung unseres Landes aus dem Jahr 1928 stammen. Damals machten die Lymphozyten 20–25 % der Gesamtzahl der weißen Blutkörperchen aus. Heute hat sich diese Zahl scheinbar um das 1,5-fache erhöht. Dies ist jedoch nicht auf eine Zunahme der zellulären und humoralen Immunität zurückzuführen, sondern auf das Hinzuzählen von Trichomonaden im Blut, die von Hämatologen nicht erkannt wurden, zu den Lymphozyten. Diese Zellen werden, wie oben erwähnt, als Engplasma-, Mittelplasma- bzw. Breitplasma-Lymphozyten bezeichnet, obwohl ein normaler Lymphozyt gut differenziert ist und einen runden Kern aufweist, der von einem schmalen, gleichmäßigen Band aus dunkelgrau gefärbtem Zytoplasma an der Peripherie umgeben ist. Leider hat die moderne Hämatologie, die das Vorhandensein von Trichomonaden im Blut, die von Parasitologen in der Mitte des 20. Jahrhunderts entdeckt wurden, nicht anerkennt, viele „Sorten“ von Lymphozyten hervorgebracht. Solche polymorphen „lymphoiden“ Zellen sind besonders häufig im Blut von Patienten mit Leukämie, Lymphomen, Lymphogranulomatose und anderen Krebsarten zu finden, während sie sich einer Chemo- und Strahlentherapie unterziehen. Dies wurde bereits mehrfach in meinen früheren Werken erwähnt und wird durch die entsprechenden Blutfotos in diesem Buch bestätigt.

Besonders aussagestark ist das bereits erwähnte Blut des Patienten O. mit Lymphogranulomatose. Seine Frau, von Beruf Ärztin, vertraute ihren Kollegen und erklärte sich bereit, drei Strahlenbehandlungen und acht Chemotherapieanwendungen bei ihm durchzuführen. Kopien der mir 1995 zugesandten Blutuntersuchungen (zusammen mit einem gefärbten Blutpräparat auf einem Glasplättchen) zeigten: weiße Blutkörperchen – 35 000 in 1 μl Blut, Lymphozyten – 92 % (98 % in der nächsten Analyse), Erythrozyten – 2,2 Mio. in 1 μl. Eine sorgfältige Untersuchung dieses Blutpräparats unter dem Mikroskop, mit Immersion, ergab jedoch ein völlig anderes Bild, mit wenigen Ausnahmen, was rote Blutkörperchen betrifft.

In der Tat war die Anzahl der roten Blutkörperchen erstaunlich gering. Aber auch die vorhandenen waren entweder übersät mit hämolytischen Streptokokken oder pathologisch verändert (Poikilozytose): mit Lücken in der Mitte oder ohne Aufhellung infolge der Schwellung durch Toxine und das Vorhandensein von intrazellulären Parasiten in ihnen. Viele der roten Blutkörperchen bildeten sogenannte Geldrollen. Und vor dem Hintergrund all dieser halb zerstörten roten Blutkörperchen gab es praktisch keine Leukozyten oder Lymphozyten. Aber alle Formen von Trichomonaden erschienen – zystoide, amöboide, begeißelte – einschließlich solcher, die sich durch Knospen und Schnüren teilen.

Es ist bekannt, und dies geht aus der obigen Tabelle hervor, dass in einem Mikroliter Blut die Anzahl der Erythrozyten in Millionen und die der Leukozyten in Tausenden gemessen wird. Somit sollten in normalem Blut pro 1000 Erythrozyten 1–2 Leukozyten sein. Dabei machen Lymphozyten 19–37 % der Leukozytenzahl aus. Daher sollte in gesundem Blut bei Beobachtung von 3 bis 4 Tsd. Erythrozyten auf dem Objektträger nur 1 Lymphozyt nachgewiesen werden. In dem von mir beschriebenen Blut des onkologischen Patienten O. aus der Region Nischni Nowgorod sah und fotografierte ich jedoch im ersten mikroskopischen Blickfeld bis zu 6 und mehr Trichomonaden, fälschlicherweise als Lymphozyten bezeichnet, vor dem Hintergrund von 60–80 halb zerstörten Erythrozyten. Und bei den Hämatologen der Region Nischni Nowgorod lag das Verhältnis zwischen den sogenannten lymphoiden Zellen und den Erythrozyten im Durchschnitt nicht bei 1:3500, sondern bei 1:70. Mit anderen Worten, aus Sicht der offiziellen Medizin gab es eine „50-fache Erhöhung der Immunität“, die diesen Mann kerngesund machen sollte, während er am Grabesrand stand und bald an den „Lymphozyten“ starb, die ihn töteten, und in Wirklichkeit einzellige Parasiten namens Trichomonaden waren und „durch einen gefährlichen Irrtum“ zu den Lymphozyten gezählt wurden. Allein an diesem Beispiel lässt sich leicht erkennen, wie schwerwiegend solche Fehler von Hämatologen und Onkologen für ihre Patienten sind.

Thrombozyten. In meinen früher veröffentlichten Büchern habe ich festgestellt, dass Thrombozyten, die nach Ansicht der Hämatologen an der Blutgerinnung beteiligt sind, vom Körper in dieser Eigenschaft nicht benötigt werden, da das Blutserum selbst mehr als zehn Gerinnungsfaktoren enthält. In diesem Buch zeigen einige Aufnahmen des Blutes gesunder und kranker Menschen, dass die Bildung von „Thrombozyten“ nicht nur von den sogenannten Megakaryozyten im Knochenmark ausgeht, sondern auch direkt im Blut von scheinbar verschiedenen Zelltypen, die als atypisch oder undifferenziert gelten.

„Thrombozyten“ werden auf verschiedene Arten gebildet, die, so seltsam es manchen auch erscheinen mag, nur bei Trichomonaden vorkommen: durch Knospung oder Abspaltung von Zytoplasma-Partikeln unterschiedlicher Größe von der Mutterzelle sowie durch Schizogonie (eine Art ungeschlechtliche Fortpflanzung von Einzellern, bei der es zu einer mehrfachen Teilung und anschließendem Zerfall in viele kleine Individuen kommt) eines Zellteils oder des gesamten Mutterindividuums.

Das Bild der Schizogonie wurde von mir 1990 und 1991 wiederholt bei Untersuchungen im Labor mit Trichomonaden und Tumorzellen beobachtet, die unter dem komplexen Einfluss von starken Antibiotika, tödlichen Strahlendosen, längerer Behandlung mit proteolytischen Enzymen und Temperaturschwankungen über 30 °C in kleine Körnchen zerfielen. All dies wurde fotografisch festgehalten und war eine von vielen Bestätigungen für die Gemeinsamkeiten von Krebszellen, Trichomonaden und den daraus entstehenden Körnchen. Einige Jahre später sah ich das Gleiche bei Blutpräparaten.

Die Tatsache, dass Megakaryozyten und Thrombozyten keine Blutzellen und Blutplättchen sind, sondern amöboide Trichomonaden und ihre „Jungen“, bestätigt auch ihre Aggressivität gegenüber Erythrozyten, die sie mit ihren Toxinen zerstören.

Die Fremdheit der Megakaryozyten und anderer atypischer und undifferenzierter Zellen wird auch dadurch bestätigt, dass Leukozyten sie trotz der Gefahr für sich selbst angreifen und sie zwingen, ihre Form zu opfern – sich in kleine Partikel aufzulösen. In diesem Fall sterben die Trichomonaden jedoch nicht, sondern sorgen für die Erhaltung ihrer Art, indem sie sich in kleine lebende Partikel verwandeln, die zunächst noch durch ein gemeinsames Zytoplasma vereint sind und dann in verschiedene Richtungen „verstreut“ werden. In Partikel zerfallene Trichomonaden werden zur leichteren Beute für Leukozyten und Lymphozyten, die die „Plättchen“ phagozytieren (einfangen und verschlingen). All dies bestätigt: Die sogenannten Megakaryozyten und Thrombozyten sind keine Knochenmark- und Blutzellen, sondern verschiedene Formen von Parasiten.

Nach den in der Tabelle aufgeführten Daten zu urteilen, können wir davon ausgehen, dass die geringe Menge von „Thrombozyten“ im Blut der 1928 untersuchten Personen dadurch zu erklären ist, dass in ihren Organismen, die durch Antigene aggressiver Mikroben, die tödliche Epidemien verursachten, stark immunisiert waren, eine intensive Zerstörung durch aktivierte Immunität an kleinen Trichomonaden stattfand, die selbst nicht groß und eher geschwächt waren.

Und dies spielte keine geringe Rolle bei der niedrigen Inzidenz und Sterblichkeit durch Krebs zur damaligen Zeit.

Es hat ein signifikantes Wachstum der Trichomonaden gegeben. Lag die maximale Größe der vaginalen Trichomonaden in den 1960er-Jahren nach Angaben von Forschern bei 30 bis 40 μm (Mikrometern), so erreichen nach Angaben einer der Doktorandinnen, die gerade – zu

Beginn des 21. Jahrhunderts – eine Dissertation zu Trichomonaden vorbereitet, einige dieser Organismen mit 70 μm gigantische Größen. Es überwiegen im Blut außerdem größere „Thrombozyten". Dies kann wie folgt erklärt werden: Erstens wird ein Teil des Granulats, das aus dem Zerfall von Trichomonaden entsteht, nicht sofort von Lymphozyten und Leukozyten, geschwächt und gering an der Zahl, zerstört, weil sie ihre Verdauungsfähigkeit durch die in sie eingedrungenen Toxine verloren haben. Und so beginnen die überlebenden Körnchen zu wachsen und sich zu vergrößern.

Zweitens fühlen sich selbst Trichomonaden im toxischen Blut unwohl, und viele von ihnen entwickeln sich zu einer stabilen zystoiden Form, da rundliche, dichte kleine Zellen in einer für sie ungünstigen Umgebung leichter überleben – auch sie können für Blutplättchen gehalten werden.

Und drittens können als größere „Thrombozyten" kleinere Tochterzellen von Trichomonaden angesehen werden, die nicht als Folge des Zerfalls der amöboiden einzelligen Parasiten, sondern durch Knospung aus den Mutterzellen entstanden sind. Letzteres geschieht, weil zum einen die zelluläre Immunität nicht mehr in der Lage ist, mit den Trichomonaden fertigzuwerden und sie nicht dazu bringen kann, durch die Bildung kleiner „Thrombozyten" zu granulieren, und zum anderen, weil die pathogene Mikroflora, die die Trichomonaden begleitet und ihr Leben im Blut erschwert, es den Parasiten nicht erlaubt, sich promitotisch zu teilen. Deshalb gehen die Trichomonaden zu „Reserve"-Vermehrungsvarianten über, die für widrige Lebensbedingungen für sie selbst und ihre Wirte ausgelegt sind.

Zusammenfassend lässt sich sagen, dass das Blut, das im menschlichen Körper fließt, nicht steril ist, sondern Parasiten und Mikroben beherbergt. Damit lässt sich die Frage beantworten, warum die Morbidität und Mortalität von Patienten, die an Herz-Kreislauf-Erkrankungen leiden, an erster Stelle steht und die von Krebs erst an zweiter Stelle. Die Antwort ist einfach: Parasiten- und keimverseuchtes Blut ist Blut von schlechter Qualität, und unzuverlässige Blutgefäße, in denen Zellen durch Kolonien von Trichomonaden ersetzt werden, die in das Lumen des Blutkreislaufs hineinwuchern, führen zu einem schwachen, von Ischämie betroffenem Herz. Das Ergebnis ist eine geringe Widerstandskraft gegen unheilbare Krankheiten, deren Hauptverursacher dieselben pathogenen Parasiten zusammen mit pathogenen Bakterien, Pilzen, Rickettsien und Viren sind.

Warum bleibt die Verschlechterung des Blutes von Medizinern unbemerkt?

Warum sind die Wissenschaftler nicht in der Lage, die wahren biologischen Ursachen der unheilbaren Krankheiten des 20. und 21. Jahrhunderts – Krebs, Herz-Kreislauf-Erkrankungen, Diabetes, Arthritis, Multiple Sklerose, Schuppenflechte und viele andere – zu ermitteln und schreiben ihre Ursachen fehlerhaften oder sekundären (aber nicht primären!) Faktoren zu, wie z. B. der Umwandlung normaler Zellen in bösartige Zellen, emotionalem Stress, körperlicher Anstrengung, dem Missbrauch fetthaltiger Nahrungsmittel und so weiter?

Der erste Grund ist, dass die wissenschaftliche und technische Ausrüstung der Medizin in der Anfangszeit der Fülle von Theorien, mit dem Wunsch der Forscher, die Wahrheit herauszufinden, es nicht ermöglichte, ein umfassendes Bild von den Invasionen und Infektionen im menschlichen Organismus zu gewinnen. Und jetzt, wo sich diese Gelegenheit ergibt, erschweren Trägheit, stark spezialisierte berufliche Ausrichtung und finanzielle Interessen es, die begangenen Fehler, für die zahlreiche Patienten mit ihrem Leid bezahlen, zu erkennen und angemessen zu korrigieren. Infolgedessen bleiben die grundlegenden Veränderungen der Zusammensetzung von Mikroflora und Parasiten in menschlichen Organismen, die nach der Unterdrückung von Krankheitserregern früherer Epidemien auftraten, „unbemerkt“. In dieser Zeit traten neue biologische Erreger von Humankrankheiten an die Stelle der schnell abgetöteten Erreger von Pest, Cholera, Pocken und Typhus. Dabei handelt es sich vor allem um die parasitären Protozoen – orale, intestinale und vaginale Trichomonaden –, die zuvor von aggressiveren Mikroben unterdrückt wurden, sowie um sexuell übertragbare Erreger wie Chlamydien, Mykoplasmen, Ureaplasmen, Cytomegalieviren, Herpes-simplex-Viren und, seltener, Gonokokken und blasse Treponemen.

Mit anderen Worten, mit der Verbesserung der Hygienebedingungen, Einführung von Impfungen und der Entwicklung von Medikamenten, die die Möglichkeit von epidemischen Krankheiten verhindern und ihre weite Verbreitung unterbinden, wurde der menschliche Organismus im Laufe der Zeit von der aktiven Vermehrung der Trichomonaden überwältigt, die sich zuvor lange Zeit in einem latenten Zustand befanden. Diese einzelligen Parasiten sind besonders heimtückisch, weil sie sich der Immunität leicht entziehen können und ihre Wirte allmählich aber stetig zerstören. Leider hatte sich die Medizin zu diesem Zeitpunkt bereits von der Großbiologie abgespalten und war in viele unabhängige Disziplinen zersplittert, sodass die Ärzte zu engen Spezialisten geworden waren, die eher einzelne Krankheiten als den ganzen Menschen behandelten, und selbst dann nur symptomatisch. Und das, obwohl seit Langem hervorragende diagnostische Geräte entwickelt wurden (unter anderem Dunkelfeld- und Lumineszenzmikroskope), mit denen sich Bakterien und Pilze im lebenden Blut, das in ständiger Bewegung ist, nachweisen lassen. Der Dogmatismus und die Trägheit des Denkens in der Medizin erlaubten es nicht, die veränderte Situation rechtzeitig zu erkennen und zu bewerten und einzellige Parasiten und die sie begleitende pathogene Infektion im menschlichen Blut zu erkennen.

All dies schloss die Möglichkeit aus, vorbeugende Maßnahmen zu ergreifen und die Kontamination des Blutes zu bekämpfen, die in den letzten Jahrzehnten einen beispiellosen Anstieg der menschlichen Morbidität und eine Verringerung der Lebenserwartung hierzulande verursacht hat. Damals begannen Hämatologen in zahlreichen Blutpräparaten von Patienten, die medizinische Hilfe suchten, verschiedene Arten undifferenzierter Zellen zu entdecken, die bis dahin nicht bekannt waren und heute bei gesunden Menschen nur selten nachgewiesen werden. Dazu gehören vor allem die sogenannten Schmal- und Breitplasma-Lymphozyten, atypische Zellen und

„Knochenmarkzellen", die plötzlich im Blut der Patienten auftauchen. Parallel dazu zeigte die Untersuchung von Knochenmarkabdrücken das Vorhandensein von großen Zellen, den sogenannten Myelozyten, Promyelozyten, Megakaryozyten und anderen. Infolgedessen entstand in der Medizin der Irrglaube, dass Zellen aus dem Knochenmark bei bestimmten Krankheiten in den Blutkreislauf gelangen können. Wie die in diesem Buch vorgestellten Fotos des Blutes jedoch zeigen, handelt es sich bei diesen „Knochenmarkszellen" tatsächlich um verschiedene Arten von Trichomonaden.

Die Tatsache, dass die von viralen und bakteriellen Epidemien heimgesuchte Menschheit über viele Jahrtausende hinweg ihre Krankheiten mit ausgeprägten Symptomen in Verbindung brachte, trug nicht unwesentlich dazu bei, dass neue Krankheiten, die sich fast unmerklich entwickelten, in der Folge aber unheilbar wurden, schablonenhaft behandelt wurden. Bei den ausgeprägten Symptomen handelte es sich vor allem um hohes Fieber, Fieberschübe, Kopfschmerzen, Bewusstlosigkeit, Körperschmerzen, Erbrechen, Durchfall, Schwellungen von Organen und Geweben usw. Selbst wenn sich die Krankheit epidemisch ausbreitete, war der Kreis der Erkrankten lokal auf ein bestimmtes Gebiet beschränkt, wenn auch manchmal ein recht großes. Nach der Erfindung von Impfstoffen und der Einführung der allgemeinen Impfung wurden die alten Infektionskrankheiten jedoch, wie bereits erwähnt, durch neue parasitäre Krankheiten ersetzt, die langsam und ohne Symptome die Gesundheit zahlloser Menschen auf der ganzen Welt, ungeachtet der internationalen Grenzen, zu untergraben begannen.

Und je länger die Wissenschaftler und Ärzte diesen für die Menschheit katastrophalen Prozess ignorierten, desto aggressiver wurden die einzelligen Parasiten. So kam es bereits in den Dreißiger- bis Vierzigerjahren des letzten Jahrhunderts zu einer weit verbreiteten „Epidemie" von Krankheiten bei Frauen, die durch vaginale Trichomoniasis verursacht wurden: Spontanaborte, Frühgeburten, die Geburt behinderter Kinder und weibliche Unfruchtbarkeit nahmen mit dem verbreiteten Auftreten der Trichomoniasis dramatisch zu. Parallel dazu begann die sexuelle Trichomoniasis bei Männern in Form einer frühen Prostatitis, männlicher Unfruchtbarkeit und Impotenz aufzutreten. Fast gleichzeitig kam es bei einer großen Zahl von Menschen zu einer dramatischen Verschlechterung des Zahnschmelzes und des Zahnfleisches. Massenhafte orale Erkrankungen – Karies und Parodontitis – waren somit die ersten klinischen Manifestationen der pathogenen Wirkungen der oralen Trichomonaden in ihrem Lebensraum.

Im gleichen Zeitraum traten vermehrt Manifestationen von intestinaler Trichomoniasis in Form von ungeklärten Verdauungsstörungen, Gastritis und Geschwüren des Verdauungstrakts auf.

In der Mitte des 20. Jahrhunderts hatte die Trichomoniasis in allen drei Körperhöhlen – oral, intestinal und vaginal – ihren Höhepunkt in der weltweiten Verbreitung erreicht und sich zu einer Pandemie entwickelt, die sich auf alle Länder und Kontinente der Erde ausbreitete. Darüber hinaus war in dieser Zeit die Aggressivität und Ausbreitung der Trichomonaden, die über ihre früheren Lokalisationen (Hohlräume) im Körper hinausgewachsen sind, bei vielen Menschen besonders stark. Nicht zuletzt waren es die sogenannte sexuelle Revolution und der allgemeine Sittenverfall, die zu Masseninfektionen von Menschen mit verschiedenen Krankheitserregern führten. Unter ihnen kündigen sich jetzt besonders aggressiv an: Chlamydien, Streptokokken, Staphylokokken, blasse Treponemen (Erreger der Syphilis), Gonokokken (Erreger der Gonorrhoe), Candida-Pilze, Gardnerella, Herpes-simplex-Virus, Cytomegalievirus, Mykoplasmen, Ureaplasmen und eine Reihe anderer.

Diese Mikroben haben nicht die gleiche Kraft wie der Pestbazillus oder der Koch'sche Bazillus (Tuberkulose), die Trichomonaden unterdrücken und ihr Verstecken erzwingen könnten, da viele der genannten Mikroben selbst Nahrung für Parasiten sind.

Diese pathogene Infektion, die durch zufällige Kontakte und Promiskuität von Mensch zu Mensch übertragen wird, nutzt jedoch Trichomonaden, um von der Mundhöhle, dem Rektum oder dem Genitalbereich in die Blutbahn zu gelangen, wo sie sich schneller vermehren und die Einzeller verdrängen. Infolgedessen haben sich Trichomonaden von Hohlraumparasiten zu inneren Parasiten entwickelt, die sich an das Leben in Blut und Gefäßwänden, Geweben und Organen angepasst haben. Hier sind die Trichomonaden, um ihre Art unter ungünstigen Lebensbedingungen zu erhalten, zu einer sesshaften Lebensweise an günstigen Standorten übergegangen und vermehren sich in ihrer zystoiden (knospenden) Form intensiv und bilden lebensfähige Kolonien.

Die Neubildungen in den Organen und Geweben wurden von den Onkologen, die keine Vorstellung von Parasiten hatten, fälschlicherweise als Tumoren bezeichnet. Und Neoplasmen, die in den Wänden von Blutgefäßen entstanden sind, erhielten von Kardiologen die Bezeichnung Thromben. Abhängig von der Lokalisation der Trichomonaden (häufig in Symbiose mit anderen pathogenen Mikroben) haben sich unheilbare Krankheiten wie Krebs, Sarkom, koronare Herzkrankheit, Herzinfarkt, Schlaganfall, Arthritis, Multiple Sklerose, Psoriasis, Prostatitis und viele andere Krankheiten in den letzten Jahrzehnten weit verbreitet. Dabei sind Krebs, Herzinfarkt und Schlaganfall, die zum Tod führen, die letzten Stadien der Trichomoniasis. Aber warum sollte man es zu Krebs kommen lassen, wenn die Trichomoniasis im Frühstadium der Krankheit leichter zu behandeln ist?!

Leider wird die Trichomoniasis von der Ärzteschaft immer noch nicht als ernsthafte Krankheit angesehen. Darüber hinaus wird jede unheilbare Krankheit, die aufgetreten ist, eigenständig behandelt, und zwar von Spezialisten verschiedener Fachrichtungen, die nicht an die biologischen Krankheitserreger denken, die sich im Körper des Patienten ausgebreitet haben. Wenn beispielsweise ein Tumor in einem Organ entdeckt wird, bestrahlen die Onkologen diesen, entfernen ihn operativ oder behandeln ihn mit Chemotherapie. Wenn sich die Neubildungen jedoch in den Wänden von Blutgefäßen festsetzen und deren Lumen verstopfen, kann es je nach Lokalisation zu Gangrän oder frühzeitiger Impotenz, Herzinfarkt oder Schlaganfall kommen. Trichomonaden, die in die Hoden eindringen und sich unter anderem von Spermien ernähren, können zu männlicher Unfruchtbarkeit führen, während die Verstopfung der Eileiter durch eine Neoplasie weibliche Unfruchtbarkeit verursachen kann.

Es ist daher nicht schwierig zu verstehen, dass all diese scheinbar unterschiedlichen Krankheiten, die von verschiedenen Spezialisten – Onkologen, Kardiologen, Chirurgen, Urologen, Gynäkologen – behandelt werden, in Wirklichkeit lokale Manifestationen einer Erkrankung des gesamten Körpers sind, bei der die Trichomonaden der wichtigste und obligatorische Erreger und ihre Begleitmikroben variabel sind. Häufig sind Patienten jedoch gleichzeitig von verschiedenen Erkrankungen betroffen, z. B. Herz-Kreislauf-Erkrankungen und Diabetes sowie zunächst von Arthritis, zu der sich dann Krebs gesellt. Dies ist ein weiteres Indiz für ihre gemeinsame biologische Natur. Die sekundären Faktoren, die die Entwicklung dieser Krankheiten beeinflussen, können jedoch unterschiedlich sein. Beispielsweise spielen körperlicher und emotionaler Stress eine wichtige Rolle beim Auftreten eines Herzinfarkts oder Schlaganfalls, falsche Ernährung und ein hoher Cholesterinspiegel in der Nahrung für Diabetes, Rauchen führt oft zu Lungenkrebs, Alkoholismus zu Magenkrebs.

Alle diese theoretischen Überlegungen sind jedoch erst sinnvoll, wenn sie durch Versuche bestätigt werden. Um zu beweisen, dass es sich bei einer Krebszelle nicht um eine transformierte Zelle des Organismus eines Krebspatienten handelt, sondern um einen fremden Parasiten – eine geißellose Form von Trichomonaden –, habe ich in den Jahren 1990 bis 1995 in den führenden Forschungsinstituten von Leningrad (seit 1991 wieder: St. Petersburg) und Moskau wissenschaftliche Untersuchungen auf zellulärer, molekularer und genetischer Ebene durchgeführt.

Teil 2

Wir sollten die Blutparasiten kennen

OHNE EXPERIMENTE IST DIE WISSENSCHAFT TOT ...

Die ersten Forschungsarbeiten auf molekularer, genetischer und der Zellebene zur Ermittlung der Tumorzellennatur der bei Menschen und Tieren auftretenden Neubildungen fanden in folgenden wissenschaftlichen Forschungsanstalten in St. Petersburg statt:

- Wissenschaftliches Forschungsinstitut für Geburtshilfe und Gynäkologie namens D. Ott,
- N. Petrov Krebsforschungsinstitut,
- Pasteur-Forschungsinstitut für Epidemiologie und Mikrobiologie,
- Zentrales Forschungsinstitut für Radiologie.

Ich bin der Leitung dieser Institute und der Leitung der Laboratorien und ihren Mitarbeitern unendlich dankbar, die damals Verständnis für die Notwendigkeit zeigten, diese Probleme zu verstehen, und sich nach besten Kräften an den Experimenten beteiligten, die ich Ihnen im Folgenden vorstelle.

Die Ergebnisse all dieser Experimente zeigten, dass es sich bei der Tumorzelle um eine Trichomonade in einem geißelfreien Stadium handelt. Folglich ist der Krebs nichts anderes als eine Trichomoniasis, genauer gesagt – ihr Endstadium, in dem sich der Mensch in einem Grenzzustand zwischen Leben und Tod befindet. Das Gleiche gilt für die koronare Herzkrankheit, den Herzinfarkt oder den Schlaganfall. Parallel hierzu ist eine signifikante Zunahme der Malignität dieser Krankheiten durch die zahlreiche und vielfältige begleitende Mikroflora bedingt.

Sekundäre Faktoren wie schlechte Umweltbedingungen, ungesunde Lebensgewohnheiten, übermäßige Strahlung, schlechte Ernährung, Missbrauch von Antibiotika und Hormonen, promiskuitiver Sex spielen ebenfalls eine wichtige, aber nicht die primäre Rolle.

Forschung auf zellulärer Ebene

Heutzutage wird in der Medizin Forschungen auf genetischer Ebene besondere Aufmerksamkeit geschenkt. Bei der genetischen Analyse handelt es sich um ein System von Experimenten, Beobachtungen und Berechnungen, die darauf abzielen, die Eigenschaften (Merkmale) eines Organismus in einzelne Erbelemente, „individuelle Merkmale", zu zerlegen und die Eigenschaften der ihnen entsprechenden Gene zu untersuchen. Mit anderen Worten, wie ein Moskauer Immunologe feststellte, „ist alles Leben auf dem Planeten Erde nach einem DNA-Code organisiert, der für einzelne Organismen derselben Art im Wesentlichen identisch ist." Das ist richtig, solange es um mehrzellige Organismen geht, zu denen bekanntlich auch der Mensch gehört, denn sie vermehren sich auf dem Geschlechtswege und ihre Gewebe und Organe bestehen aus differenzierten Zellen. In solchen Zellen enthalten die Zellkerne die Chromosomen (Struktureinheiten, in denen die wesentlichen Merkmale des Organismus gespeichert sind) paarweise; Chromosomen gewährleisten die Weitergabe von Erbeigenschaften von einer Generation zur anderen. Sie bestehen aus Genen, den materiellen Trägern des Erbgutes, die die Fähigkeit besitzen, die gesamte Erbinformation weiterzureichen. Der Teilung von normalen Zellen mittels Mitose, d. h. wenn zwei identische Zellen gebildet werden, gehen komplexe Transformationen innerhalb der Zellen voran. Diese laufen in vier zu unterscheidenden Phasen ab:

1) Prophase oder die erste Phase der Mitose, gekennzeichnet durch das Erscheinen von Chromosomen;

2) Metaphase: die Chromosomen befinden sich in der Mittelebene der Zellen, während der Metaphase teilen sich die Chromosomen in Längsrichtung in Chromatiden;

3) Anaphase, in der sich die aus den Chromosomen gebildeten Chromatiden zu den entgegengesetzten Polen der Zelle hin aufspalten;

4) Telophase oder die letzte Phase der indirekten Zellteilung, in der neue Kerne gebildet werden, die Chromosomen verschwinden und der Zellkörper sich unter Bildung von zwei gleichen Tochterzellen teilt.

Aus den Eizellen von Frauen, die mit dem Sperma ihrer Sexualpartner befruchtet wurden, entstehen deshalb Kinder, die sich physiologisch weder von ihren Eltern noch von ihren Geschwistern oder Vorfahren unterscheiden.

Bei den sogenannten transformierten oder Tumorzellen ist das nicht der Fall. Und die Onkologen wissen das: In ein und demselben Tumor finden sich Zellen mit unterschiedlichen Chromosomensätzen. Das Gleiche lässt sich bei den geißellosen Formen der Trichomonaden beobachten, die unter ungünstigen Lebensbedingungen auf eine sesshafte Lebensweise umschalten und sich schnell und intensiv zu vermehren beginnen, um die Art zu erhalten. Bei der unvollständigen Vermehrung entstehen aus den Tochterzellen, ohne dass sie sich von den Mutterzellen trennen, neue Zellen – so werden lebensfähige Kolonien gebildet. In diesem Fall entstehen Tochterzellen durch Knospung aus Elternzellen, die sich in Größe und Dichte des Zytoplasmas unterscheiden und von denen eine beliebige Menge Chromatin – Substrat der Chromosomen – abgetrennt wird, aus dem eine unterschiedliche Anzahl von Chromosomen gebildet werden kann. Das bedeutet: Die sich ungeschlechtlich fortpflanzenden mütterlichen Individuen der einzelligen Trichomonaden sind nicht in der Lage, gleichwertige Nachkommen zu produzieren, d. h. weder die Mutter- noch die Tochterzellen sind differenziert und leicht erkennbar. All dies hat die auf ein enges Fachgebiet spezialisierten Onkologen in die Irre geführt, die keine Vorstellung von den sich agam vermehrenden einzelligen Parasiten haben, die in jedem Menschen leben und nichts anderes sind als „Krebszellen".

In Bezug auf agam (ohne Befruchtung) reproduzierende Formen schrieb der berühmte Evolutionsbiologe Theodosius Dobzhansky: „Die Veränderung der Evolutionsform durch die obligatorische ungeschlechtliche Fortpflanzung und Selbstbefruchtung drückt sich durch das Fehlen bestimmter Artenkategorien in solchen Organismen aus."

Das korrespondierende Mitglied der Akademie der Wissenschaften der UdSSR, Juri Poljanski, fügte seinerzeit hinzu: „Das biologische Konzept der Arten kann nicht auf Gruppen mit obligater ungeschlechtlicher Fortpflanzung angewandt werden, da es in solchen Gruppen keine Kreuzung von Populationen gibt." Bei Abspaltung eines Protozoons aus einer solchen Gruppe (dies gilt auch für Trichomonaden) entsteht also ein neuer Organismus und einer Zelle, ein Individuum und eine Art. Dies erklärt den großen Polymorphismus (das Vorhandensein von Trichomonaden in derselben Spezies von Individuen, die sich stark voneinander unterscheiden) und die Unfähigkeit von Hämatologen und Kardiologen, ihre Existenz im menschlichen Blut zu erkennen, und von Onkologen, sie in Tumorzellen zu erkennen.

Der Polymorphismus der Trichomonaden erklärt auch die Tatsache, dass Onkologen mehr als 200 differenzierte und unzählige undifferenzierte Tumore identifiziert haben. Hämatologen entdecken im Blut atypische Zellen, und Onkologen können die Vielfalt und Unterschiede der sogenannten Krebszellen, die im Gegensatz zu normalen Zellen auch bösartig werden und sich wie Parasiten verhalten, nicht erklären. In der Onkologie hat dieses Phänomen jedoch eine wenig überzeugende und experimentell nicht bewiesene Erklärung erhalten: die „Umwandlung" normaler Zellen in bösartige unter dem Einfluss einer Vielzahl von Ursachen, die nicht erklärbar sind.

Biologen und Mikrobiologen wissen, dass das Fehlen eines Sexualprozesses bei Mikroorganismen (in diesem Fall bei parasitären Protozoen – Trichomonaden) die Durchführung einer hybridologischen Analyse (Kreuzung genetisch unterschiedlicher Individuen), die die wirksamste Methode zur Unterscheidung und Identifizierung verschiedener Organismen und Zellen ist, für diese Formen unmöglich macht. Folglich sind für agam produzierende Protozoen (einschließlich des Flagellaten Trichomonade) die wirksamsten und leistungsfähigsten Methoden der Genetik – Methoden der hybridologischen Analyse – nicht anwendbar. Dies erwies sich als ein ernsthaftes Hindernis für die genetische Untersuchung von einzelligen parasitären Trichomonaden, um sie mit Tumorzellen zu identifizieren.

Mit anderen Worten, die hybridologische Analyse konnte nicht in wissenschaftlichen Experimenten verwendet werden, und ich sprach darüber mit einem der Leiter des Labors am St. Petersburger Institut für Zytologie der Russischen Akademie der Wissenschaften, wo ich versuchte, zumindest einige Forschungsarbeiten über Trichomonaden durchzuführen. Es gelang mir jedoch nicht, da zu diesem Zeitpunkt eine der führenden Spezialistinnen, mit der ich rechnete, eine schwer kranke Mutter hatte, die offenbar an Krebs erkrankt war, und die Leiterin des Labors, eine Frau von etwa 45 Jahren, an die ich mich wenden sollte, selbst an Brustkrebs erkrankt war (ihr Ehemann sprach sich gegen eine Brustamputation aus, und sie starb bald darauf, da andere traumatische Krebsbehandlungen ihr nicht geholfen, sondern nur ihr Ableben beschleunigt hatten), und die Ehefrau des Institutsdirektors sich nach einer Krebserkrankung in den Vereinigten Staaten in Behandlung befand.

Für mich persönlich waren die schwere Krankheit und der schmerzhafte Tod meiner nächsten Verwandten und dann der direkte Kontakt mit der Onkologie ein echter Ansporn, mich ernsthaft mit der Lösung dieses Problems zu befassen. Die Reaktion hier war jedoch genau das Gegenteil, obwohl in diesem akademischen Institut die besten Spezialisten des Landes für frei lebende und parasitäre Einzeller arbeiteten.

Durch Gespräche mit Fachleuten, die Lektüre wissenschaftlicher Artikel und meine eigenen Überlegungen konnte ich aber die notwendigen Konzepte formulieren, wie mit Trichomonas geforscht werden soll.

So heißt es in der Veröffentlichung von A. L. Yudin (Institut für Zytologie, Russische Akademie der Wissenschaften) „Über die Möglichkeiten der genetischen Untersuchung agam reproduzierender Protozoen" wie folgt: „Für agam reproduzierende Protozoen wird die phänotypische Analyse anstelle der hybridologischen Analyse vorgeschlagen: Die phänotypische Analyse, die eine notwendige Anfangsphase jeder konventionellen genetischen Studie darstellt, wird zur Hauptmethode der genetischen Arbeit mit agam reproduzierenden Organismen." Mit anderen Worten, diese Methode konnte verwendet werden, um solche sich agam fortpflanzenden einzelligen Organismen wie Trichomonaden und sogenannte Krebszellen zu identifizieren.

In wissenschaftlichen und experimentellen Forschungen, die ich 1990–1991 in einer Reihe von St. Petersburger Forschungsinstituten durchgeführt habe, die dann in den „Berichten über Experimente" beschrieben wurden, sind zwei Hauptmethoden zur Analyse von Phänotypen angewendet worden:

- Die Methode der Induktion durch physikalische und chemische Einflüsse als wirksamste Quelle für erbliche Variationen der untersuchten Zellen. (*Auf dieser Grundlage und basierend auf meiner Hypothese über die Identität von Trichomonaden und Krebszellen entschloss ich mich, eine parallele Umwandlung von rundlichen Tumorzellen und zystoiden Trichomonaden in erkennbare amöboide und begeißelte Trichomonadenformen vorzunehmen, die den Trichomonaden eigen sind, indem ich sie denselben physikalischen und chemischen Faktoren aussetzte, die für normale Zellen tödlich sind.*)
- Eine Methode für vergleichende morphophysiologische Untersuchungen unter den gleichen Kulturbedingungen von möglichst vielen Stämmen von Tumorzellen und Trichomonaden unabhängiger Herkunft. *(Ich habe Laborproben von transplantierten Ratten- und Mäusetumoren aus dem Petrow-Forschungsinstitut für Onkologie und mehrere Museumsproben von menschlichen und tierischen Tumoren aus dem Institut für Zytologie der Russischen Akademie der Wissenschaften erhalten. Parallel dazu wurden Laborproben von vaginalen Trichomonaden aus dem Zentralen Forschungsinstitut für Haut und Venerologie in Moskau mitgebracht. Außerdem wurden mehrere weibliche Genitalabstriche aus einer St. Petersburger dermovenerologischen Ambulanz entnommen und sofort in sterile Röhrchen mit Nährmedium für Trichomonaden gegeben. Kulturelle Studien mit Trichomonaden und Tumorzellen wurden gleichzeitig im mikrobiologischen Labor des Ott-Forschungsinstituts für Geburtshilfe und Gynäkologie durchgeführt).*

Später, als sie aus den Körperhöhlen ins Körperinnere und ins Blut umgesiedelt sind, wo sie von verschiedenen pathogenen Mikroben bewohnt werden, mussten diese Geißeltierchen ihre überflüssig gewordenen Geißeln aufgeben. Infolgedessen begannen sie, einigen sie umgebenden Zellen, z. B. Lymphozyten, zu ähneln. Dies hat dazu geführt, dass die einzelligen Parasiten schwer zu erkennen sind. Für den Erfolg des Experiments war es daher notwendig, ihre vermeintlich verloren gegangenen Erbvarianten (in diesem Fall die amöboiden und begeißelten Übergangsformen) zutage zu fördern. Das Gleiche galt für die Tumorzellen, bei denen es sich in Wirklichkeit um zystoide oder – in diesem Fall – knospende Formen von Trichomonaden handelte.

Mit anderen Worten, wenn es möglich wäre, abgerundete Zellen verschiedener Tumore und zystoider Trichomonaden „unabhängiger Herkunft“, die in identischen, für Trichomonaden bestimmten Medien kultiviert wurden, unter dem Einfluss identischer physikalischer und chemischer Faktoren in amöboide und flagellate Formen umzuwandeln, würde dies bereits in hohem Maße ihre einheitliche Herkunft beweisen. Und es ist gelungen! Außerdem wurden ihre identischen Reaktionen auf identische Induktionen durch physikalische und chemische Einflüsse untersucht und nachgewiesen. Die folgenden Tests wurden durchgeführt:

- Tumorzellen und Trichomonaden wurden zwei Stunden lang Temperaturschwankungen von mehr als 30 °C ausgesetzt: zunächst eine Absenkung von 37 °C auf 4–5 °C, dann eine Exposition bei dieser Temperatur für 1,5 Stunden und ein erneuter Anstieg auf 37 °C.
- Die untersuchten Zellstämme wurden mit tödlichen Dosen von Antibiotika behandelt.
- Die Zellstämme wurden 0,125%igen Trypsin- und Pepsinlösungen bei 37 °C für 1–2 Tage ausgesetzt.
- Zellkulturen von Trichomonaden und Tumorzellen wurden mit hohen Dosen von Röntgenstrahlen (1000 rad) und Gammastrahlen (über 600 rad) bestrahlt. Die tödlichen Dosen von R-Strahlen für normale Zellen liegen bei 100–400 rad (oder Röntgen).

Unter solchen chemischen und physikalischen Einflüssen starben die Zellkulturen nicht ab, sondern vermehrten sich erfolgreich in Röhrchen und Büretten mit Nährmedien für Trichomonaden, einschließlich Agar-Agar und dem Zusatz von Trichomonaden-Wachstumsfaktoren. Das erneute Aussäen der Zellen in frisches Nährmedium erfolgte meist nach 48 Stunden. Die Mikroskopie der präparierten Zellkulturen zeigte, dass sich einige Trichomonaden und einige der Tumorzellen in erkennbare Amöboid- und Flagellatformen verwandelten. Es wurden zahlreiche Übergangsformen (Polymor-

Abb. 3. Abfolge morphologischer Veränderungen bei Tumorzellen und Trichomonaden unter Laborbedingungen

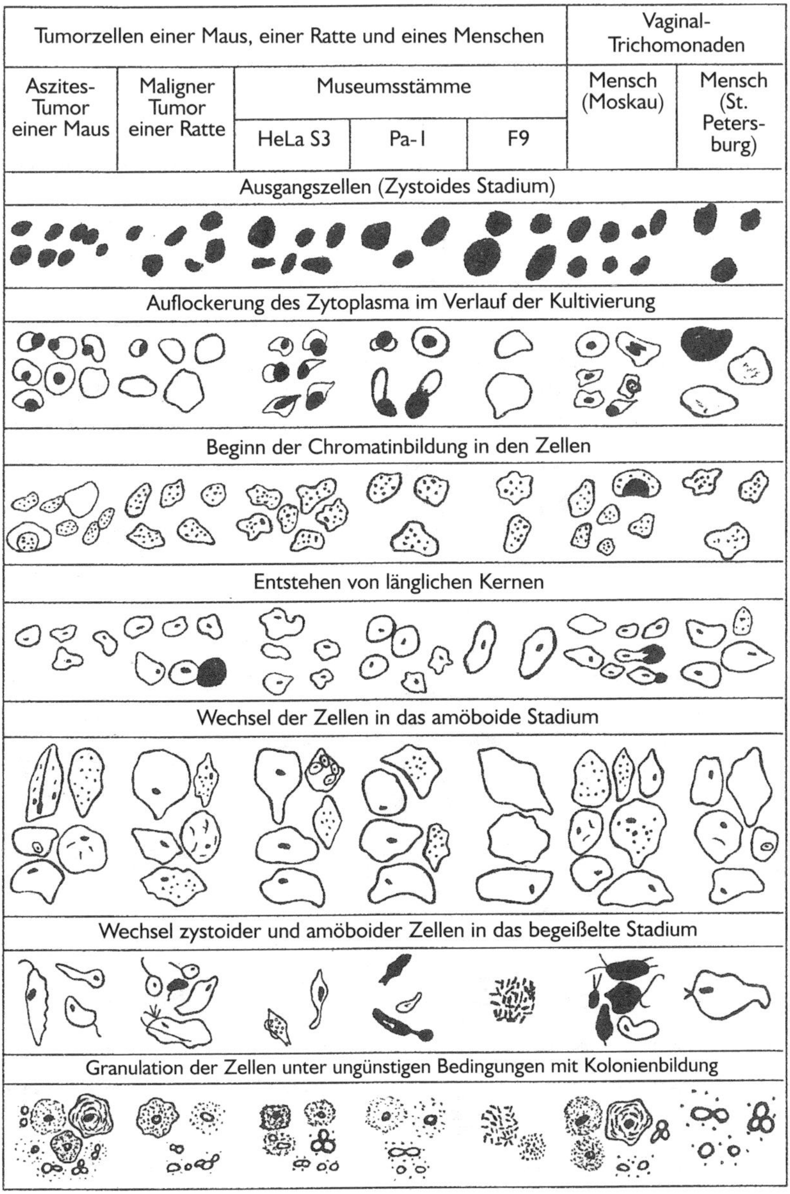

phismus) beobachtet, was für asexuelle Mikroorganismen charakteristisch ist (vgl. Abb. 3).

Studien haben auch bestätigt, dass sich Tumorzellen und Trichomonaden auf die gleiche Weise vermehren und absterben, aber auf eine völlig andere Weise als normale menschliche Zellen. Differenzierte Zellen in menschlichen Geweben und Organen, so haben Wissenschaftler herausgefunden, zeichnen sich durch nur eine Art der Vermehrung aus – die Mitose, aus der zwei gleichwertige Zellen hervorgehen. Und sie sterben durch Autolyse – Selbstauflösung oder Zersetzung unter dem Einfluss von Enzymen, die in den Zellen selbst enthalten sind. Gleichzeitig zeigten Experimente, dass sich Tumorzellen und zystoide Trichomonaden vor allem durch Knospung oder durch Abschnüren von Tochterzellen aus der Mutterzelle vermehren. Auch Schizogonie, die nur für Protozoen unter ungünstigen Lebensbedingungen charakteristisch ist, wurde beobachtet: In einer großen Zelle des Gebärmutterhalskrebses Hela bildeten sich vier rundliche Kernzellen, die freigesetzt wurden und ein eigenständiges Leben führten, wenn die äußere Membran der amöboiden Flagellaten zerfiel. Zusätzlich zu dieser Art der Mehrfachvermehrung ist den Trichomonaden die Promitose eigen, die der Mitose normaler Zellen ähnelt (in diesem Fall kommt es zur Bildung von Chromosomen, die dann in zwei gleiche Sätze für Tochterzellen aufgeteilt werden müssen), die ich aber bei diesen Experimenten nicht beobachtet habe. Aber ich habe die Promitose der „Tumorzelle" im Blut eines Krebspatienten während seiner Chemotherapie gesehen (Foto 5) und in Kulturen von transplantierten Zellen, die in Wirklichkeit tierische Trichomonaden sind (Foto 6).

Dabei zeigten sowohl Trichomonaden, die asexuelle Organismen sind, als auch die sogenannten Tumorzellen eine unvollständige Reproduktion: Tochterzellen, die sich nicht von den Mutterzellen trennten, erzeugten neue Zellen, sodass sich innerhalb von zwei Tagen kleine Kolonien bildeten. Beim Menschen entwickeln sie sich über mehrere Jahre oder sogar Jahrzehnte, und werden von Ärzten je nach Standort irrtümlicherweise als Tumore und Thromben bezeichnet (Abb 4.)

Abb. 4. Vermehrungsmethoden von Tumorzellen und Trichomonaden

Tumorzellen		Vaginale Trichomonaden	
Bezeichnung der Geschwulst	Vermehrungs-methoden	Laborstämme	Vermehrungs-methoden
Linie Pa-1 (Mensch)	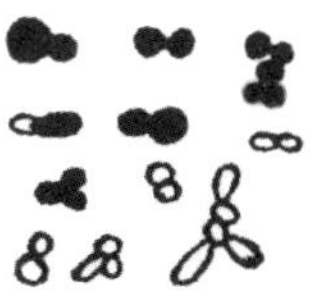	Tv1, Moskau (Mensch)	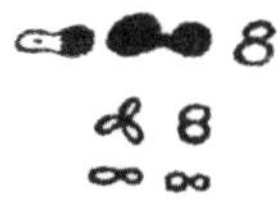
Aszites-Tumor (Maus)	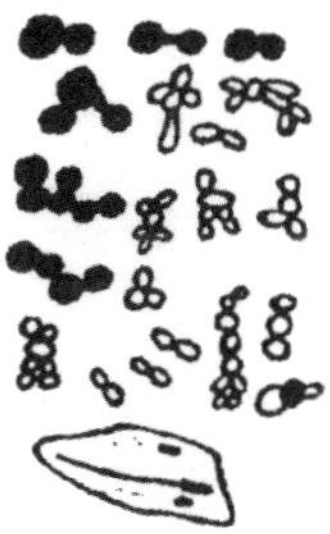	Tv2, Moskau (Mensch)	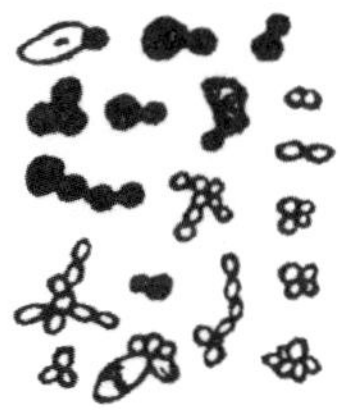
Krebs der Milchdrüse, induziert durch y-Bestrahlung (Ratte)	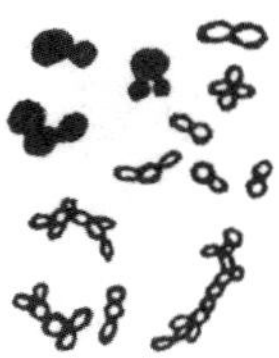	Tv3, Moskau (Mensch)	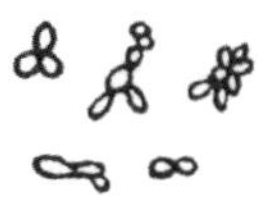
Linie HeLa S3 (Mensch)	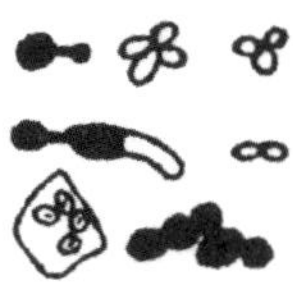	Tv4, St. Petersburg (Mensch)	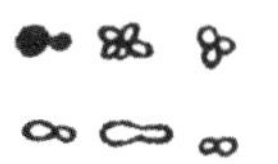

Wie weitere Untersuchungen zeigten, vermehrten sich Trichomonas- und „Tumor"-Zellen nicht nur identisch, sondern starben auch auf die gleiche Weise. So wurden die untersuchten Zellen, wenn sie der zehnfachen Dosis von Antibiotika (im Vergleich zu den üblicherweise verwendeten Nährmedien) ausgesetzt wurden, vakuolisiert und lysiert (aufgelöst), woraufhin einzelne geschädigte Individuen unter dem Mikroskop kaum noch zu erkennen waren. Bei der anschließenden Behandlung der absterbenden Kulturen mit einer Lösung des Verdauungsenzyms Trypsin und der Bestrahlung mit tödlichen Dosen von Röntgenstrahlen (1000 rad) oder Gammastrahlen (612 rad) wurden jedoch weder diese noch andere Zellen – im Gegensatz zu normalen menschlichen Zellen – durch Trypsin verdaut und starben nicht an den tödlichen Strahlen. Folglich haben Tumorzellen – wie die Protozoen – eine proteinfreie Oberfläche, sodass sie von den Verdauungsenzymen nicht verdaut werden können. Außerdem wurden ihr Wachstum und ihre Vermehrung intensiviert. Trypsin scheint die Protein-Antikörper verdaut zu haben, die auf der Oberfläche der Zellen erschienen und die einst die Trichomonaden und „Tumorzellen" dazu brachten, sich in eine zystoide Form zu verwandeln. Und die Bestrahlung, die für Flagellaten nicht gefährlich ist (schließlich erschienen sie auf der Erde, als die Strahlung durch die Bildung von Mineralien besonders stark war), stimulierte den Übergang von „freigesetzten" Zellen von gerundeten zystoiden Formen zu Amöben und Flagellaten. All dies machte sie nicht nur erkennbar, sondern bewies auch ihre morphologische Identität in allen drei Stadien ihrer Existenz: zystoid, amöboid, begeißelt.

Charakteristisch und ähnlich für alle untersuchten Zellkulturstämme war auch die Methode der Erhaltung ihrer Spezies durch Granulation in kleine lebende Partikel unter für das Überleben ungünstigen Bedingungen: nach massiver Exposition gegenüber Antibiotika, gefolgt von einer Behandlung mit proteolytischen Enzymen und tödlichen Strahlendosen. Im Blut wird diese Aufgabe in erster Linie von den weißen Blutkörperchen übernommen, die die Trichomonaden angreifen, und von spezifischen Antikörpern, wenn es ihnen gelingt, die Parasiten zu erkennen. Da jedoch nach diesen Expositionen

Kulturen von Tumorzellen und Trichomonaden (zusammen mit einem Teil des Granulats) in frisches Nährmedium verpflanzt und unter günstigen Bedingungen aufbewahrt wurden, nahmen diese lebenden Partikel das Aussehen von Kugeln an – im Gegensatz zu den „Thrombozyten" im Blut, die oft Pseudopodien aufweisen.

Hier haben die Trichomonaden-Jungen niemanden, gegen den sie sich verteidigen oder den sie angreifen können, und die Kugel ist die perfekteste und voluminöseste Form: Durch die äußere Membran nehmen die kleinen Trichomonaden Nährstoffe auf – diese Art der Ernährung wird als Pinozytose bezeichnet (Fotos 7, 8). Im Laufe der Zeit entwickeln sich einige der kleinen Kügelchen zu kleinen runden Zellen, die in der Lage sind, sich unvollständig zu teilen und Kolonien aus mehreren Zellen zu bilden. (Abb. 3 unten)

Es ist bemerkenswert, dass ich einige Jahre später die gleichen Phänomene in Blutpräparaten vieler Menschen beobachten konnte: Im Blut praktisch gesunder Menschen vermehrten sich die Trichomonaden – bei Krebspatienten „Tumor"-Zellen –, um ihre Art zu erhalten, durch die gleichen Methoden wie Knospung, Abschnüren, Promitose. Besonders oft war zu beobachten, dass die Trichomonaden unter dem Einfluss der angreifenden Leukozyten nicht abstarben, sondern in kleine Partikel – die sogenannten Thrombozyten – zerfielen (granulierten) (Fotos 9–12).

Unter den Bedingungen des menschlichen Immunsystems sind die „Thrombozyten" jedoch bereits polymorph: rund, sternförmig, mit kurzen Pseudopodien oder mit einem langen „Schwanz" oder mit hohlen, in verschiedene Richtungen gerichteten Röhren, wie Antennen, durch die sie Enzyme freisetzen, die in der Lage sind, rote Blutkörperchen zum Auflösen zu bringen. Richtige Erklärungen für all dies wären schwer zu finden gewesen, wenn ich nicht über genügend Erfahrung in der experimentellen Forschung und eine gewisse Fähigkeit zur Analyse und „über den Tellerrand hinauszuschauen" verfügt hätte.

Leider werden diese Qualitäten den Medizinstudenten, die eigentlich intelligente junge Menschen und die besten Absolventen ihrer

Schulen sind, buchstäblich ausgetrieben. Durch die starke Spezialisierung auf enge Fachgebiete „zombifiziert" das medizinische Ausbildungssystem die zukünftigen Ärzte praktisch, indem es sie auf eine sinnlose symptomatische Behandlung mit einem begrenzten Sortiment von Antibiotika und einer Reihe anderer nutzloser und manchmal schädlicher oder sogar traumatischer Behandlungsmethoden ausrichtet. Ärzte geworden, stehen sie unter ständiger Kontrolle und unter dem Druck des Gesundheitsministeriums, dessen längst überholtes Motto nach wie vor „Schädige nicht!" lautet – statt es durch ein angemesseneres, wie z. B.: „Heile!" und „Beuge Krankheiten vor!" zu ersetzen.

Ich würde mir wünschen, dass diese Kritik an der praktischen Arbeit unserer offiziellen Medizin Gehör findet, denn die theoretische Grundlage für die Entwicklung einer korrekten Präventions- und Behandlungsmethodik wurde mit dem Abschluss der oben und weiter unten beschriebenen Experimente, die von mir vor 15 Jahren durchgeführt wurden, gelegt.

Die Essenz des ersten dieser Experimente war folgende: Bei den auf zellulärer Ebene durchgeführten Versuchen wurden bei den Trichomonaden und den sogenannten Tumorzellen gemeinsame Merkmale festgestellt, die sie von den normalen, differenzierten Zellen grundlegend unterscheiden. Dabei wurde nachgewiesen, dass die Identität von einzelligen Parasiten und „Krebszellen" in folgenden Merkmalen übereinstimmt: unterschiedliche Arten der ungeschlechtlichen Fortpflanzung und damit verbundener Zellpolymorphismus; Entwicklungsstadien der einzelligen Lebewesen, die zu unterschiedlichen Formen führen – zystoid, amöboid, flagellat –; eine stabile äußere Zellmembran, die nicht aus Eiweiß besteht und von Verdauungsenzymen nicht verdaut werden kann, und die Zellen selbst weisen eine erhöhte Lebensfähigkeit und Resistenz gegen tödliche Strahlendosen auf. Dazu gehören: die Fähigkeit zur intensiven Vermehrung und zur unvollständigen Teilung mit Bildung von Kolonien und schließlich eine auffallende Vitalität, unter anderem durch die Erhaltung ihrer Art durch Zellgranulation – das Aufbrechen in viele kleine lebensfähige Zellen, während normale menschliche Zellen, die ihren Lebenszyklus abgeschlossen haben, autolysiert werden. All dies ermöglichte nicht nur den Nachweis der Identität von Trichomonaden und „Krebszellen" unter Laborbedingungen, sondern auch deren korrekte Identifizierung im menschlichen Blut. Der Fortschritt der Experimente auf zellulärer Ebene, die erhaltenen Ergebnisse und die daraus gezogenen Schlussfolgerungen zeige ich in Protokoll Nr. 1 „Transfer von In-vitro-Tumorzellen von Menschen und Tieren in Zellen, die morphologisch dem Flagellat der Trichomonas-Flagellat-Klasse (Unterklasse) ähnlich sind", das in den Bericht über wissenschaftliche und experimentelle Arbeit eingeflossen ist: „Vergleich der Tumorzellen der Neubildungen bei Menschen und Tieren mit Protozoen der Klasse Flagellat auf morphologischer und genetischer Ebene", St. Petersburg 1991.

Forschung auf molekularer Ebene

Aufgrund der Tatsache, dass in den letzten Jahrzehnten die positiven Ergebnisse von Zellkulturexperimenten von der modernen Wissenschaft nicht mehr ernst genommen werden, beschloss ich, die Forschung auf molekularer und genetischer Ebene fortzusetzen. Ihr Zweck war es, zusätzlich starke Argumente zu finden, um die Schlussfolgerungen aus den oben beschriebenen Experimenten auf Zellebene, die die identische Natur von Trichomonaden und sogenannten Tumorzellen bewiesen, zu stützen oder zu widerlegen.

Zu diesem Zweck wurde in einem der Laboratorien des Zentralen Forschungsinstituts für Radiologie der prozentuale Anteil von DNA des GC-Typs und des AT-Typs bestimmt und quantitativ verglichen. Wissenschaftler haben bereits vor langer Zeit festgestellt, dass DNA vom AT-Typ spezifisch für den Menschen ist, während DNA vom GC-Typ spezifisch für frei lebende Flagellaten ist. Wenn sich also Tumorzellen aus menschlichen Zellen entwickelt haben, indem die für ihr Wachstum und ihre Differenzierung verantwortlichen Gene mutiert wurden, sollten sie auch DNA vom AT-Typ aufweisen. Handelt es sich bei den Tumorzellen jedoch tatsächlich um geißelfreie

Formen von Trichomonaden, muss ihr DNA-Typ entweder völlig identisch sein oder einen gewissen Anteil an GC-DNA enthalten.

Bei den Experimenten auf molekularer Ebene, die ich in dem oben genannten Bericht, Protokoll Nr. 3 „Bestimmung und Identifizierung des DNA-Typs von Tumorzellen und menschlichen Trichomonaden", beschrieben habe, wurde festgestellt, dass beide Zellen fast den gleichen – gemischten – DNA-Typ haben. Der prozentuale Anteil der DNA vom Typ GC in den Trichomonaden und den sogenannten Tumorzellen, der zahlenmäßig nahe beieinander liegt, ließ folgende Schlussfolgerung zu: „Der Ähnlichkeitskoeffizient des prozentualen Anteils der DNA vom Typ GC in den Trichomonaden und den Tumorzellen, der 74 % beträgt, belegt die Identität der untersuchten Zellen nach dem DNA-Typ."

Dieses Experiment bestätigte erneut den gemeinsamen Ursprung von Tumorzellen und menschlichen Trichomonaden von einem entfernten Vorfahren, den frei lebenden Flagellaten. Gleichzeitig bewies das Vorhandensein einer beträchtlichen Menge (62,1–48 %) von DNA des AT-Typs in beiden Zellen, dass es sich nicht um frei lebende Flagellaten handelt, sondern um Parasiten, die genetisch an ihren Lebensraum – den menschlichen Körper – angepasst sind. Infolge des jahrhundertelangen Parasitierens von Trichomonaden, einschließlich derer, die fälschlicherweise als Tumorzellen identifiziert wurden, hat ihre genetische Transformation durch Wirtsnukleinsäuren stattgefunden. Folglich haben sich die Tumorzellen nicht aus normalen Zellen mit nur AT-DNA entwickelt. Bei den Tumorzellen handelt es sich faktisch um die an den menschlichen Körper angepassten, geißellosen Formen von Trichomonaden, die sich so leicht der Immunität entziehen und von den Medizinern in aller Welt unerkannt bleiben können, obwohl diese mit den modernsten Geräten und Techniken ausgestattet sind, einschließlich derer, die Blutproben und Abdrücke verschiedener menschlicher Organe und Gewebe untersuchen können.

Forschungen auf genetischer Ebene

Es ist allgemein bekannt, dass der Kern der menschlichen Zellen durch ein spezifisches Genom mit 23 Chromosomenpaaren gekennzeichnet ist. Und da es für menschliche Zellen konstant ist und jedes Gen darin einen genau definierten Platz im entsprechenden Chromosom einnimmt, bedeutet dies, dass normale menschliche Zellen ein charakteristisches, d. h. charakterisiertes Genom haben.

Anders verhält es sich bei asexuellen Mikroorganismen, die sich hauptsächlich durch Knospung (Sprossung) vermehren, bei der eine beliebige Menge Chromatin, dem Substrat der Chromosomen, zusammen mit dem Zytoplasma abgetrennt wird. Auf diese Weise entstehen neue Tochterzellen durch asymmetrische Teilung der Mutterzelle. Aber auch wenn sich diese Zellen anschließend durch Promitose zu vermehren begännen, würde sich in jeder von ihnen eine andere Anzahl von Chromosomen bilden. Wenn Letztere zweigeteilt werden, um die Kerne von zwei Tochterzellen zu bilden, können daher wiederum signifikante Unterschiede in den Genomen beobachtet werden, sowohl im quantitativen Satz von Genen als auch in den Nukleotidsequenzen in den Chromosomen. Und dies wurde durch Untersuchungen mit der Methode der Polymerasekettenreaktion (PCR) bestätigt.

Der erste Versuch wurde 1991 am St. Petersburger Pasteur-Forschungsinstitut für Epidemiologie und Mikrobiologie mit Hela-S-Tumorzellen des Gebärmutterhalskrebses (Museumsexemplar aus dem Institut für Zytologie der Russischen Akademie der Wissenschaften) und einem durch Strahlung induzierten Rattentumor (Onkologisches Petrov-Forschungsinstitut) durchgeführt. Zwei Stämme vaginaler Trichomonaden von zwei Patientinnen des Moskauer Zentralen Haut- und Venerologischen Forschungsinstituts dienten zur Kontrolle.

Das Experiment zeigte, dass selbst beim Kontrollstamm der Trichomonaden von neun Proben aus demselben Reagenzglas nur in zwei Fällen die gleiche Nukleotidsequenz aufgezeichnet werden konnte (Foto 13). Bei den anderen wurde ein großer Polymorphismus sowohl innerhalb als auch zwischen den Stämmen beobachtet. Die Genome menschlicher und tierischer Tumorzellen waren ebenfalls polymorph. Somit wurden in dem Versuch weder bei Trichomonaden noch bei Tumorzellen charakterisierte Genome erhalten. Gleichzeitig wurden, wie oben erwähnt, die Genome von zwei Trichomonadenproben (Nr. 12 und Nr. 13) als identisch befunden, und eine dritte Probe (Nr. 14) wies einige Ähnlichkeiten mit ihnen auf. Eine gewisse Ähnlichkeit wurde auch zwischen den Genomen des Hela-Tumors (Probe Nr. 2) und den Trichomonaden Tv2 (Nr. 20) und Tv1 (Nr. 15) festgestellt. All dies ist in dem oben genannten Bericht, Protokoll Nr. 2 „Vergleichende Bewertung der Genome von Tumorzellen und Trichomonaden durch Gendiagnose“, dargestellt (Foto 13 und 14).

Dieses Experiment hat gezeigt, dass vaginale Trichomonaden und sogenannte menschliche Tumorzellen im Gegensatz zu normalen Zellen kein charakterisiertes Genom besitzen. Daher sind genetische Untersuchungen, einschließlich solcher mit PCR, die für die genetische Diagnose von menschlichen und tierischen Gewebezellen mit charakterisierten Genomen geeignet sind, für ungeschlechtliche einzellige Mikroorganismen nicht annehmbar.

Im Jahr 2001 konnte auf Initiative einer Forscherin aus Saratow, die für kurze Zeit nach Moskau kam, in einem der Labore des Russischen Krebsforschungszentrums erneut ein Experiment zur Identifizierung von Trichomonaden- und Tumor-DNA mittels PCR durchgeführt werden. Ein Laborstamm vaginaler Trichomonaden aus einer Moskauer Haut- und Venenambulanz wurde zur Kontrolle verwendet. Die mikroskopische Untersuchung eines gefärbten Vaginalabstrichs einer anderen Patientin aus derselben Klinik zeigte jedoch, dass die Körper einiger amöboider Trichomonaden regelrecht mit Candida-Pilzen übersät waren. Daher wurden bei der Aussaat von Trichomonas-Kulturen in Nährmedien häufig antimykotische Polyenantibiotika wie Nystatin eingesetzt, was vor einem Jahrzehnt nicht erforderlich war.

Folgendes Forschungsmaterial wurde verwendet: Museumsproben von Tumorzellen der Maus und des Zervixkarzinoms Hela S. (Leider können auch sie nicht als steril bezeichnet werden – davon konnte ich mich überzeugen, als ich Mitte der 1990er-Jahre versuchte, Experimente zu wiederholen, die im letzten Jahr des Sowjetregimes durchgeführt wurden. Es stellte sich jedoch heraus, dass von dem Zusammenbruch des Regierungssystems und der Wirtschaft des Landes auch Museumsproben von Tumorzellen betroffen waren.) Das Experiment sollte auch eine Biopsieprobe vom Gebärmutterhalskrebs eines Patienten des Russischen Onkologischen Zentrums (RONZ) verwenden, die ich nach der Resektion des Tumors des Uterus in einem sterilen Röhrchen in das CRC-Labor einer anderen medizinischen Einrichtung gebracht habe.

Und auch hier stellt sich die Frage: Können die Bedingungen dieses Experiments als sauber angesehen werden? Tatsache ist, dass selbst eine Kontrollprobe – ein Stamm von humanen Trichomonaden –, soweit niemand sie kontrollierte und nicht von den Pilzen befreite, teilweise oder vollständig mit Candida-Pilzen kontaminiert war.

Das Erste, was die Spezialisten des Forschungszentrums RONZ taten, war, sofort mit genetischen Studien zu beginnen: Sie zeigten mir keine sterilen Boxen, um die Teststämme von der begleitenden Mikroflora zu reinigen.

Es wurde ein Vergleich zwischen der DNA einer menschlichen Trichomonade und der von Tumorzellen eines Versuchstiers durchgeführt. Bei Letzteren handelt es sich zwar tatsächlich um geißelfreie Formen von Trichomonaden, die durch unvollständige Vermehrung eine Kolonie gebildet haben, aber es ist eine andere Art von Trichomonaden, die sich in vielerlei Hinsicht von den Ersteren unterscheidet. Zum Beispiel bilden die Trichomonaden der Maus, im Gegensatz zu den menschlichen Trichomonaden, in den letzten Abschnitten des Darms eine Zyste – eine dichte Hülle, die es ihnen ermöglicht, lange in der Umgebung zu überleben. Das Laborpersonal verwendete dann Zellen eines Museumsstamms des Hela-Zervixkarzinoms, die, wie ich nicht ohne Grund glaube, und dies wurde in einem meiner ersten Bücher ausführlicher behandelt, ursprünglich keine vaginalen Trichomonaden, sondern frei lebende Flagellaten waren.

Letztere hatten einfach Pech, als sie in die Vagina einer Frau, deren Probe unter „Hela“ aufbewahrt wurde, eindrangen, während diese in einem Teich badete, in dem diese Protozoen lebten, und um sich zu verteidigen, waren sie gezwungen, eine lebensfähige Kolonie zu bilden – einen sogenannten gutartigen Tumor, der von einer Bindegewebskapsel umgeben war. Deshalb waren die Wissenschaftler nicht in der Lage, aus den Zellen dieses Tumors, der ursprünglich kein Parasit war, der sich gut an die Existenz im menschlichen Körper angepasst hatte, einen bösartigen Tumor zu erzeugen – seine Zellen, so wie ich es verstehe, brauchten Sauerstoff, und konnten nicht tief in den Körper metastasieren.

Folglich wäre es hier für zwei Stämme parasitischer Trichomonas-Flagellaten des Menschen und der Maus und einen Stamm frei lebender Wasservogel-Flagellaten, die mit der Bildung eines Hela-Zervixkarzinoms zum Parasitismus übergegangen sind (ein Karzinom ist ein Tumor, der sich aus Epithelgewebe entwickelt; Epithel ist das Gewebe, das alle Körperhöhlen und die Innenseite der Hohlorgane des Verdauungs-, Atmungs- und Urogenitalsystems auskleidet und Schutz- und trophische (Nerven-)Funktionen erfüllt), schwierig, interstitielle DNA-Identität zu erwarten. Abgesehen davon wurden keine Intra-Stamm-Studien durchgeführt.

Das nächste Untersuchungsmaterial war eine Biopsieprobe aus dem Tumor einer onkologischen Patientin, in der sich mehr normale Zellen als Krebszellen befinden könnten. Manchmal erkennt die Biopsie Krebszellen gar nicht. Infolgedessen ist diese traumatische Diagnosemethode erstens nicht immer wirksam und zweitens provoziert sie bei Krebszellen, die nicht gefunden wurden, häufig aktives Tumorwachstum.

Aus diesem Grund lehnen viele Patienten eine Biopsie ab. Und schließlich ein weiteres Material, das ich mitgebracht habe: Nachdem ich einen der führenden Onkologen des Russischen Onkologie-

Zentrums vorab zwei Monate lang zu überzeugen suchte, habe ich nicht bekommen, was erforderlich war. Anstelle eines Tumors wurde ein Stück Gewebe (1,5–2 Tage alt nach der Operation und daher mit Mikroben kontaminiert) eines vollständig gesunden Eierstocks gegeben, den die Chirurgen aus nicht überzeugenden onkologischen Gründen gleichzeitig mit der Resektion – chirurgische Entfernung des Uterus, in dem sich die Geschwulst entwickelte –, entfernen.

Die beste Option für dieses Experiment wäre „homogenes" Material gewesen: Abstriche von vaginalen Trichomonaden und ein Stück Tumorzellen von einem frisch entfernten Gebärmutterhalskrebs-Tumor, der sich im Bereich der vaginalen Trichomonaden gebildet hat, entnommen von derselben Patientin. Dies wurde jedoch nicht getan. Darüber hinaus hätte das gesamte für den Versuch entnommene Material nach vorheriger Absprache untersucht werden müssen. Wie Foto 14 zeigt, sind die Ergebnisse jedoch bei nur zwei Trichomonadenstämmen (die auch nicht identisch sind!) im Vergleich zum menschlichen DNA-Längenmarker am deutlichsten. Gleichzeitig heißt es in der zweifelhaften Schlussfolgerung der Onkologen, die das Experiment durchgeführt haben: „Wir haben in den Tumorzellen KEINE Trichomonaden-DNA nachgewiesen. Die Tumorzelle ist also keine Trichomonade und enthält keine Trichomonaden!!!"

Leider wurde bei diesem Versuch die Intra-Stamm-Analyse mit der Erstellung von Nukleotidsequenzen überhaupt nicht durchgeführt. All dies zeigt, dass die Anforderungen an die genetische Forschung hier und heute (2001) viel geringer sind als noch vor fünfzehn Jahren am Pasteur-Forschungsinstitut für Epidemiologie und Mikrobiologie in St. Petersburg.

Persönlich war ich nicht überrascht, dass dieses Experiment auf genetischer Ebene, wie das erste, keine „positiven" Ergebnisse erbrachte, da ich mit Sicherheit weiß, dass diese Identifizierungsmethode ohne charakterisierte Genome in Trichomonaden (einschließlich der sogenannten Tumorzellen) nicht als zuverlässig angesehen werden kann. Es ist nur seltsam, warum der Leiter des Labors, Doktor der medizinischen Wissenschaften, eine so eindeutige Schlussfolgerung zog und das Experiment nicht als Ganzes wissenschaftlich analysierte.

Der Vergleich des Markers, der Kontroll-DNA aus menschlichen Zellen, mit der DNA aus normalen Ovarialzellen und der DNA aus „transformierten“ normalen Zellen des Hela-Gebärmutterhalskrebses wird nicht erwähnt. Auch aus dem Vergleich der DNA von zwei Trichomonadenstämmen – von Menschen und Mäusen – wird keine angemessene Schlussfolgerung gezogen. Und ein sehr wichtiger Faktor wird nicht hervorgehoben: „Menschliche und tierische Trichomonaden haben kein charakterisiertes Genom.“

Leider durfte ich an diesem Experiment nicht teilnehmen, obwohl ich viele interessante Phänomene mit anderen Augen sehen und meine Beobachtungen dem Laborpersonal hätte mitteilen können. Abgesehen davon sind die wenigen Kommentare, die ich zu den Ergebnissen dieses Experiments erhalten habe, nicht klar genug, sodass seine Ergebnisse in meiner Interpretation möglicherweise nicht ganz zutreffend sind.

Aber schließlich können die Experimente, wenn der Wille vorhanden ist, wiederholt werden, sofern die großen Anforderungen an die Reinheit bei den Versuchen erfüllt sind. Bis dahin bleibt mir, mit meinem Kommentar fortzufahren. Dass die menschlichen vaginalen Trichomonaden kein charakterisiertes Genom haben, können wir selbst feststellen, wofür wir nur das resultierende fotografische Bild 14 zu betrachten brauchen. Beurteilen Sie selbst, ob es möglich ist, über die Identität der charakterisierten Genome von zwei Proben aus demselben Stamm von vaginalen Trichomonaden K 1 und K 2 zu sprechen, die in demselben Röhrchen, d. h. unter gleichen Bedingungen für alle Zellen, kultiviert wurden. Wie Sie sehen können: nein, da das Genom der Zellen einer Probe (rechts) durch einen breiten, fast gleichmäßigen (insbesondere von unten) hellen Streifen dargestellt wird. Das Genom der Zellen einer anderen Probe (links) besteht aus drei geometrisch unterschiedlichen Figuren: einem umgekehrten Dreieck, einer Raute und einem abgeschrägten Rechteck.

All dies bestätigt einmal mehr, dass Trichomonaden kein charakterisiertes Genom besitzen, was ich bereits 1991 zum ersten Mal festgestellt habe. Ich möchte sehr hoffen, dass gewissenhafte unabhängige Experten in naher Zukunft in der Lage sein werden, ein Experiment mit reinen Trichomonadenstämmen, einschließlich vaginaler Trichomonaden und Tumorzellen von Gebärmutterhalskrebs derselben Frauen, korrekt durchzuführen, wobei mindestens neun Proben von jedem Stamm gleichzeitig entnommen werden.

Es ist wünschenswert, die gleichen Experimente mit oralen und intestinalen Trichomonaden und Tumorzellen durchzuführen, die in den gleichen Bereichen des menschlichen Körpers gebildet werden. Ich bin mir sicher, dass die Ergebnisse solcher Experimente, korrekt durchgeführt, auch unversöhnliche Skeptiker davon überzeugen können, dass weder Trichomonaden noch Tumorzellen ein charakterisiertes Genom haben, wie es bei normalen Zellen der Fall ist. Und dies ist eine indirekte Bestätigung dafür, dass Trichomonaden und Tumorzellen identisch sind.

Und die PCR-Methode selbst ist, wie man leicht sehen kann, nur zur Identifizierung von DNA von Zellen von Organen und Geweben mehrzelliger Organismen geeignet, die sich sexuell vermehren. Dazu gehören vor allem Menschen und höher entwickelte Tiere, deren Zellkerne über charakterisierte Genome verfügen und durch dieses Merkmal differenziert (voneinander unterschieden) werden.

Zusammenfassend können wir aus allen Studien auf zellulärer, molekularer und genetischer Ebene sehr sicher folgende Schlussfolgerung ziehen: „Tumorzellen sind parasitäre Flagellaten – Trichomonaden –, die anfangs Parasiten von Hohlräumen waren und unter dem Einfluss von pathogenen sexuell übertragbaren Infektionen und anderen ungünstigen Faktoren tief in den Körper eindringen und sich an die Lebensbedingungen in ihm anpassen mussten. Unter dem Einfluss der Immunität und der pathogenen Mikroben, die die Parasiten begleiten, besiedeln die Trichomonaden den menschlichen Körper also hauptsächlich in geißellosen – zystoiden und amöboiden – Existenzformen und werden daher von den heute stark spezialisierten Fachleuten aus der Medizin, die keine Vorstellung von einzelligen menschlichen Parasiten haben, nicht erkannt.“

Es ist zu hoffen, dass diese Informationen über die Ergebnisse experimenteller Studien zum Nachweis der Identität von Tumorzellen und

Trichomonaden die Hämatologen, Kardiologen und Onkologen dazu anregen, bei der Untersuchung des Blutes den zellulären Inhalt genauer und bewusster zu betrachten, um einzellige Parasiten – die Erreger unheilbarer Krankheiten – in undifferenzierten Zellen, atypischen Lymphozyten und Thrombozyten zu erkennen.

Dies gilt insbesondere für Bluttests und Biopsien von Tumoren von Patienten mit Krebs, koronarer Herzkrankheit, Diabetes, Arthritis, Multipler Sklerose, Psoriasis usw. Das Gleiche gilt für „normale" Menschen, die bereits begonnen haben, sich Mikroskope anzuschaffen, um ihr eigenes Blut und andere Körperflüssigkeiten vor und während des Prozesses der Selbstheilung zu untersuchen. Um ihnen allen zu helfen, werden in diesem Buch Fotos angeboten, zu denen jeweils zwei Erklärungen unter den Farbfotos von Blutpräparaten gegeben werden (ab Foto 143):

- zunächst die offizielle Sicht der Hämatologen auf Knochenmark- und Blutzellen und einige ihrer Defekte,
- dann meine alternative Sicht der Ätiologie (Ursache) von Pathologien differenzierter blutbildender Elemente und der Natur undifferenzierter Blut- und Knochenmarkzellen, die in Wirklichkeit menschliche Parasiten sind.

DIE OFFIZIELLE LEHRMEINUNG ÜBER BLUTZELLEN

Jeder Patient, der in der Klinik vorstellig wird, unterzieht sich normalerweise einer hämatologischen Blutuntersuchung, durch die sein persönliches Blutbild ermittelt wird. Tatsächlich aber sagen die Hämatologen selbst: „Der Begriff ‚Blutbild' beinhaltet in der Regel die Zählung der roten Blutzellen in einem Mikroliter Blut, eine differenzierte Zählung der weißen Blutkörperchen und die Bestimmung des Hämoglobingehalts."

In besonderen Fällen können diese Untersuchungen durch andere ergänzt werden, z. B. durch die Bestimmung der Sedimentationsrate der roten Blutkörperchen, die auf das Vorhandensein einer Infektion im Blut hinweist, sowie durch die Zählung der Thrombozyten und die Bestimmung des Hämatokrits (das Verhältnis zwischen dem Volumen des Blutplasmas und der zellulären Bestandteile) usw. Doch ein umfassenderes Blutbild, einschließlich der Art der Anomalien in den weißen und roten Blutkörperchen und vor allem des Vorhandenseins bestimmter fremdartiger Keime im Blutkreislauf, ist für die Ärzte leider nur dann von Interesse, wenn eine Person ernsthaft erkrankt und in eine Spezialklinik kommt.

Der Grund hierfür ist in erster Linie das mangelnde Verständnis dafür, dass menschliches Blut kontaminiert ist, und eine unerklärliche Zurückhaltung bei der breiten Einführung der Dunkelfeldmikroskopie und der Immunfluoreszenz-Diagnostik. Und daher verfügt kaum eine medizinische Einrichtung über Dunkelfeld- oder Lumineszenzmikroskope. Erstere sind jedoch in der Lage, lebendes Blut zu zeigen, in dem sich verschiedene Bakterien, Pilze und Helminthenlarven (Larven von Würmern) in ständiger Bewegung befinden, während Letztere mithilfe spezieller Markerpräparate in Urogenitalabstrichen, Blutproben und Punktionsabdrücken verschiedener Organe von Patienten Trichomonaden, Chlamydien, Mykoplasmen, Ureaplasmen, Cytomegalieviren, Herpes-simplex-Viren und Gardnerellen nachweisen können.

Der aktive Nachweis dieser und anderer Mikroben und Parasiten sowie die Erkennung von Krankheitserregern in ihnen wird es den Ärzten ermöglichen, zu den besten Traditionen der Volksmedizin zurückzukehren und nicht Krankheiten, sondern den Patienten selbst zu behandeln und ihn vor dem Hintergrund der Stärkung des Immunsystems von Krankheitserregern zu befreien. Dazu muss man aber verstehen, was eine differenzierte Blutzelle wirklich ist und was man mit ihr verwechselt.

Zu diesem Zweck wollen wir uns zunächst mit der offiziellen Lehrmeinung über Blutzellen vertraut machen und dann mit meinem Nachweis, dass viele von ihnen in Wirklichkeit einzellige Parasiten sind. Gleichzeitig wird gezeigt, wie oft menschliches Blut von kranken und praktisch gesunden Menschen mit pathogenen Bakterien, Rickettsien und Viren infiziert ist, die auch von Medizinern übersehen oder einfach ignoriert werden. Aber es sind diese biologischen Krankheitserreger, die in erster Linie für den schlechten Gesundheitszustand der meisten Menschen, für ihre Neigung zu akuten und chronischen Krankheiten und für eine insgesamt geringere Lebenserwartung verantwortlich sind.

Folgende Elemente gelten als Blutzellen:

- Erythrozyten oder rote Blutkörperchen.
- Granulozyten oder Zellen mit Körnern (Granula) in ihrem Zytoplasma. Je nach der Fähigkeit der Körnchen, sich mit sauren oder basischen Farbstoffen zu färben, werden die weißen Blutkörperchen in Neutrophile (stabkernige und segmentkernige Leukozyten, Myelozyten und Metamyelozyten), Eosinophile und Basophile unterteilt.
- Agranulozyten, d. h. weiße Blutkörperchen, die keine Granula im Zytoplasma enthalten. Dazu werden Lymphozyten und Monozyten gezählt.
- Thrombozyten, oder Blutplättchen, gelten als blutbildende Elemente, die an der Blutgerinnung beteiligt sind.

ERYTHROZYTEN

Erythrozyten oder rote Blutkörperchen sind normalerweise kernfreie bikonkave Zellen in Form von Scheiben mit Aufhellung in der Mitte und ringförmiger Verdickung an den Rändern. Die Zusammensetzung der Erythrozyten ist einheitlich. Ihr Inhalt ist mit feiner Granulation (Granulatdurchmesser 4–5 μm) gefüllt, die als Hämoglobin identifiziert wird. Frische Erythrozyten sind grünlich-gelb gefärbt und erhalten nur in der dickeren Schicht eine rötliche Färbung.

Der Durchmesser der Erythrozyten reicht von 5–9 μm und beträgt durchschnittlich 7–8 μm. 25–30 Bio. Erythrozyten zirkulieren normalerweise im Blut eines gesunden Erwachsenen, wobei jede Zelle eine Lebensdauer von 120 Tagen hat. In einem Mikroliter Blut eines gesunden modernen Mannes sind 4–5 Mio. Erythrozyten enthalten, eine Frau hat 3,9–4,7 Mio. Erythrozyten.

Erythrozyten werden vom erythropoetischen Gewebe des roten Knochenmarks produziert und beenden ihre Existenz in der Milz, wo sie durch ihre Makrophagen zerstört werden.

Erythrozyten absorbieren nach dem Fixieren auf einem Glasobjektträger leicht saure Farben, was auf die alkalischen Eigenschaften der gefärbten Strukturen zurückzuführen ist. In Blutgefäßen haben rote Blutkörperchen oft die Eigenschaft, sich in Form von Geldrollen zu sammeln, die mit den abgeflachten Oberflächen aneinander anliegen und quasi zusammenkleben.

Die Pathologie der Erythrozyten geht in zwei Richtungen: eine Veränderung der Zellgröße (Anisozytose) und eine Veränderung ihrer Form (Poikilozytose). Darüber hinaus wurde festgestellt, dass unter dem Einfluss von Änderungen der Konzentration von Salzen des Mediums, in dem sich Erythrozyten befinden, Letztere ihre Form ändern, Wasser absorbieren oder abgeben. Sie können in einer hypotonischen Umgebung – d. h. in einer Flüssigkeit mit einem osmotischen Druck – unter dem osmotischen Druck des intrazellulären Inhalts anschwellen und kugelförmig werden, oder sich in einer hypertonen Umgebung mit einem Druck über dem osmotischen Druck in der Zelle verformen und die Form von Maulbeeren annehmen.

Etwa 85 % aller roten Blutkörperchen sind Diskozyten. Die Umwandlung eines Diskozyten in andere Formen, bis hin zu dystrophischen, kann verschiedene Ursachen haben. Eine Abnahme der Membranelastizität führt zum Auftreten von Auswüchsen auf der Oberfläche des Erythrozyten. Mit einer Abnahme des ATP-Gehalts in den Zellen nimmt die Verformung zu. Bei pathologischen Veränderungen der Erythrozyten können Diskozyten mit einem Auswuchs, mit einem Kamm, in Form von Maulbeeren, gewölbt, kugelförmig, in Form einer entleerten Kugel, dystrophisch verändert, auftreten.

Erythrozyten-Größen und Arten von pathologischen Veränderungen

Mikrozytose: Erythrozyten haben ein reduziertes Volumen und eine reduzierte Menge an Hämoglobin, ihr Durchmesser beträgt 5–6,5 μm. Der Hauptfaktor für das Auftreten dieser Pathologien ist eine Störung der Hämoglobinsynthese, die typisch für Eisenmangelanämie ist, sowie einige Hämoglobinopathien.

Makrozytose: Erythrozyten haben einen vergrößerten Durchmesser (mehr als 8,5 μm) und mehr Volumen (mehr als 100–110 fl = Femtoliter). Diese Pathologie wird bei makrozytärer Anämie, Lebererkrankungen, Mangel an Vitaminen B_{12} (Cobalamin) und B_6 oder B_9 (Folsäure) mit Anämie von Schwangeren, bei Patienten mit bösartigen Tumoren mit einer Abnahme der Schilddrüsenfunktion nachgewiesen.

Megalozytose: Einzelne Erythrozyten erreichen einen Durchmesser von 11–12 μm, sie sind oval, hyperchrom und haben keine Aufhellung in der Mitte. Sie treten bei Anämie auf, die durch einen Mangel an Vitaminen wie Cobalamin und Folsäure verursacht wird, bei Anämie von Schwangeren und bei einer Helmintheninvasion.

Schizozyten: das Auftreten von kleinen Erythrozytenfragmenten oder degenerativ veränderten unregelmäßigen Formen im Blut. Ihr Durchmesser beträgt 2–3 μm. Sie treten bei hämolytischer Anämie, Vaskulitis, Glomerulonephritis, Urämie (Urin im Blut – infolge einer Selbstvergiftung des Körpers aufgrund von akutem oder chronischem Nierenversagen), Hämoglobinopathien und anderen Krankheiten auf.

Anisozytose: das Vorhandensein von Erythrozyten mit kleinem Durchmesser und großer Größe im Blut. Sie finden sich bei Eisenmangelanämie, hypoplastischer Anämie, paroxysmaler nächtlicher Hämoglobinurie (das Auftreten von freiem Hämoglobin im Urin), myeloproliferativen und anderen Erkrankungen.

Erythrozyten-Formen und Arten von pathologischen Veränderungen

Echinozyten sind stechapfelförmige Zellen, auf deren Oberfläche sich regelmäßig 30 bis 50 Spicula (Spitzen) befinden. Echinozyten werden meist dort gefunden, wo die Zellen einen niedrigen ATP-Gehalt aufweisen oder die Fettsäurezusammensetzung des Plasmas gestört ist. Wenn der Erythrozyt lange Zeit im Zustand der Echinozyten verbleibt, kommt es zum Verlust der Lipidkomponente der Membran, und die Veränderung der Erythrozyten-Form wird irreversibel. Das Auftreten von Echinozyten ist bei Urämie, einem erblichen

Mangel einer Reihe von Enzymen, z. B. Pyruvatkinase oder Phosphoglyceratkinase, möglich.

Akanthozyten haben eine gezahnte Oberfläche. Im Gegensatz zu Echinozyten können sie bei Versetzen in frisches Plasma nicht zur Normalität zurückkehren. Diese Zellen haben eine Sphäroidform und 3 bis 12 Spicula mit keulenförmigen Fortsätzen an den Enden. Die Länge und Dicke der Spicula variieren stark. Akanthozyten treten bei schweren Formen der hämolytischen Anämie, bei Lebererkrankungen und anderen Erkrankungen auf.

Mikrosphärozyten sind spezifische Zellen, in denen eine Veränderung des Spektrins zu einer Beeinträchtigung der Membranstabilität führt. Im Blutpräparat sehen sie homogen aus, ohne merkliche Poikilozytose, sodass ihre Identifizierung große Sorgfalt erfordert. In einem Sichtfeld von 50 Zellen kann die Anzahl der Mikrosphärozyten zwischen 1 bis 3 und 20 bis 30 Einheiten liegen.

Eine Mikrosphärozytose ist charakteristisch für eine hämolytische Anämie, und in Kombination mit Anisozytose (ungleichmäßige Größe der Erythrozyten) und Poikilozytose (eine Vielzahl von Formen von Erythrozyten) kann es auf eine mechanische Schädigung der Erythrozyten, auf eine Verbrennungskrankheit und einen Mangel an Glucose-6-Phosphat-Dehydrogenase hinweisen. Eine Sphärozytose wird manchmal als terminales, prähämolytisches Stadium angesehen, in das Echinozyten, Akanthozyten und Stomatozyten mit irreversiblen Schäden übergehen.

Zielzellen (Codozyten) haben aufgrund von übermäßigem Cholesterin eine vergrößerte Oberfläche. Sie sind an der Peripherie gefärbt. Vor dem Hintergrund des hellen Mittelteils befindet sich ein kleiner dunklerer kugelförmiger Bereich. Codozyten treten besonders häufig bei Hämoglobinopathie, Bleivergiftung und anhaltender obstruktiver Gelbsucht auf.

Sichelzellen (Drepanozyten) werden im Blut von Patienten mit Sichelzellenanämie und anderen Hämoglobinopathien gefunden. Sie enthalten Hämoglobin S, das polymerisieren und die Membran deformieren kann, insbesondere bei einem niedrigen Sauerstoffgehalt im Blut.

Tränenzellen (Dakryozyten) sind Erythrozyten, die im Gegensatz zu Akanthozyten eine große Spicula (Spitze) haben und häufig einen Einschluss – den sogenannten Heinz-Körper – enthalten. Solche Zellen werden häufig bei Myelofibrose, manchmal auch bei Anämie nachgewiesen.

Stomatozyten (Hydrozyten) sind Zellen, deren Volumen und Oberfläche um 20 bis 30 % vergrößert ist. Sie haben eine quer gestellte, schlitzförmige zentrale Aufhellung. Die Ursache für das Auftreten von Stomatozyten ist die erhöhte Durchlässigkeit der Membran der roten Blutkörperchen für Natrium und Kalium. Diese Zellen finden sich auch bei obstruktiven Lebererkrankungen, bei alkoholischer Zirrhose und bei bösartigen Tumoren.

Elliptozyten (Ovalozyten) sind Erythrozyten, die eine ovale Form haben und nicht einheitlich in der Größe sind. Normalerweise sind es weniger als 1 % aller Zellen, doch bei verschiedenen Anämien können es bis zu 10 % sein. Wenn die Elliptozyten homogen sind und mehr als 25 % ausmachen, ist dies eher charakteristisch für die erbliche Elliptozytose.

Farbveränderungen der Erythrozyten

Hypochromie: Schwache Intensität nach Färbung von Erythrozyten aufgrund ihrer geringen Sättigung mit Hämoglobin. Die Aufhellungszone im Zentrum der Erythrozyten ist vergrößert. Hypochromie ist normalerweise mit Mikrozytose kombiniert – einer Verringerung des Durchmessers der Erythrozyten. Hypochromie wird bei Anämie (Blutarmut) in Verbindung mit Eisenmangel sowie bei hämolytischer Anämie, bei Thalassämie (erbliche Anämie aufgrund einer beeinträchtigten Hämoglobinsynthese) und anderen Pathologien beobachtet.

Hyperchromie: Intensive Färbung der roten Blutkörperchen aufgrund ihrer erhöhten Sättigung mit Hämoglobin. Die Aufhellungszone im Zentrum der Erythrozyten ist reduziert oder fehlt. Hyperchromie der roten Blutkörperchen kann sowohl mit Makrozytose (erhöhter Zelldurchmesser) als auch mit Mikrozytose (verringerter Zelldurchmesser) kombiniert sein. Ähnliche Veränderungen der Erythrozyten werden bei Anämie beobachtet, die mit einem Mangel an Vitamin B_{12} einhergeht, sowie bei erblicher Sphärozytose.

Polychromatophilie: Diese Erythrozyten unterscheiden sich von normalen dadurch, dass sie sowohl saure als auch basische Farbstoffe aufnehmen können, wodurch sie eine Farbe von Grau-Rosa bis Blau-Violett haben. Die Ursache der Polychromatophilie erklärt sich durch das gleichzeitige Vorhandensein einer leicht alkalischen Substanz (Hämoglobin) und einer sauren Substanz in den Erythrozyten, die für unreife erythroide Zellen charakteristisch ist. Polychromatophilie ist mit einer intensiven Freisetzung junger Erythrozyten in das periphere Blut bei posthämorrhagischer und hämolytischer Anämie verbunden. Dies deutet nach Ansicht von Experten auf eine gute Regenerationsfähigkeit des Knochenmarks hin.

(*Hier einige Aussagen von Hämatologen:*

- Eine Abnahme der Membranelastizität führt zu Auswüchsen auf der Oberfläche der Erythrozyten. Bei pathologischen Veränderungen der Erythrozyten können Diskozyten mit einem Auswuchs, mit einem Kamm, in Form einer Maulbeere, kuppelförmig, kugelförmig, in Form eines luftleerten Balles oder dystrophisch verändert auftreten.

- Echinozyten sind kugelförmige Zellen, mit 30 bis 50 Stacheln auf ihrer Oberfläche in einem ziemlich regelmäßigen Muster. Echinozyten werden in der Regel gefunden, wenn die Zellen einen niedrigen ATP-Gehalt haben oder die Fettsäurezusammensetzung des Plasmas beeinträchtigt ist.

- Akanthozyten haben eine gezackte Oberfläche. Im Gegensatz zu Echinozyten sind sie nicht in der Lage, sich zu normalisieren, wenn sie in frisches Plasma gelegt werden.

- Stomatozyten sind Zellen mit einer 20- bis 30%igen Vergrößerung von Volumen und Oberfläche. Sie haben eine schlitzförmige zentrale Aufhellungszone.

- Die Intensität der Färbung der Erythrozyten ist schwach aufgrund ihrer niedrigen Hämoglobinsättigung. Die Fläche der Aufhellungen in der Mitte der Erythrozyten ist vergrößert.

- Hyperchromie. Intensive Färbung der Erythrozyten aufgrund ihrer erhöhten Sättigung mit Hämoglobin. Aufhellung im Zentrum der Zelle ist verringert oder fehlt.

Und so weiter. Die Hämatologen weisen nicht darauf hin, dass die Hauptursache all dieser Pathologien die gleiche ist, und zwar eine biologische.

In der Tat zeigten korrekt interpretierte Ergebnisse von Blutuntersuchungen unter Verwendung von Licht- und Dunkelfeldmikroskopen Folgendes: Das Auftreten von Auswüchsen auf der Oberfläche eines Erythrozyten und die gezahnte Form; das Vorhandensein von kugelförmigen Zellen, auf deren Oberfläche sich Spicula befinden; ein niedriger ATP-Gehalt und eine Verletzung der Fettsäurezusammensetzung des Plasmas; eine Zunahme des Volumens und der Oberfläche von roten Blutkörperchen; eine geringe Intensität der Färbung der roten Blutkörperchen; eine Vergrößerung der Aufhellungsfläche im Zentrum der roten Blutkörperchen usw. All dies ist in erster Linie das Ergebnis eines intrazellulären Parasitismus.

Beispielsweise dringen verschiedene Bakterien, Candida-Pilze und Schleimhautpilze in die Erythrozyten ein und setzen sich dort fest. Eine Vergrößerung der Aufhellungsfläche in der Mitte der roten Blutkörperchen oder das Entstehen von Lücken sowie die Zerstörung der peripheren Bereiche der Erythrozyten sind das Ergebnis der Lebensaktivität von hämolytischen Streptokokken, von Candida-Pilzen, den sogenannten Thrombozyten und der einzelligen Parasiten Trichomonaden.

Dies kann überprüft werden, indem lebende Blutpräparate sorgfältig in einem Dunkelfeldmikroskop betrachtet werden, insbesondere nach 30 bis 60 Minuten ihrer Lagerung in einer Form, die sie vor dem Austrocknen schützt, sowie in Illustrationen und Fotografien von Blutpräparaten.)

LEUKOZYTEN

Leukozyten des normalen Blutes enthalten im Gegensatz zu Erythrozyten, die homogene kernfreie Formationen sind, einen Kern und unterscheiden sich in Größe, Form, Struktur und Beziehung zum

Färben. Bei einem Erwachsenen werden Leukozyten im Knochenmark und Lymphozyten zusätzlich in der Milz, in der Thymusdrüse und in den Lymphknoten gebildet. In den hämatopoetischen Organen werden reife Formen von Leukozyten durch eine aufeinanderfolgende Teilung der hämatopoetischen Stammzellen (Elternzellen) gebildet, die sich allmählich in die entsprechenden Vorläuferzellen differenzieren, wodurch wiederum alle Arten von Leukozyten in das Blut und in die Lymphe gelangen. Es gibt zwei Hauptgruppen von Leukozyten: körnige (Granulozyten) und nicht körnige (Agranulozyten). Körnige Zellen umfassen Neutrophile, Eosinophile und Basophile, die sich in der Art der Granularität im Zytoplasma unterscheiden. Zu den nicht granulären Zellen gehören Lymphozyten und Monozyten.

Diese Leukozyten-Klassen unterscheiden sich in der Morphologie und vor allem in der Anwesenheit und den Eigenschaften einer spezifischen Granularität, die nach dem Färben der Zellen mit speziellen Farbstoffen sichtbar wird. Granulozyten sind große Zellen von 9 bis 15 μm, die im peripheren Blut zirkulieren und dann zu den Geweben wandern. Im Differenzierungsprozess durchlaufen Granulozyten die Stadien von Metamyelozyten und Stabformen. In den Metamyelozyten hat der Kern eine empfindliche Struktur, eine bohnenartige Form; in Stabformen sind die Kerne, die Chromatin enthalten, dichter gepackt. Der Kern ist normalerweise länglich, manchmal ist die beginnende Segmentbildung darin zu erkennen, und in reifen Zellen können bis zu fünf Segmente entstehen.

Eine große Anzahl weißer Blutkörperchen lagert im Knochenmark und in verschiedenen Geweben des Körpers. Die Lebenserwartung reifer Granulozyten beträgt 4 bis 16 Tage. Dabei leben 10 bis 20 % der Lymphozyten 3 bis 7 Tage und 80 bis 90 % 100 bis 200 Tage oder mehr. Reife Leukozyten weisen im Gegensatz zu jungen Leukozyten neben einer ausgeprägten Amöboid-Mobilität aufgrund von Pseudopodien auch eine hohe elektrophoretische Mobilität auf sowie die Fähigkeit zur Isoagglutination, Agglutination (Verkleben und Satzbildung) und zur Adhäsivität (Fähigkeit zur Haftung an der Oberfläche). Aufgrund dieser Eigenschaften sind reife Leukozyten in der

Lage, ihre Hauptfunktion zu erfüllen: Phagozytose (Einfangen und Verdauen von Fremdpartikeln) und Pinozytose (Aufnahme von Flüssigkeit durch die äußere Membran). Neutrophile Granulozyten sind die Hauptpopulation von Leukozyten, die durch Phagozytose die Schutzfunktion des Körpers ausüben.

Granuläre Leukozyten

Granuläre Leukozyten sind Leukozyten, deren Zytoplasma Granula enthält. Sie sind zur Amöboid-Bewegung fähig und werden in Neutrophile, Eosinophile und Basophile unterteilt.

Neutrophile sind kugelförmige Zellen mit einem Durchmesser von etwa 12 μm. Man nimmt an, dass die Bildung von neutrophilen Leukozyten bei einem Erwachsenen nur im Knochenmark geschieht. Das Zytoplasma dieser Zellen hat, wenn es nach Romanowsky-Giemsa gefärbt wird, eine rosa-grau-blaue Farbe mit einer großen Anzahl kleiner Körner, die je nach Reife von Braun bis Bläulich-Rosa gefärbt sind. Die Form des Kerns kann rund, bohnenförmig, stabförmig sein, spiralförmig gerollt oder aus mehreren Segmenten bestehen, die durch dünne Fäden verbunden sind. Es hängt vom Reifegrad der Zelle ab. Aus diesem Grund unterscheidet man Myelozyten, Metamyelozyten, segmentkernige und stabkernige neutrophile Granulozyten.

Neutrophile Granulozyten haben eine extrem bewegliche zytoplasmatische Oberfläche, die von einer Membran begrenzt wird, durch die Fremdpartikel oder Flüssigkeitstropfen in der Zelle eingefangen werden und durch die sich Phagosomen bilden („phagen“: verschlingend; „soma“: Körper).

Im Zytoplasma werden diese Substanzen nach der Fusion von Phagosomen mit spezifischen und unspezifischen Leukozyten-Granula verdaut und neutralisiert. Der Prozess der Phagozytose geht mit einer Zelldegranulation und der Freisetzung von Enzymen aus Granula einher. Substanzen, die in unspezifischen primären Granula von Leukozyten hergestellt werden, haben eine starke bakterizide und antivirale Wirkung.

Stabkernige Neutrophile: Diese Zelle hat eine Größe von 9 bis 15 μm. Im Zytoplasma dieser Leukozyten, das den größten Bereich der Zelle einnimmt, befindet sich ein Kern, der hufeisen- bzw. stabförmig sein kann. Um es von einem Metamyelozyten zu unterscheiden, der einen ziemlich großen hufeisenförmigen Kern hat, sollte beachtet werden, dass der neutrophile Kern erkennbar nicht gleichmäßig breit ist; so beträgt der schmalste Teil des Kerns weniger als 2/3 des breitesten Teils. Normalerweise machen solche Zellen bei Erwachsenen 1 bis 6 % der Gesamtzahl der Leukozyten oder 80 bis 500 Leukozyten in 1 μl Blut aus.

Segmentkernige Neutrophile: Die Größe dieser Zelle, ihr Zytoplasma und ihre Granularität unterscheiden sich praktisch nicht von Stabneutrophilen. Eine Besonderheit dieser Leukozyten, an der sie leicht zu erkennen sind, ist der Zellkern. Er ist polymorph, das heißt, er weist verschiedene Formen einer mehr oder weniger verlängerten oder gewundenen Geißel mit Verdickungen und Einschnürungen an verschiedenen Stellen auf, die manchmal so tief sind, dass der Kern in einzelne Segmente unterteilt erscheint, die durch dünne Fäden verbunden sind. Die Kernsegmentierung gab dieser Art von Leukozyten den Namen. Normalerweise machen solche Zellen bei einem Erwachsenen 47 bis 72 % der Gesamtzahl der Leukozyten oder 1960 bis 5300 Leukozyten in 1 μl Blut aus.

Eosinophile haben eine runde Form, ihre Größe übersteigt die Größe von Neutrophilen und sie haben einen Durchmesser von 12 bis 15 μm. Der polymorphe Kern eines Eosinophilen nimmt den größten Teil der Zelle ein und besteht normalerweise aus zwei, seltener drei bis vier, breiten und abgerundeten Segmenten, die durch Fäden verbunden sind. Das Zytoplasma der Zelle enthält eine hohe Anzahl von großen und fast identisch großen, aber heterogenen Formen von Körnern (Granula) – abgerundet, oval oder länglich.

Eosinophile färben sich nach Romanowsky-Giemsa orangerot. Bei der Färbung ist das Zytoplasma schwach basophil, das heißt, es färbt sich schwach mit den basischen Hauptfarbstoffen, was auf die sauren Eigenschaften der zu färbenden Strukturen zurückzuführen ist. Die Anzahl der Eosinophilen im normalen Blut eines Erwachsenen betrug in der Mitte des 20. Jahrhunderts 2 bis 4 % oder 50 bis 200 Eosinophile in 1 μl. Mittlerweile hat sich diese Spanne erweitert und entspricht 0,5 bis 5,0 % oder 20 bis 300 Eosinophile in 1 μl Blut.

Die funktionelle Rolle von Eosinophilen ist ungenügend geklärt. Es wird angenommen, dass Eosinophile an Entgiftungsprozessen durch Phagozytose von Antigen-Antikörper-Komplexen beteiligt sind. Die Verdauung von Immunkomplexen ist ihre Hauptfunktion. Die Anzahl der Eosinophilen steigt signifikant mit Krankheiten und Pathologien wie Asthma bronchiale, hypertensives Lungeninfiltrat, Helminthen-Infektionen oder Krebs. Eosinophilie entwickelt sich auch bei Scharlach, den meisten Hautkrankheiten, Myelom-Leukämien, bei der Entfernung der Milz, nach Infektionskrankheiten und bei Toxikose. Eine Abnahme der Eosinophilen wird bei vielen Infektionskrankheiten, bei Menschen, denen seit Geburt ein Körperteil fehlt oder oder einer starken Hemmung der Knochenmarkfunktionen sowie bei bösartiger Anämie beobachtet.

Basophile oder Mastzellen sind kugelförmige Zellen, die im Durchschnitt etwas kleiner sind als neutrophile Leukozyten. Ihre Abmessungen betragen 8 bis 10 μm. Das Zytoplasma erhält während der Färbung eine rosa-violette Farbe, es ist oxyphil, das heißt, es wird mit sauren Farbstoffen gefärbt, was auf die sauren Eigenschaften der zu färbenden Strukturen zurückzuführen ist. Das Zytoplasma enthält viele unterschiedlich große (von 0,8 bis 1 μm) Körnchen, die mit basophilen (basischen) Farbstoffen dunkelviolett oder schwarz-blau gefärbt werden. Die Granularität ist manchmal sehr umfangreich und bedeckt den Kern.

Die Kerne in Basophilen sind polymorph, schwer in ihrer Form zu bestimmen und segmentiert. Zum Beispiel kann der Kern breit sein, dem Blatt einer Pflanze ähneln und aus drei bis vier Segmenten bestehen. Neben den breiten Hauptsegmenten sind oft Vorsprünge und kleinere Schnürpartikel sichtbar, die noch mit dem Kern verbunden sind – das unterscheidet solche Kerne von der Form des Kerns von Neutrophilen und Eosinophilen. Die Anzahl der Basophilen im normalen Blut eines Erwachsenen betrug vor einem halben Jahrhundert etwa 0,5 % der Anzahl aller Leukozyten, was in absoluten Zahlen 30 bis 40 Zellen in 1 μl Blut entsprach. Heute, zu Beginn des 21. Jahrhunderts, liegt die Anzahl der Basophilen im Bereich von 0 bis 1 % der Gesamtzahl der Leukozyten, das sind 0 bis 65 Zellen in 1 μl Blut.

Die funktionelle Rolle von Basophilen ist ungenügend geklärt. Es wird angenommen, dass die Hauptfunktion basophiler Granulozyten darin besteht, an Immunreaktionen teilzunehmen. Ein Anstieg der basophilen Leukozyten tritt nach der Impfung gegen Tollwut, bei Hämophilie, hämolytischer Anämie und Leukämie auf. Bei chronischer myeloischer Leukämie kann die Anzahl der Basophilen 30 % erreichen, was in absoluten Mengen bis zu 60.000 in 1 μl beträgt. Experten können nicht angeben, unter welchen Bedingungen die Abnahme der Basophilen auftritt, da ihr vernachlässigbarer normaler Gehalt – bis zu 0,5 % – es schwierig macht, solche Bedingungen zu untersuchen. Derzeit wird bei einem routinemäßigen Bluttest die Anzahl der Basophilen nicht gezählt, außer bei schweren Erkrankungen wie zum Beispiel Leukämie.

(Hämatologen stellen fest: Basophile zeigen oft Vorsprünge und kleinere sich abschnürende Partikel, die immer noch mit dem Zellkern verbunden sind. Das unterscheidet solche Kerne von der Form des Kerns von Neutrophilen und Eosinophilen. Bei chronischer myeloischer Leukämie kann die Zahl der Basophilen 30 % erreichen.

All dies deutet darauf hin, dass diese Zellen fälschlicherweise Leukozyten zugeschrieben werden, aber tatsächlich Trichomonaden sind, die sich vermehren, indem sich Tochterzellen abschnüren, die auch fälschlicherweise als Thrombozyten bezeichnet werden. Deshalb steigt die Zahl der Basophilen bei Leukämie signifikant an – fast um den Faktor 30 oder mehr. Außerdem: Wenn diese Zellen an Immunreaktionen beteiligt wären, dann würde der Patient – bei dieser zunehmenden Anzahl von Immunzellen – von selbst heilen. Es passiert jedoch genau andersherum: Je mehr Basophile, desto schlechter der Zustand der Patienten.)

Nicht granuläre Leukozyten

Lymphozyten werden als nicht granuläre Leukozyten klassifiziert, da sie keine spezifische Granularität im Zytoplasma enthalten. Es wird unterschieden zwischen kleinen und großen Lymphozyten. Der Durchmesser der kleinen ist 5 bis 9 μm, der großen von 9 bis 15 μm. Lymphozyten haben einen runden oder ovalen Kern, der fast das gesamte Volumen der Zelle einnimmt und oft exzentrisch angeordnet ist. Der Kern des Lymphozyten enthält viel Basischromatin und etwas Oxychromatin und ist daher intensiv mit Grundfarben färbbar; er nimmt dabei eine dunkelviolette Farbe an. Chromatin bildet ein dickes, kompaktes Geflecht mit abwechselnd intensiveren und weniger intensiv gefärbten Bereichen und erscheint grobkörnig oder ähnelt in der Form Radspeichen. Das Zytoplasma umgibt den Zellkern mit einem schmalen Gürtel. Es ist basophil, das heißt, es ist in der Lage, sich gut mit basischen Farbstoffen zu färben, was auf die sauren Eigenschaften der zu färbenden Strukturen zurückzuführen ist. Die Färbung kann eine unterschiedliche Intensität haben: von hellblau bis blau. Das Zytoplasma hat eine ausgeprägte retikuläre (gitterartige) Struktur. Das Retikulum (Gitter) um den Kern herum ist jedoch weniger ausgeprägt, daher bildet sich um ihn herum eine helle Zone. Durch diese Zone unterscheiden sich Lymphozyten von anderen lymphoiden Zellen.

Abhängig vom Verhältnis der Größe von Kern und Zytoplasma unterscheidet man Schmalplasma-, Mittelplasma- und Breitplasma-Lymphozyten. In Übereinstimmung damit bezeichnen Experten Breitplasma-Lymphozyten oft als „groß“ und Mittelplasma- und Schmalplasma-Lymphozyten als klein. In großen Lymphozyten kann das Zytoplasma den größten Teil der Zelle einnehmen, es ist hellblau gefärbt und enthält oft eine erhöhte Anzahl von azurophilen Granula – elektronendichte Strukturen mit einer Größe von 0,3 bis 0,5 μm – in der Nähe einer ausgedehnteren hellen perinukleären Zone. Im Zellkern von Breitplasma-Lymphozyten ist im Gegensatz zu schmalen Plasmazellen der Anteil an Euchromatin erhöht, und es werden häufig gut ausgebildete Nukleolus beobachtet.

Lymphozyten werden nach ihren funktionellen Eigenschaften in drei Haupttypen unterteilt: die sogenannten O-Lymphozyten, T-Lymphozyten und B-Lymphozyten. Jeder Typ besteht wiederum aus mehreren funktional unterschiedlichen Klassen, z. B. Helfern, Killern, Unterdrückern und anderen. Lymphozyten erfüllen eine trophozytäre (nährende) Funktion, die auf die schnelle Versorgung von regenerierenden Geweben mit plastischen Substanzen abzielt, und immunologische, die die humorale und zelluläre Immunität im Körper gewährleistet.

Die Anzahl der Lymphozyten im Blut eines Erwachsenen betrug Mitte des letzten Jahrhunderts 25 bis 30 % der Anzahl aller weißen Blutkörperchen oder 1500 bis 2200 Lymphozyten in 1 μl Blut. Bei Kindern unter 10 Jahren war die Anzahl der Lymphozyten höher und erreichte 40 bis 50 %. Derzeit machen normale Lymphozyten im Blut eines Erwachsenen 19 bis 37 % oder 1200 bis 3000 Zellen in 1 μl Blut aus. Ihre Lebenserwartung liegt zwischen 15 bis 27 Tagen und mehreren Monaten.

Bis in die 1960er-Jahre glaubte man, dass im peripheren Blut alle nicht körnigen Leukozyten-Elemente durch Lymphozyten repräsentiert werden. Jede Veränderung der Form von Zellkern und Zytoplasma wurde auf eine mechanische Schädigung der Zelle während der Herstellung eines Abstriches zurückgeführt. Im Laufe der Zeit deuteten klinische und morphologische Beobachtungen jedoch darauf hin, dass häufig kleine lymphoid-retikuläre Zellen in das Blut gelangen, die schwer von Lymphozyten zu unterscheiden sind – normalerweise mit einem länglichen Zytoplasma und Kern, manchmal mit einer empfindlicheren Struktur als in den Lymphozyten. Es gab auch wenig oder keinen Unterschied zu lymphatischen Zellen mit einem kaum wahrnehmbaren Rand des Zytoplasmas, der an einem Ende länglich war oder die Form eines Keiles hatte, dessen Basis durch einen runden Kern von der Spitze getrennt ist.

Das Zytoplasma ist etwas basophiler als in Lymphozyten und hat keine Aufhellungszone um den Kern herum. Solche Zellen in solitärer Form (manchmal bis zu 1 bis 2 %) werden in normalem Blut gefunden, aber die Anzahl solcher Zellen nimmt bei verschiedenen Pathologien signifikant zu, einschließlich Lymphogranulomatose, infektiöser Mononukleose (eine akute Infektionskrankheit, die sich durch Fieber, Halsschmerzen, Vergrößerung der Lymphknoten manifestiert) sowie bei chronischen Krankheiten.

Gleichzeitig können unter den Lymphozyten des normalen Blutes auch größere Lymphozyten mit einer großen Menge an Zytoplasma auftreten, die sich viel weniger basophil färben. Solche Breitplasma-Lymphozyten, die äußerlich schwer von Monozyten zu unterscheiden sind, wurden von einer Reihe von Wissenschaftlern als reifere Formen angesehen, da eine Zunahme der Masse des Zytoplasmas, die parallel zu einer Abnahme seiner Basophilie verläuft, als Zeichen einer größeren Zellreife angesehen wurde.

Andere Wissenschaftler (zum Beispiel Naegeli) hielten diese Position jedoch für falsch, da seiner Meinung nach nur die Struktur des Zellkerns, nicht aber das Zytoplasma, eine Vorstellung von der Zellreife geben kann.

(Mein Wissen über Trichomonaden und meine umfangreiche Erfahrung in der Untersuchung der Ergebnisse von Bluttests zeigten den Trugschluss der Vorstellungen der Hämatologen über Lymphozyten. Schmalplasma- (in Form von Kernen) und Breitplasmazellen, in denen sich der Kern exzentrisch befindet, oder Zellen mit einem kaum wahrnehmbaren Rand des Zytoplasmas, der an einem Ende oder an zwei gegenüberliegenden Enden verlängert ist, sind tatsächlich zystoide, amöboide und in das begeißelte Stadium der Existenz wechselnde spindelförmige Trichomonaden. Kein Wunder, dass die Anzahl solcher Zellen mit der Lymphogranulomatose – einer häufigen schweren Erkrankung des Körpers, die sich durch Tumorwucherungen in den Geweben der Lymphknoten und inneren Organe äußert – signifikant zunimmt. All diese Arten von Trichomonaden können auf den Fotos von Blutpräparaten dieses Buches gefunden werden.)

Monozyten sind die größten Leukozyten in Bezug auf ihre Maße. In normalem Blut haben sie meist eine abgerundete Form (manchmal auch unregelmäßig) und Größen von 14 bis 20 μm. Das umfangreiche

Zytoplasma färbt sich schwach basophil, nimmt eine rauchige, bläulich-graue oder grau-violette Farbe an und enthält eine azurophile staubartige Granularität. Dabei können zuweilen unspezifische azurophile Körnchen von granatroter oder roter Farbe sowie Vakuolen und phagozytäre Partikel darin nachgewiesen werden. Manchmal hat das Zytoplasma eines Monozyten stark basophile Eigenschaften. Ähnliche Formen sind bereits Bestandteil pathologischen Blutes.

Monozyten haben einen relativ großen Kern, der sich rot-violett färbt, aber viel weniger intensiv färbt als die Kerne von Lymphozyten oder Neutrophilen. Darin wird unter Verwendung eines Elektronenmikroskops im Vergleich zu anderen Leukozyten eine erhöhte Anzahl von Organellen nachgewiesen. Das Chromatin des Kerns ist hell, rötlich-violett und liegt in groben Streifen vor, die sich kreuzen und ein raues Gitter bilden. Der Kern ist hauptsächlich exzentrisch angeordnet, hat seltener eine runde und häufiger eine bohnenförmige unregelmäßige Form mit tiefen buchtförmigen Vertiefungen in Form eines Blockes mit vielen Vorsprüngen und Dellen. Manchmal ist der Kern gelappt. In solchen Fällen sind Formen, die der Figur eines Embryos ähneln, sehr häufig und sehr charakteristisch.

Die Anzahl der Monozyten in normalem Blut von Erwachsenen betrug Mitte des letzten Jahrhunderts 6 bis 8 %, was in absoluten Zahlen 300 bis 500 Zellen in 1 mg Blut entsprach. Heute hat sich diese Spanne erweitert und liegt im Bereich von 3 bis 11 %, was in absoluten Zahlen 90 bis 600 Zellen in 1 μl Blut entspricht. Monozyten haben eine ausgeprägte Fähigkeit zur Einfärbung, Amöboid-Bewegung und Phagozytose, insbesondere von Zelltrümmern und Fremdkörpern.

Sie sind die Makrophagen des Blutes und der Lymphe und gehören zum System der mononukleären Phagozyten, zu denen auch Gewebemakrophagen gehören. Monozyten phagozytieren Bakterien, tote Zellen und kleine Fremdpartikel und sind an der Reaktion der humoralen und zellulären Immunität beteiligt.

Wissenschaftlern zufolge geht die Zunahme der Monozytenzahl mit Pathologien wie Vereiterung, schweren Entzündungen, Krupp-Pneumonie, Scharlach, Lymphogranulomatose, Sarkom mit Zerstörung des Lymphgewebes und hypochromer Anämie einher. Monozytosen mit einem Anstieg der Gesamtzahl der Leukozyten werden auch bei Pocken, Windpocken, akuten syphilitischen und tuberkulösen Prozessen und anderen Infektionskrankheiten beobachtet.

Hohe Monozytosen mit einer großen Anzahl atypischer junger Zellen treten bei maligner ulzerativer Endokarditis auf (Entzündung der Innenhaut des Herzens, die das Innere seiner Höhlen auskleidet und die Lappen der Herzklappen bildet). Eine Zunahme der Monozyten-Anzahl wird auch bei Protozoen-Erkrankungen beobachtet: bei chronischer latenter Malaria, Trypanosomiasis und als Begleitsymptom bei Helminthen-Invasionen sowie bei Morbus Basedow und schwerer Atherosklerose. *(In Bezug auf Monozyten kann ich keinen eindeutigen Kommentar abgeben, da ich nicht ganz sicher bin, ob solche Blutzellen überhaupt existieren oder ob es sich wieder um amöboide Trichomonaden handelt, die fälschlicherweise als Monozyten bezeichnet werden. Dies kann man nur herausfinden, indem man ähnliche Forschungen durchführt, wie ich sie 1990 bis 1991 in einer Reihe von St. Petersburger Forschungsinstituten durchgeführt habe, oder einfach ein Fluoreszenzmikroskop und spezielle Markerpräparate für Trichomonaden verwendet. Im Moment halte ich mich an die Zwischenoption: Es gibt beide im Blut, Monozyten und Trichomonaden, wenn mit der korrekten und in allen Fällen identischen Färbung von Blutausstrichen unterschiedliche Färbeergebnisse erzielt werden.*

Wenn zum Beispiel „das ausgedehnte Zytoplasma von Monozyten schwach basophil gefärbt ist und eine rauchige, bläulich-graue oder grau-violette Farbe annimmt, eine azurophile staubartige Granularität enthält und manchmal unspezifische azurophile Granula von granatroter oder roter Farbe sowie Vakuolen und phagozytierte Partikel darin nachgewiesen werden können“, dann sind die ersten von ihnen (erworbene rauchige, bläulich-graue Farbe des Zytoplasmas) eher als Blutzellen zu sehen, die zweiten (grau-violette Farbe des Zytoplasmas und darin unspezifische azurophile Granula von granatroter oder roter Farbe sowie Vakuolen und phagozytierte Partikel) als einzellige Parasiten (Trichomonaden).

Dass Monozyten tatsächlich Trichomonaden sein können, die fälschlicherweise auch als Krebszellen und Blutgerinnselzellen bezeichnet werden, wird durch die Tatsache bestätigt, dass „eine Zunahme der Monozytenzahl mit Pathologien wie Lymphogranulomatose, Sarkom, maligner ulzerativer Endokarditis, BazedowKrankheit, schwerer Atherosklerose und anderen einhergeht". S. Foto 44-45.)

THROMBOZYTEN

Thrombozyten oder Blutplättchen sind kleine, abgerundete oder ovale, kernfreie Formationen, die von einer Membran umgeben sind. Der zentrale Teil der Thrombozyten, der eine Körnung enthält, wird intensiv mit Kernfarben gefärbt; der periphere homogene Teil färbt sich hellblau. Die Ähnlichkeit der Färbung des zentralen Teils mit der Farbe des Kerns veranlasste einige Forscher, Thrombozyten als normale Blutzellen zu betrachten.

Später wurde jedoch die Meinung aufgestellt, dass Thrombozyten nur abgeschnürte Teile von Megakaryozyten sind. Man unterscheidet vier Haupttypen von Thrombozyten:

1. ***Normale (reife) Thrombozyten*** sind rund oder oval. Ihr Durchmesser beträgt 3 bis 4 μm und sie machen ungefähr 88 % aller Thrombozyten aus. In ihnen unterscheidet man zwischen der äußeren hellblauen Zone (Hyalomer) und der zentralen Zone mit azurophiler Granularität (Granulomer). Bei Kontakt mit einer fremden Oberfläche verflechten sich Hyalomerfasern miteinander und bilden an der Peripherie der Thrombozyten Auswüchse unterschiedlicher Größe – von kleinen Zacken bis hin zu langen Antennen.

2. ***Junge (unreife) Thrombozyten*** sind im Vergleich zu reifen Formen etwas größer. Sie haben einen basophilen Inhalt und machen 4,2 % der gesamten Thrombozyten-Zahl aus.

3. ***Alte Thrombozyten*** haben verschiedene Formen mit einem schmalen Rand und reichlich Granulation und enthalten viele Vakuolen. Ihre Anzahl beträgt 4 % aller Thrombozyten.

4. ***Sonstige Thrombozyten*** machen 2,5 % aus.

Thrombozyten sind polymorph und ihre Ultrastruktur ist vielfältig. Das Hyalomer wird von einer dreischichtigen Membran begrenzt. Das Hauptdepot (Speicher) von Thrombozyten ist die Milz. Die Geschwindigkeit, mit der Thrombozyten aus dem Blutkreislauf verschwinden, ist direkt proportional zu ihrer Ansammlung in der Milz. Die Anzahl der Thrombozyten in normalem Erwachsenenblut lag Mitte des 20. Jahrhunderts zwischen 125.000 und 350.000 pro 1 μl.

Zu dieser Zeit wurde nicht nur Wert auf die Quantität, sondern auch auf die Qualität der Thrombozyten gelegt, die insbesondere bei der Werlhof-Krankheit in Form von gigantischen (2- bis 3-mal größeren als normalen), schwanzbewährten Formen und Strängen von Plättchen, Formen mit großer Körnigkeit usw. auftreten konnten. Derzeit enthält 1 μl Blut Erwachsener normalerweise 180.000 bis 320.000 Thrombozyten. Die durchschnittliche Lebensdauer der Thrombozyten beträgt 8 bis 11 Tage. Es wurden quantitative Schwankungen der Thrombozyten in einem weiten Umfang festgestellt. Ihre Anzahl nimmt bei der Verdauung (möglicherweise aufgrund von Umverteilung), während der Schwangerschaft und insbesondere (2- bis 3-mal mehr) in der prämenstruellen Phase ab. Dasselbe geschieht bei Leukämie, bösartiger Anämie, Vergiftung mit Benzol oder Diphtherietoxin sowie zu Beginn von Infektionskrankheiten.

(Ein schwerwiegender Irrtum unter Hämatologen ist, dass sie die sogenannten Thrombozyten für Blutplättchen halten oder für abgeschnürte Teile des Zytoplasma der Megakaryozyten. In Wirklichkeit handelt es sich um die „Nachkommen" einer Trichomonade, die durch Granulation dieses einzelligen Parasiten oder durch Ablösung seines Zytoplasmas entstehen. Der sogenannte Megakaryozyt ist ebenfalls eine amöboide Trichomonade. Dies geht aus den Farb- und Schwarz-Weiß-Fotografien in diesem Buch hervor, in dem auch der schrittweise Granulationsprozess großer amöboider Trichomonaden zu kleinen Partikeln dargestellt wird – den sogenannten Thrombozyten, die häufig aggressiver sind als ihre Mutterzellen Trichomonaden.

Die Tatsache, dass es sich bei den „Thrombozyten" um kleine Trichomonaden handelt, wird auch dadurch bestätigt, dass ihre Zahl während der Schwangerschaft abnimmt (die Explosion der Sexual-

hormone führt zu einem raschen Wachstum der Trichomonaden und während der prämenstruellen Periode (infolge einer geschwächten Immunität verlieren weiße Blutkörperchen ihre Fähigkeit, die Trichomonaden anzugreifen und in kleine Partikel zu zerlegen. Dasselbe geschieht bei Leukämie (hier überwiegen bei der endgültigen Unterdrückung der Immunität die adulten Trichomonaden), bei Vergiftungen mit Benzol oder Diphtherietoxin sowie zu Beginn von Infektionskrankheiten (chemische Gifte und Infektionstoxine lösen zunächst eine Aktivierung der humoralen Immunität aus, und Antikörper treten in den Kampf ein, um gefährliche Substanzen zu neutralisieren). Die Leukozyten fühlen sich in einer solchen Umgebung nicht wohl und sind nicht in der Lage, die Trichomonaden zu bekämpfen, deren Anzahl im toxischen Blut ebenfalls abnimmt – die Parasiten neigen dazu, sich in der Schleimhaut der Gefäßwände und in anderen Geweben und Organen einzunisten). „Das Hauptdepot der Thrombozyten ist die Milz", die in Wirklichkeit diese kleinen Trichomonaden neutralisiert. Leider entfernen Onkologen, anstatt die Trichomonaden zu beseitigen und das Immunsystem zu stärken, die Milz und verschlechtern damit den Gesundheitszustand ihrer Patienten weiter. S. Foto 46-47.)

KNOCHENMARKZELLEN IM BLUT

Bei Untersuchungen des Blutes gesunder und kranker Menschen haben Wissenschaftler festgestellt, dass der Blutkreislauf von Patienten mit Leukämie sogenannte junge, d. h. unreife Knochenmarkzellen enthält, die im normalen Blut praktisch nicht vorhanden sind. Zu diesen Zellen, die bei Krebs und anderen schweren Erkrankungen im Blutkreislauf zu finden sind, gehören Myelozyten, Promyelozyten und Metamyelozyten sowie Megakaryozyten und Plasmazellen.

Myelozyten gelten als junge, nicht im Knochenmark gereifte Zellen. Dies sind große runde Zellen mit einem Durchmesser von 12 bis 20 μm. Sie enthalten manchmal einen ovalen Kern, der die Form der Zelle teilweise wiederholt, und haben eine kleine Einbuchtung. Darüber hinaus enthalten die Zellen eine relativ geringe Menge an Zytoplasma, das eine reichliche Granularität aufweist. Der Zellkern färbt sich rötlich-violett und weist abwechselnd dunkle und helle Bereiche von Eu- bzw. Heterochromatin auf. Es sind keine Nukleolen vorhanden. Das Zytoplasma ist oxophil (oder leicht basophil) und von einer gut definierten spezifischen Granularität. Je nach Art der Granularität werden die Myelozyten unterteilt in:

- Neutrophile, wenn eine staubige, bräunlich-violette Granulation vor einem rosafarbenen Zytoplasma-Hintergrund sichtbar ist, unter der sich stets auch größere Körnchen befinden.
- Eosinophile: Bei diesen Zellen ist das Zytoplasma dicht mit einer großen, glänzenden rosaroten Körnigkeit ausgefüllt; unter den eosinophilen Körnchen sind ziemlich viele basophile Körnchen zu finden, was auf die Unreife der Zelle hinweist.
- Basophile, bei denen eine große, dunkle basophile Granularität das Zytoplasma in der Regel nicht sehr dicht ausfüllt, sondern oft den Zellkern überlappt.

Physiologisch gesehen sind Myelozyten nur im Knochenmark zu finden, wo ihre Anzahl in einem Ausstrich eines Erwachsenen zwischen 8 und 15 % liegt und wo ihr allmählicher Übergang über juvenile und bazilliforme Elemente zu reifen, segmentierten Granulozyten verfolgt werden kann. Myelozyten werden daher bei Routineblutuntersuchungen nicht bestimmt, außer bei leukämischen Blutkrankheiten. Bei der akuten myeloblastischen Leukämie variiert die Größe der Blastenzellen von groß bis klein. Sie haben eine runde oder ovale Form. Im Zytoplasma, das den Zellkern umgibt, sind häufig azurophile (azurfärbende) Granula zu sehen.

Promyelozyten: Dies sind die größten Zellen der Granulozyten-Reihe. Ihre Größe beträgt 18 bis 25 μm, und sie haben eine kugelförmige, aber häufiger ovale Form. Der Kern nimmt den größten Teil der Zelle ein und befindet sich oft exzentrisch; er wird beim Färben rotviolett. Die Struktur des Kerns ist retikuliert und gröber als die des Myeloblasten, da sich das Chromatin an den Knotenpunkten des Gitters verdickt. Es gibt Nukleolen, aber sie sind schlecht exprimiert, häufiger sind es eins bis zwei.

Das Zytoplasma ist basophil, seine Größe variiert von einem schmalen Rand bis zu einer signifikanten Größe. Azurophile Granularität tritt im Zytoplasma auf, aber manchmal tritt eine spezifische auf: neutrophil, eosinophil oder basophil. Die Granularität ist umso ausgeprägter, je reifer die Zelle ist.

Mit Promyelozyten ist eine intermediäre Zellform gemeint, die während des Teilungsprozesses und des Übergangs vom nicht körnigen zu einem reiferen Typ von körnigen Leukozyten gebildet wird. Promyelozyten werden als Myeloblasten im Stadium der anfänglichen Umwandlung in Myelozyten oder als unreife Myelozyten angesehen.

So erklären die Wissenschaftler unterschiedliche morphologische Merkmale dieser Zellen: In einigen Zellen ist eine feine Kernstruktur mit deutlich unterscheidbaren Nukleolen und Zytoplasma mit spärlicher Körnigkeit erhalten. In anderen Zellen sind die Nukleolen nicht sichtbar, und das Zytoplasma ähnelt dem der Leukoblasten. In wieder anderen gibt es eine grobe azurophile Körnigkeit. Einige Zellen weisen große rote runde oder unregelmäßig geformte Körner auf, darunter sehr große Körner, die sich auch auf dem Zellkern befinden. Ebenso gibt es eosinophile Promyelozyten, bei denen der Kern myelozytär ist und die Granularität im basophilen Zytoplasma nicht rot ist, sondern in die übliche orangerote Färbung übergeht.

Der Anteil an Promyelozyten in Knochenmarkpunktaten beträgt nach einigen Angaben 0,8 bis 1,4 %, nach anderen 5 bis 7 %. Blutproben von akuter Promyelozytenleukämie weisen eine große Anzahl von Zellen auf, die morphologisch den Promyelozyten ähneln. Diese großen Zellen enthalten Lipide, zu denen Fette und fettähnliche Substanzen gehören. Der Zellkern ist oft stark granuliert, wobei einige Granula recht groß sind. Die zytochemische Analyse zeigt das Vorhandensein von sulfatierten Mucopolysacchariden in diesen Zellen. Manchmal finden sich bazillenförmige Einschlüsse.

Metamyelozyten oder die sogenannten „jungen“ Zellen haben einen saftigen färbbaren Kern in einer Bohnen-, Hufeisen- oder Wurstform, manchmal in Form des Buchstabens S. Der Kern ist über seine gesamte Länge gleich dick. Eine runde Zelle hat die Größe von etwa 8 μm. Den größten Teil der Zellen nimmt das Zytoplasma ein. Die Farbe des

Kerns ist rotviolett, darin sind deutlich Chromatin-Klumpen zu erkennen. Das Einordnen einer Zelle in die neutrophile, eosinophile oder basophile Reihe ermöglicht das Vorhandensein einer charakteristischen spezifischen Granularität im Zytoplasma, die sich nicht von der in reifen Zellen unterscheidet.

Die Kerne dieser Zellen haben eine grobe Struktur, sind reich an Chromatin, das dazu neigt, grobe Klumpen zu bilden. Sie bestehen aus sich intensiv färbendem Basischromatin, das sich mit ungefärbten, scheinbar hellen Flecken von Oxychromatin abwechselt. Der maximale Gehalt an Metamyelozyten in den Analysen beträgt 0,5 % der Gesamtzahl der weißen Blutkörperchen. Bei normalen Blutuntersuchungen werden sie nicht bestimmt, mit Ausnahme von Fällen, in denen bösartige Blutkrankheiten auftreten.

Megakaryozyten sind sehr große Gebilde mit einer Größe von 40 bis 60 μm. Sie befinden sich physiologisch im Knochenmark. Wie Punktionen zeigen, machen sie durchschnittlich 0,2 % aller zellulären Elemente aus. Megakaryozyten enthalten einen großen runden oder ovalen Kern, dessen Volumen gegenüber dem Zytoplasma überwiegt und der ein bis zwei oder mehr Kerne enthält. Der Kern nimmt einen bedeutenden Teil der Zelle ein und hat ein Chromatin-Netzwerk mit grober Struktur. Das Zytoplasma, das keine Granularität enthält, färbt sich intensiv mit basophilen Farbstoffen. Bei einigen Megakaryozyten können die Ränder schwach ausgeprägt sein, während bei anderen die Konturen des Zytoplasmas deutlich sind und eine ovale oder runde Zellform definieren.

Am Rand befinden sich knospende, regelmäßig geformte, abgerundete Vorsprünge aus Zytoplasma, die manchmal durch eine dünnere und weniger intensiv färbende Brücke mit dem Zytoplasma verbunden sind. Eine solche Mutterzelle in punktiertem normalen Knochenmark ist sehr selten.

Wissenschaftler haben auch festgestellt, dass es eine Zwischenstufe gibt – einen Promegakaryozyten. Sein Kern ist rund oder häufiger oval mit Vertiefungen, Einschnürungen oder Einbuchtungen, was auf eine Neigung zur Polymorphie hinweist. Er besitzt ein gröberes Chromatin-Netz ohne Zellkerne. Im basophilen Zytoplasma befindet sich eine kleine Ansammlung von Körnern in der Zone neben dem Zellkern, manchmal aber auch über das gesamte Zytoplasma verstreut.

Im Promegakaryozyten-Stadium können sich auch Partikel des Zytoplasmas von der Zelle lösen; diese „jungen“ Formen von Thrombozyten können in den Blutkreislauf gelangen. Die reifsten Formen der Megakaryozyten haben einen grob strukturierten, lobulären Kern mit tiefen Ligaturen oder mehrere kleinere Kerne. Hier nimmt der Kern ein kleineres Volumen ein als das Zytoplasma, das eine so starke Granularität aufweist, dass es schwierig ist, sie voneinander zu unterscheiden. Hier sind die Körner laut Untersuchungen häufiger azurophil, es kann aber auch eine neutrophile und sogar basophile Körnigkeit auftreten.

Der Ursprung der Megakaryozyten ist noch nicht endgültig geklärt. Seit dem Hinweis von Wright ist es jedoch fast allgemein anerkannt, dass die Thrombozyten aus Megakaryozyten durch Abtrennung von deren Zytoplasma entstehen. Basophile reife Formen werden in funktionierende und nicht funktionierende, d. h. produzierende und nicht produzierende Thrombozyten unterteilt. In normalem Blut sind keine Megakaryozyten zu finden, aber es ist möglich, dass sich Fragmente von ihnen im zirkulierenden Blut befinden. Bei akuter Leukämie sind sie im Blut recht selten, bei chronischer Leukämie hingegen sind sie eher häufig anzutreffen, manchmal in Form von Megakaryoblasten.

Megakaryozyten kommen auch bei Pathologien wie chronischer Myelose (Knochenmarkerkrankung), Anämie (Blutarmut), Polyzythämie (eine chronische Erkrankung des blutbildenden Systems, die durch einen anhaltenden absoluten Anstieg der Zahl der roten Blutkörperchen und des Gesamtblutvolumens mit einer Erweiterung des Blutkreislaufs, einer vergrößerten Milz und einer erhöhten Knochenmarkaktivität gekennzeichnet ist) vor.

Plasmazellen werden ebenfalls in geringer Menge im Blut nachgewiesen. Sie unterscheiden sich in ihrer Morphologie und werden nach einem für sie gemeinsamen Merkmal – einer scharfen Basophilie des Zytoplasmas – zu einer Gruppe zusammengefasst. Wissenschaftler glaubten früher, dass typische Plasmazellen in verschiedenen Teilen des Körpers entstehen.

Beispielsweise bilden sie in entzündlichem Bindegewebe Formationen unterschiedlicher Größe, oval, rund, länglich oder polygonal mit einem exzentrisch angeordneten Kern und einem scharf basophilen Zytoplasma, das oft Vakuolen (mit Zellsaft gefüllte Hohlräume mit einigen Einschlüssen) enthält. Der Kern ist relativ klein und reich an Chromatin, das sich zur Peripherie hin in groben Klumpen anhäuft und eine radförmige Struktur bildet.

Ein anderer Typ dieser Zellen befindet sich im Gewebe der blutbildenden Organe. Diese Plasmazellen haben einen großen, unregelmäßigen, manchmal bizarr geformten Kern, der fast die gesamte Zelle einnimmt. Das Chromatin des Kerns bildet keine charakteristische Struktur und scheint bei Färbung fest zu sein. Plasmazellen finden sich auch in den Keimzentren der Lymphfollikel – bläschenförmigen Gebilden, die bestimmte Funktionen erfüllen. Diese Zellen, die einen Lymphoblastenkern und ein stark basophiles Zytoplasma aufweisen, wurden als pseudoplasmatische Zellen klassifiziert.

Man nimmt heutzutage an, dass Plasmazellen von B-Lymphozyten abstammen und Plasmoblasten, Proplasmozyten und Plasmozyten umfassen. Sie haben einen kompakten, radförmigen Zellkern, der in der Regel exzentrisch angeordnet ist. Ihr Zytoplasma übersteigt die Größe des Kerns erheblich, es färbt sich lila und enthält oft kleine Vakuolen. Es gibt eine ausgeprägte perinukleäre Zone. Im normalen Knochenmark liegt die Zahl der Plasmazellen bei 0,5 bis 1 %. Sie sind im Blut eines gesunden Menschen praktisch nicht nachweisbar und werden in Routinetests nicht erfasst. Ausnahmen bilden Untersuchungen bei schweren Infektionskrankheiten wie Leberzirrhose, hypernephrotischem Krebs, klumpiger Lungenentzündung, schwerer Sepsis, Tuberkulose, Lymphogranulomatose, da sich die Plasmazellen im Knochenmark bei diesen Krankheiten dramatisch vermehren.

Plasmazellen können auch im Blut auftreten und im Gewebe zahlenmäßig signifikant ansteigen. Bei einigen Formen des Multiplen Myeloms (einer Erkrankung der blutbildenden Organe, die durch eine Überwucherung von Plasmazellen gekennzeichnet ist) können Plasmazellen in großer Zahl ins Blut gelangen und das Bild einer Plasmazellleukämie erzeugen. Das Substrat (Basis) eines B-Zelltumors oder einer Myelom-Erkrankung sind Myelom-Zellen, die morphologisch den Plasmazellen entsprechen. Sie können groß sein und Plasmoblasten und Proplasmozyten ähneln. Hier finden sich häufig atypische mehrkernige Zellen.

DNA-synthetisierende Zellen finden sich sowohl als unreife Zellen als auch als nicht identifizierbare Blastenzellen. Ihre Größe reicht von 13 bis 15 μm. Sie sind unregelmäßig geformt, haben einen Zellkern mit globulärer Chromatin-Struktur und ein basophiles Zytoplasma. Es wird eine geringe Anzahl sogenannter DNA-synthetisierender Zellen im Blut nachgewiesen.

Atypische mononukleäre Zellen finden sich im Blut von Patienten mit infektiöser Mononukleose (eine akute Infektionskrankheit, die sich durch Fieber, Halsschmerzen, Vergrößerung der Lymphknoten und ein charakteristisches Blutbild äußert). Diese Zellen ähneln Lymphozyten, die eine gewisse Ähnlichkeit mit Monozyten aufweisen. Sie können rund oder unregelmäßig geformt sein, mit einem runden oder bohnenförmigen Zellkern und einer hellen perinukleären Zone. Das Zytoplasma ist breit und bekommt bei der Färbung einen violetten Farbton.

(Alle oben erwähnten Zellen des Knochenmarks, die sich eigentlich dort befinden sollten, aber plötzlich im Blut von Patienten mit Krankheiten wie Leukämie, akuter promyelozytärer Leukämie, Leberzirrhose, hypernephrotischem Krebs, Lymphogranulomatose usw. auftauchen, sind nichts anderes als riesige begeißelte Formen des einzelligen Flagellaten Trichomonade.

Angesichts der Tatsache, dass es sich um ungeschlechtliche Mikroorganismen handelt, erscheinen sie bei jeder Teilung sozusagen als als neues Individuum und eine neue Art. Dies und die unterschiedlichen Existenzbedingungen in den Organismen ihrer Wirte bestimmen ihren großen Polymorphismus. Dass es sich bei diesen Zellen tatsächlich um Parasiten und nicht um Knochenmarkzellen handelt, lässt sich durch wissenschaftliche Untersuchungen auf zellulärer, molekularer und genetischer Ebene nachweisen. Darüber hinaus könnte die Lumineszenzmikroskopie von Blutproben unter Verwendung von Markerpräparaten für Trichomonaden eingesetzt werden, die diese sogenannten Knochenmarkzellen mit einem hellen grünen Leuchten hervorheben sollten. In diesem Fall wird sich die bakterielle Mikro-

flora orange färben, die „Knochenmarkzellen" sollten sich orange und rot-braun färben wie die Leukozyten).

KANN DIE OFFIZIELLE VORSTELLUNG VOM BLUT FEHLERHAFT SEIN?

Um die Frage gleich zu beantworten: Ja, das ist möglich! Die Medizin ist lange Zeit davon ausgegangen, dass menschliches Blut steril ist, in einem geschlossenen Blutkreislauf pulsiert und daher angeblich vor dem Eindringen pathogener Mikroben geschützt ist. Auch nachdem diese Vorstellung fallengelassen wurde, wird den Keimen und Parasiten im Blut nicht genügend Beachtung geschenkt. Meine umfassende Untersuchung von Trichomonaden, die in der Lage sind, aus den Mund-, Darm- und Urovaginalhöhlen in die Tiefen von Körper und Blut einzudringen, und die dabei eingeschleppte begleitende pathogene Mikroflora sowie zahlreiche Studien zu peripheren und venösen Blutpräparaten von gesunden und kranken Menschen zeigten: Das Blut des Menschen ist kontaminiert. Das wird auch heute noch nicht genügend beachtet.

Bei allen untersuchten Personen wurde festgestellt, dass ihr Blut mit Trichomonaden infiziert war. Außerdem habe ich unter dem Lichtmikroskop Streptokokken, Staphylokokken, Gonokokken und Candida-Pilze nachgewiesen. Bei einer zusätzlichen Blutuntersuchung mit einem Lumineszenzmikroskop wurden Chlamydien, Mykoplasmen, Ureaplasmen, Cytomegalieviren und Herpes-simplex-Viren nachgewiesen. Zusätzlich konnte ich Trichomonaden, Pilze und verschiedene Begleitinfektionen in der Synovialflüssigkeit von Kniegelenken bei Patienten mit Arthritis, Knochenmarkaausstrichen und chirurgisch entfernten Nierensteinen nachweisen.

Eine sorgfältige Untersuchung von gefärbten Blutpräparaten und der Nachweis von einzelligen Parasiten, pathogenen Bakterien und Rickettsien darin erlaubten mir die unwiderlegbare Schlussfolgerung, dass es diese Krankheitserreger sind, die mit ihren Enzymen und toxischen Austauschstoffen das Blut ansäuern und so Ursache der Azidose (Übersäuerung) werden. Dadurch verlieren die roten Blutkörperchen ihre negativen Ladungen und damit ihre Fähigkeit, sich gegenseitig abzustoßen – es bilden sich „Geldrollen" und größere Ansammlungen von roten Blutkörperchen. Dieses Phänomen sollte daher von den Hämatologen nicht als bloßes Vorhandensein dieser Eigenschaft der roten Blutkörperchen angesehen werden. Es sollte vielmehr nach den Ursachen geforscht werden.

Erythrozyten. Tatsächlich sind die von Erythrozyten gebildeten „Geldrollen" eines der ausgeprägten Anzeichen einer Bluttoxizität, die verschiedene Ursachen haben kann: toxische Substanzen des Stoffwechsels einzelliger Parasiten und Mikroben, die im Blut leben, Chemotherapie und Antibiotika, minderwertige Lebensmittel und beeinträchtigte Funktion des Ausscheidungssystems. Eine wichtige Rolle spielen dabei auch toxische Sekrete von Helminthen, Giardien und anderen Parasiten, die alle Teile des Darms bewohnen und zusammen mit verdauter Nahrung und mit Flüssigkeiten durch die Wand des Verdauungstraktes in den Blutkreislauf gelangen.

Das toxisch gewordene Blut macht die geschwollenen und in Geldrollen zusammengeklumpten roten Blutkörperchen unfähig, in kleine Kapillare einzudringen und so ihren Hauptzweck zu erfüllen: den Transport von Sauerstoff – einer Energiequelle – zu allen entfernten Teilen des Körpers. Der Abbau von Kohlendioxid aus dem menschlichen Körper durch das Venensystem wird ebenfalls gestört, was nachfolgend zu einer Verschlechterung der Blutqualität und damit der menschlichen Gesundheit beiträgt.

Achten wir auch auf die Art und Weise, wie Hämatologen die Poikilozytose interpretieren: „Die Schwellung und Bildung von kugelförmigen und kuppelförmigen Erythrozyten tritt als Folge einer Abnahme des osmotischen Drucks des Blutes im Vergleich zum osmotischen Druck des intrazellulären Inhalts der roten Blutkörperchen auf." Gleichzeitig wird jedoch keine hinreichend vollständige wissenschaftliche Erklärung dafür gegeben, warum dies geschieht, unter welchem Einfluss sich die Salzkonzentration in der Umgebung ändert und wie sich dies auf die Änderung des osmotischen Drucks auswirkt.

Ich glaube, dass die Veränderung der Form der roten Blutkörperchen (Poikilozytose) hauptsächlich mit direkten und indirekten Einwirkungen auf die roten Blutkörperchen auftritt. Die indirekte Wirkung erfolgt, wie oben erwähnt, durch die Ansäuerung von normalerweise leicht alkalischem Blutserum und durch das Eindringen der sauren Stoffwechselprodukte von Helminthen, Trichomonaden und pathogenen Mikroben, insbesondere Staphylokokken, in die roten Blutkörperchen.

Die direkte Wirkung ist zum einen das Eindringen in die Erythrozyten von Schleimpilzen, Bakterien und anderen Mikroorganismen, die Blutzellen als Unterschlupf, Vehikel und Lebensmittelspeicher nutzen. Zum anderen ist es die Sedimentation von hämolytischem Streptokokken, von Candida-Pilzen oder den sogenannten Thrombozyten auf roten Blutkörperchen, die die zentralen und peripheren Bereiche der Zellen mit ihren Enzymen schmelzen.

Rote Blutkörperchen können auch durch den Einfluss von begeißelten und amöboiden Trichomonaden, die proteolytische Enzyme durch Flagellen und Pseudopodien mit röhrenförmiger Struktur absondern, entlang der Kontur schmelzen und kollabieren.

Infolge all dieser schädlichen Einwirkungen können sich in Erythrozyten große Lücken oder Spalte und entlang der Peripherie der roten Blutkörperchen Zacken bilden. Schließlich werden sie hypochrom und dystrophisch verändert – ähnlich wie luftleere Bälle, Zahnräder (Echinozyten, Akanthozyten) oder Bagels mit einem Loch (Stomatozyten). Stomatozyten sind Erythrozyten mit einer schlitzartigen, aber häufiger vergrößerten Aufhellung in der Mitte, die normalerweise bei intrazellulärem Parasitismus oder Streptokokken-Sepsis im Blut auftreten.

Wenn eine Streptokokken-Kolonie auf einem Erythrozyten „sitzt“ und sich dann zu einer anderen gesunden Zelle bewegt, kann sich am Ort ihres letzten Aufenthalts ein großer Spalt oder ein Durchgangsloch befinden. Im infizierten Blut können sich auch andere Mikroparasiten, einschließlich Rickettsien und Viren, auf der Oberfläche oder in roten Blutkörperchen ansiedeln, was zur Bildung verschiedener Pathologien führen kann – das Auftreten von „Zielscheiben“,

Auswüchsen, Graten und Gebilden in Form von Ausbuchtungen, die die Zelle wie eine Maulbeere aussehen lassen.

Ich habe Folgendes festgestellt: Bei sorgfältigem Auf- und Abfokussieren der Linse erscheinen häufig Ränder um die roten Blutkörperchen, die mit unterschiedlicher Intensität leuchten.

Wie meine Forschungserfahrung gezeigt hat, können wir, wenn es sich um einen hellen Rand handelt, von einer Infektion mit dem Cytomegalievirus (oder dem Herpes-simplex-Virus) ausgehen, insbesondere, wenn mindestens einmal im Leben, sogar vor vielen Jahren, ein Ausschlag an den Lippen oder ein Hautausschlag an den Genitalien auftrat.

Wenn die Ränder um die Erythrozyten dunkelgrau sind, liegt eine Infektion mit Chlamydien vor, insbesondere, wenn es früher oder jetzt Beschwerden über Gelenkschmerzen gab bzw. gibt.

Es ist daher nicht schwer zu folgern, dass eine Vielzahl von pathologischen Veränderungen der Erythrozyten (Poikilozytose: Formänderung, Anisozytose: Größenänderung) nicht somatisch (d. h. nicht körpereigen) auftreten, wie offiziell angenommen wird, sondern als Folge pathogener Wirkungen von Parasiten und Keimen direkt auf Zellen oder Blutplasma.

Dabei sind auch die Ergebnisse der Lebensprozesse dieser Makro- und Mikroorganismen und der von ihnen abgesonderten toxischen Stoffwechselsubstanzen die Ursache für die Änderung des osmotischen Drucks im Blut und in den Zellen. Folglich wird eine Änderung des osmotischen Drucks in den Blutzellen und darüber hinaus, die eine der Folgen der Invasion und Infektion des Blutes ist, zu einem Zwischenglied in der pathologischen Wirkung auf rote Blutkörperchen.

Gleiches gilt für Hypo- oder Hyperchromie von Erythrozyten (Abnahme oder Zunahme der Farbe von Erythrozyten). Oder zum Beispiel Megalozytose, das Auftreten von riesigen ovalen Erythrozyten mit einem Durchmesser von 11 bis 12 μm, hyperchrom, ohne Aufhellung im Zentrum. Hämatologen erklären dies durch einen Mangel an Vitamin B_{12} und B_9 (Cobalamin und Folsäure), der ihrer Meinung nach hauptsächlich mit ungesunder Ernährung verbunden ist.

Helminthen sind jedoch gute Konsumenten von Vitamin B_{12}, Folsäure gilt als ausgezeichneter Wachstumsfaktor für Trichomonaden. Daher sind in solchen Fällen menschliche Parasiten und die Stoffwechselsubstanzen ihrer Lebensprozesse für die Pathologie der roten Blutkörperchen verantwortlich.

Leukozyten/weiße Blutkörperchen. Weiße Blutkörperchen – stab- und segmentkernige Leukozyten und Eosinophile – können im Gegensatz zu Lymphozyten aufgrund der besonderen Kernform der segmentkernigen Leukozyten und der rot-orangen Farbe der Eosinophilen nicht mit anderen Zellen verwechselt werden. Sie sind wahre Verteidiger der Immunität, deren Aktivitätsgrad in lebendem Blut mit einem Dunkelfeldmikroskop deutlich sichtbar ist. Leukozyten bewirken mit ihren Angriffen auf Trichomonaden, dass sie in Granula – die sogenannten Thrombozyten – zerfallen und diese dann zusammen mit Lymphozyten durch Phagozytose (Einfangen und Verschlingen) zerstören. Genauso reinigen sie das Blut von anderen Infektionen. Pathologien dieser Zellen äußern sich am häufigsten in einer Abnahme der Größe oder im Gegenteil in einem unnatürlichen Gigantismus – kurz vor dem Zerfall. Parasitologen haben seit Langem festgestellt, dass, wenn von Trichomonaden produzierte toxische Sterole in Leukozyten eindringen, zuerst deren Verdauungsfähigkeit abnimmt und dann ihr Tod eintritt.

Auf Farbfotos von Blutpräparaten kann man grobe, durch Toxine geschwollene Leukozyten-Kerne beobachten, die kastanienbraun gefärbt sind, sowie eine zunehmende Granulation und Verdunkelung ihres Zytoplasmas. Ebenso gibt es sterbende Leukozyten, einige Kerne ohne Zytoplasma oder sogar Fragmente von Kernsegmenten, die von Hämatologen für Artefakte gehalten werden.

Lymphozyten. Normalerweise ist der Lymphozyt ein großer, kugelförmiger Kern, der von einem schmalen, durchgehenden Rand von Zytoplasma umgeben ist, der blau-hellblau gefärbt ist – farbintensiver als Trichomonaden-Zytoplasma, dessen Form und Größe sehr unterschiedlich sind. Dies ist ein sehr bemerkenswerter Unterschied zwischen echten Lymphozyten und Trichomonaden als solchen. Die Größe der Lymphozyten beträgt durchschnittlich 8 bis 10 μm.

Diese Merkmale – die Größe der Zelle, die Form und Farbe des Zytoplasmas – sollten meines Erachtens als Hauptkriterium für die Identifizierung von Lymphozyten dienen, die unter einem Lichtmikroskop mit einer 900- bis 1000-fachen Vergrößerung mit Immersion untersucht wurden. Fotografien von normalen Lymphozyten sind auf den Fotos 55-56 dargestellt.

Daher sind bei der Interpretation der Morphologie von Lymphozyten Abweichungen von diesen Merkmalen nicht erwünscht, die in der Hämatologie bisher inakzeptabel weitverbreitet sind. Es findet also nicht nur eine Substitution (Ersetzen) von Begriffen über Lymphozyten statt, sondern auch eine tatsächliche Substitution von Trichomonaden, die Blutzellen nachahmen. In der Natur ist Mimikry (Nachahmung) in Bezug auf Farbe und Form unter lebenden Organismen sehr verbreitet. Es ist für jede Art von Lebewesen (einschließlich einzelliger, wie Trichomonaden) sehr nützlich, eine Ähnlichkeit in Farbe und Form herzustellen. Da sie in diesem Fall Lymphozyten imitieren und Antigene absondern, die mit menschlichem Gewebe identisch sind, werden Trichomonaden von Medizinern immer noch nicht erkannt, sodass sie sicher im menschlichen Körper leben und sein Ableben beschleunigen.

Mit anderen Worten, dies hilft den Parasiten, nicht nur unter für sie schwierigen Bedingungen – im menschlichen Körper, der über eine hochentwickelte Immunität und Intelligenz verfügt – zu überleben, sondern auch, ihn durch Krankheiten, die von den Parasiten ausgelöst werden, zu zerstören: Krebs, Herzinfarkt, Diabetes, Schlaganfall, Impotenz, Unfruchtbarkeit und viele andere als unheilbar geltende Krankheiten.

Es muss daher noch einmal darauf hingewiesen werden, dass bei einer sorgfältigen Untersuchung und einem Vergleich von Lymphozyten und Trichomonaden, die fälschlicherweise für Lymphoidzellen gehalten werden, immer ein Unterschied zwischen ihnen zu erkennen ist, der sich in den Fotos in diesem Buch widerspiegelt. Obwohl Lymphozyten und Trichomonaden im Blut farblos sind, gibt es bei der

Färbung nach Romanowsky-Giemsa einen gewissen Unterschied in den Schattierungen und der Intensität ihrer Farbe. Außerdem handelt es sich bei den Lymphozyten um eine ganz normale Zelle, die aus einem runden Kern besteht, der von einem fast gleichmäßigen, gut abgegrenzten Rand aus Zytoplasma umgeben ist. Bei den Trichomonaden sind jedoch diese Bedingungen nicht erfüllt. Erstens fehlt bei den Trichomonaden, die den Lymphozyten ähneln und als Klein- oder Schmalplasma-Lymphozyten bezeichnet werden, gewöhnlich der Zellkern. In Wirklichkeit handelt es sich um den Inhalt einer lebenden Zelle, bestehend aus Zytoplasma und Zellkern, der resorbiert, d. h. zu winzigen Chromatin-Partikeln zerstäubt und vom Zytoplasma absorbiert wird. Deshalb färben diese Trichomonaden, die Kernen ohne Zytoplasma ähneln, recht intensiv, ebenso wie die Kerne echter Lymphozyten. In der Parasitologie werden solche Formen von Trichomonaden als zystoid (oder knospend) bezeichnet, während Hämatologen sie als Schmalplasma- oder kleine Lymphozyten definieren. Solche ruhenden Parasitenzellen können im Allgemeinen ohne Zytoplasma (in Form von bloßen Kernen) sein oder kleine Bereiche mit dekomprimiertem Zytoplasma verschiedener Größen und Form aufweisen, d. h. ein Zytoplasma, das manchmal Chromatin-Körner und -körnchen enthält, was im Zytoplasma von Lymphozyten nie vorkommt. Außerdem hat das Zytoplasma der Trichomonaden keinen einheitlichen schmalen Rand um die gesamte Zellkontur und ist häufiger durchscheinend.

Je nach Breite des gebildeten Zytoplasmas und der Zellgröße werden diese Trichomonaden von Hämatologen fälschlicherweise Schmalplasma-, Mittelplasma- oder Breitplasma-Lymphozyten genannt. Enthält das breite Zytoplasma der Trichomonaden außerdem rotbraune Granula und Chromatin-Verklumpungen, werden diese Zellen als Breitplasma-Lymphozyten mit azurophiler Granularität bezeichnet; wenn sie Vakuolen aufweisen, als Plasmazellen mit Vakuolisierung. Wenn im Blut kleine lymphoide retikuläre Zellen gefunden werden – mit länglichem Zytoplasma und einem Kern oder mit einem kaum wahrnehmbaren Rand aus Zytoplasma, der an einem Ende verlängert ist und oft die Form eines Keils hat, dessen Basis von der Spitze durch einen runden „Kern“ getrennt ist –, werden sie ebenfalls als Blutzellen angesehen. Die Zahl dieser Zellen nimmt bei verschiedenen Pathologien deutlich zu, darunter bei Lymphogranulomatose, bei infektiöser Mononukleose (eine akute Infektionskrankheit, die sich durch Fieber, Angina pectoris und vergrößerte Lymphknoten äußert) und anderen Krankheiten. Ich glaube, dass es sich bei diesen „keilförmigen lymphoiden retikulären“ Zellen in Wirklichkeit um Trichomonaden handelt, die sich in eine begeißelte Existenzform verwandeln oder bereits verwandelt haben.

So seltsam es auch klingen mag, solche Zellen sind in den früher veröffentlichten und zeitgenössischen Atlanten der Blutzellen und Parasiten (sogenannte „Blutatlanten“), die von Hämatologen geschrieben wurden, nur schwer zu finden; sie werden aber auf den Fotos in diesem Buch zahlreich vorgestellt.

Bei einigen spindelförmigen Trichomonaden treten auf der einen Seite mehrere Geißeln und auf der anderen Seite ein Axostil (ein Prototyp des Stachels und Schwanzes von Vielzellern) hervor. Gleichzeitig sieht man im Zytoplasma einer der Zellen einen verlängerten, zur Peripherie verlagerten Kern, ähnlich einem Aprikosenkern, was für Trichomonaden charakteristisch ist.

Was die Lymphozyten betrifft, so stelle ich die Behauptung der Wissenschaftler infrage, dass einige dieser Zellen eine Reihe von atypischen Eigenschaften aufweisen, die für differenzierte Blutzellen nicht charakteristisch sind. Dazu gehören, wie bereits erwähnt, das Auftreten undifferenzierter Lymphozyten und atypischer Zellen, die an einem Ende länglich oder keilförmig sind, Lymphozyten mit einem breiten Zytoplasma, das sich hellblau färbt und eine erhöhte Anzahl von Chromatin-Körnchen enthält, sowie die bemerkenswerte Langlebigkeit einiger lymphatischer Zellen. Und das, obwohl Lymphozyten wie Leukozyten, die leicht zu unterscheiden sind und mit nichts anderem verwechselt werden können, nur wenige Tage leben. Daher ist es eine zweifelhafte Interpretation der Experten, dass die meisten Lymphozyten (80 bis 90 %) im Gegensatz zu einer Minderheit ihrer Art plötzlich bis zu 100 bis 200 Tage oder länger im Blut leben können. Eine solche Langlebigkeit und Formenvielfalt ist nur Parasiten eigen, die sich in der Tat als geißelfreie Formen von Trichomonaden herausstellten, wovon ich mich in meinen Forschungen überzeugt habe. Dementsprechend ist auch die den Lymphozyten zugeschriebene Fähigkeit, Gewebe mit plastischen Substanzen zu regenerieren, ein Irrtum. Vielmehr sind es die zystoiden Trichomonaden, kleine Lymphozyten genannt, die das zerstörte Gewebe mit ihren Körpern ersetzen, indem sie in geschwächten Bereichen des Körpers durch Knospung Kolonien bilden. Das Bindegewebe, das sie mithilfe des sekretierten Thylacogen-Enzyms über sich „ziehen", vollendet diesen Vorgang. Beispiele für solche „Trichomonaden-Grabstätten", wie ich sie nenne, sind raue, oft entzündete postoperative Narben und Verwachsungen.

Aufgrund meiner umfangreichen Untersuchungen von Trichomonaden und Blutpräparaten kann ich mit einiger Sicherheit sagen, dass es sich bei diesen „langlebigen Lymphozyten", einschließlich der Schmal- oder Breitplasmatypen, in Wirklichkeit um zystoide und amöboide Trichomonaden handelt. Atypische Zellen, die an einem Ende (in Form eines Keils) oder an zwei gegenüberliegenden Enden verlängert sind, sind begeißelte und in die begeißelte Form wechselnde Trichomonaden.

Um diese neue und in jeder Hinsicht wichtige Aussage für Wissenschaft und Medizin, die eine Alternative zu den allgemein akzeptierten Ansichten über die Natur der Blutzellen darstellt, zu überprüfen, genügt eine einfache Immunfluoreszenzanalyse. Es genügt, Blutausstriche von Patienten mit Lymphogranulomatose oder infektiöser Mononukleose mit speziellen Markerpräparaten zum Nachweis von Trichomonaden zu markieren und diese mit einem Lumineszenzmikroskop sorgfältig zu untersuchen. Auf diese Weise werden die Skeptiker davon überzeugt, dass die Trichomonaden, die fälschlicherweise als atypische keil- oder sinusförmige Zellen identifiziert wurden, aufleuchten.. Gleichzeitig kann auch die pathogene Mikroflora, die die Parasiten begleitet, mithilfe anderer Markerpräparate identifiziert werden. Dies bedeutet, dass eine genaue Identifizierung von Blutzellen und Krankheitserregern möglich ist, was eine verlässliche Garantie für die korrekte und wirksame Behandlung von Patienten ist und es ermöglicht, zur Vorbeugung von unheilbaren Krankheiten überzugehen.

Eosinophile. Dies ist eine der Formen von granulären Leukozyten, deren Zell-Zytoplasma Körner enthält – Granulate, die mit sauren Farbstoffen, z. B. Eosin, färbbar sind. Eosinophile, die den Leukozyten zugeordnet werden, sind leicht zu unterscheiden, da sie glänzende Körnchen haben, die sich orange färben, ähnlich wie Lachskaviar. Die Anzahl der Eosinophilen nimmt bei Krankheiten und Pathologien wie Asthma bronchiale, Helminthen-Infektionen und Krebs deutlich zu.

Eine Abnahme der Eosinophilen-Anzahl wird auf dem Höhepunkt vieler Infektionskrankheiten beobachtet. Dies lässt sich wie folgt erklären: Wenn wir erkennen, dass Krebs und Helminthiasis parasitäre Erkrankungen sind, die durch einzellige bzw. mehrzellige Parasiten verursacht werden, können Eosinophile als Marker für parasitäre Invasionen angesehen werden. Darüber habe ich in einem meiner Bücher berichtet: Bei der Patientin, die an Krebs erkrankt ist, hat sich die Anzahl der Eosinophilen in ihrem Blut um ein Mehrfaches erhöht. Dieses Phänomen wird als Eosinophilie bezeichnet.

Aber mit Infektionskrankheiten, so scheint es, haben Eosinophile nichts zu tun. Der Körper produziert sie nicht, zumal damals, wie aus den Beispielen von einst wütenden bakteriell-viralen Epidemien bekannt ist, Trichomonaden von aggressiven Mikroben unterdrückt wurden und die Parasiten gezwungen waren, in einen latenten, äußerlich unerkennbaren Zustand zu gehen. Allerdings kommt es in solchen Zeiträumen zu einer Aktivierung der humoralen Immunität: Es werden spezifische Antikörper gebildet, um infektiöse Krankheitserreger zu bekämpfen und die von ihnen ausgeschiedenen giftigen Enzyme und toxischen Substanzen des Stoffwechsels zu neutralisieren.

Basophile. Was Basophile betrifft, bei denen die Zellkerne aufgrund der großen, verschwommenen Körnigkeit, die dem Zellkern überlagert ist, schlecht zu unterscheiden sind, traf ich praktisch nicht auf solche Zellen, da ich das Blut von Patienten mit Lungenkrebs und chronischer myeloischer Leukämie nicht analysiert habe. Ich habe auch ihr Zusammenwirken mit anderen Zellen in lebenden Blutpräparaten mangels eines Dunkelfeldmikroskops nicht untersucht. Ich studierte jedoch die Blutatlanten anderer Autoren, wodurch ich den Eindruck bekam, dass diese Zellen in vielen Positionen Trichomonaden ähneln:

- Im Zytoplasma und in den Zellkernen von Basophilen sind viele große Chromatin-Körner sichtbar.
- Die Zellkerne in den Basophilen sind polymorph, schwer zu identifizieren, manchmal segmentiert. Neben den breiten Hauptsegmenten sind häufig Vorsprünge und kleinere sich abschnürende Partikel sichtbar, die noch mit dem Kern verbunden sind.

All dies ist charakteristisch für die asexuellen Trichomonaden. Gleichzeitig handelt es sich bei den sogenannten polymorphen Kernen von Basophilen in Wirklichkeit um dichtes Zytoplasma, das Chromatin-Körner enthält – das Substrat der Chromosomen. Die Fremdartigkeit der Basophilen (im Gegensatz zu den Blutzellen der Eosinophilen) wird auch durch die Tatsache bestätigt, dass, wie Onkologen feststellen, die Zahl der Basophilen bei Lungenkrebs und chronischer myeloischer Leukämie dramatisch ansteigt: Ihr Anteil kann von 0,5 bis 1 % auf bis zu 30 % ansteigen. Tatsache ist, dass es eine einfache Parallele zur Lymphogranulomatose gibt, bei der insbesondere nach mehreren Chemo- und Strahlentherapien auch die Anzahl der „Lymphozyten" schnell von 19 bis 37 % auf 92 bis 98 % anwächst.

Gleiches gilt für Leukämien, wenn die Zahl der „Leukozyten" bei Patienten um den Faktor 10 oder mehr zunimmt. Daher ist es dringend erforderlich, sich mit der Natur von Basophilen zu befassen und festzustellen, ob es sich um Blutzellen oder einzellige Parasiten handelt. Zunächst kann die Art ihrer Herkunft mit einem Lumineszenzmikroskop und speziellen Markerpräparaten bestimmt werden, mit denen Trichomonaden ausgeleuchtet werden können.

Um die sogenannten Basophilen in erkennbare begeißelte Formen zu überführen, bedarf es weiterer Experimente.

Zur Gewissheit ist es notwendig, meine Experimente aus den Jahren 1991 bis 1992 zu wiederholen – um die sogenannten Basophilen in erkennbare begeißelte Formen zu überführen.

Monozyten. Die sogenannten großen Lymphozyten mit breitem Plasma, die äußerlich nur schwer von Monozyten zu unterscheiden sind, wurden bisher von einer Reihe von Wissenschaftlern als reifere Formen angesehen, da eine Zunahme der Masse des Zytoplasmas, die parallel zu einer Abnahme seiner Basophilie einhergeht, als Zeichen einer größeren Zellreife angesehen wurde. Andere Wissenschaftler – Naegeli wurde bereits erwähnt – waren anderer Meinung, da die Zellreife aus ihrer Sicht nur durch die Struktur des Zellkerns, nicht aber durch das Zytoplasma bestimmt werden kann.

Das ausgedehnte Zytoplasma des Monozyten ist schwach basophil gefärbt und nimmt eine rauchige, bläulich-graue oder grau-violette Farbe an, enthält azurophile pulverisierte Granularität. Darin können manchmal unspezifische azurophile Körnchen in granatroter Farbe sowie Vakuolen und phagozytierte Partikel nachgewiesen werden. Monozyten haben eine ausgeprägte Fähigkeit zur Färbung, zur amöboiden Bewegung und zur Phagozytose. Sie sind Makrophagen des Blutes und der Lymphe und gehören zum System der mononukleären Fresszellen, zu denen auch die Gewebemakrophagen gehören. Monozyten phagozytieren Bakterien, abgestorbene Zellen und kleine Fremdpartikel und nehmen an den Reaktionen der humoralen sowie zellulären Immunität teil. Manchmal hat das Zytoplasma eines Monozyten stark basophile Eigenschaften. Solche Formen sind bereits Bestandteil pathologischen Blutes.

Ausgehend von dieser Definition von Monozyten muss ich Folgendes sagen. Das Vorhandensein solcher Ansichten von Wissenschaftlern zu Monozyten mahnt zur Vorsicht. Die Identifizierung von unspezifischen azurophilen Granula von granatroter Farbe, das Vorhandensein von Vakuolen und die Phagozytose durch Monozyten von „toten“ menschlichen Zellen, die in der Lage sind, sich zu Aminosäuren zu autolysieren und daher keine zusätzliche Zerstörung benötigen –, das alles weist darauf hin, dass einige der Monozyten, wenn nicht alle, tatsächlich amöboide Trichomonaden sind. Die Aussage, dass „manchmal das Zytoplasma eines Monozyten scharf basophile Eigenschaften aufweist und solche Formen bereits zum pathologischen Blut gehören“, deutet darauf hin, dass es dringend notwendig ist, eine klare Unterscheidung zwischen echten Monozyten (wenn sie überhaupt existieren) und großen amöboiden Trichomonaden vorzunehmen, die von Hämatologen als Monozyten mit „unspezifischen azurophilen Granula“ definiert werden.

Dies ist besonders deshalb wichtig, da hohe Monozytosen mit einer großen Anzahl atypischer junger Zellen (Entzündung der Herzinnenhaut, Innenhaut der Höhle und der Klappenlappen), bei einer malignen ulzerativen Endokarditis, bei Protozoenerkrankungen (verursacht durch parasitäre Protozoen) und Helminthen-Invasionen, bei schwerer Atherosklerose und anderen schweren Erkrankungen des Menschen beobachtet werden.

Der rechtzeitige Nachweis falscher Monozyten und die Feststellung riesiger amöboider Trichomonaden darin sowie pathogener Mikroflora, die sie begleiten, wird die Wirksamkeit der Heilung von Patienten erhöhen.

Thrombozyten. Was die Thrombozyten betrifft, so hat sich die offizielle Meinung dazu seit Langem etabliert: Blutplättchen sind nur Zytoplasmapartikel, die von Megakaryozyten abgelöst sind. Thrombozyten zeichnen sich durch Polymorphismus aus, ihre Ultrastruktur ist vielfältig. Das ist im Gegensatz zu differenzierten Blutzellen auch charakteristisch für die ungeschlechtlichen Trichomonaden, die ebenfalls hauptsächlich durch das Entschnüren von Zytoplasmateilen von Mutterzellen gebildet werden. Thrombozyten unterscheiden sich nicht nur in einer Vielzahl an Formen, sondern auch in ihrer Größe. Bei der Werlhof-Krankheit können sie im Blut in Form von riesigen (2- bis 3-mal größeren als normalen) begeißelten Formen und Plattensträngen auftreten. Einen solchen „Thrombozyten”, der an einer amöboiden Trichomonade hing, habe ich im Blutpräparat eines Patienten mit Lymphogranulomatose gesehen. Auf anderen Fotografien werden nicht nur die Methoden zur Bildung von „Thrombozyten", wie Knospung und Granulation von Mutterzellen in kleine Partikel, demonstriert, sondern auch ihre Aggressivität gegenüber roten Blutkörperchen, deren Körper sie mit ihren Enzymen schmelzen. Schließlich wird auch die Phagozytose von „Thrombozyten" wie Fremdelementen durch Leukozyten und Lymphozyten gezeigt. Somit beweist das Tatsachenmaterial die parasitäre Natur von „Blutplättchen", die in Wirklichkeit keine Blutzellen, sondern Nachkommen von Trichomonaden sind.

Der Abbau von „Thrombozyten" erfolgt hauptsächlich in der Milz. Die Geschwindigkeit, in der „Thrombozyten" aus dem Blutkreislauf verschwinden, ist proportional zu ihrer Akkumulation in der Milz, wo die Zerstörung dieser Formationen stattfindet. Ausgehend von dem Irrglauben, dass Thrombozyten Blutplättchen sind, die aktiv an der Blutgerinnung beteiligt sind, entfernen Ärzte bei ihren Patienten die gesunde Milz, die eine wichtige Rolle bei der menschlichen Lebenserhaltung spielt. Daher wäre es an der Zeit, endlich die Beschaffenheit der Thrombozyten zu bestimmen, um eine Resektion der Milz, die gegen die Trichomonaden-Jungen kämpft, zu vermeiden. Es ist auch notwendig, die Verwendung von „Thrombozyten"-Masse für „therapeutische" Zwecke auszuschließen, die zwar Blutungen reduziert, insbesondere bei kranken Neugeborenen, aber die daraus gebildeten „Trichomonaden-Grabstätten" werden zu Zeitbomben für heranwachsende Kinder.

Myelozyten, Promyelozyten, Myeloblasten, Megakaryozyten. Diese Zellen werden laut Experten im Knochenmark gebildet. Natürlich sollten sie da auch vorzufinden sein. Unter bestimmten Bedingungen werden diese Zellen jedoch im Blut gesichtet. Beispielsweise treten bei Leukämie im Blutkreislauf die sogenannten jungen, d. h. noch nicht gereiften Knochenmarkzellen auf, die im normalen Blut so gut wie nie vorhanden sind.

Myelozyten gelten als junge, unreife Zellen im Knochenmark, die einen ovalen oder nierenförmigen Zellkern und eine kleine Menge Zytoplasma mit reichlich Granularität aufweisen.

Spezialisten zählen neben Myelozyten auch Promyelozyten, Myeloblasten und Megakaryozyten zu den Knochenmarkzellen. Promyelozyten sind durch verschiedene morphologische Merkmale gekennzeichnet. Einige haben klar unterscheidbare Nukleolen, deren Zytoplasma eine spärliche Granularität aufweist. In anderen Fällen sind die Nukleolen nicht sichtbar, und das Zytoplasma ist ähnlich dem Zytoplasma der Leukoblasten. Bei einer weiteren Art von Promyelozyten wird eine grobe azurophile Granularität festgestellt.

Myeloblasten sind große Zellen mit einer Größe von bis zu 15 bis 20 μm. Der Kern nimmt den größten Teil der Zelle ein und wiederholt in der Regel die Form der Zelle. Im Kern befinden sich 2 bis 5 Nukleolen mit einer dunkleren Farbe als der Kern. Das Zytoplasma hat eine deutlich basophile Farbe, die am Umfang intensiver ist. Promyelozyten werden als Myeloblasten im Stadium der anfänglichen Umwandlung in Myelozyten oder als unreife Myelozyten angesehen. So erklären Wissenschaftler die verschiedenen morphologischen Merkmale dieser Zellen.

Meiner Ansicht nach sind all diese polymorphen Zellen, einschließlich der „unreifen Myelozyten", die angeblich aus dem Knochenmark in den Blutkreislauf gelangt sind, nichts anderes als amöboide Trichomonaden. Ihr Polymorphismus erklärt sich aus der Tatsache, dass es sich um asexuelle einzellige Parasiten handelt. Als Beweis dienen Farbfotografien dieses Buches. Zum Beispiel werden alle oben aufgeführten Zellen als Knochenmarkzellen betrachtet. Warum also sind die Krebszellen des Patienten Sch. aus Nowgorod, die während der Chemotherapie aus dem Tumor ins Blut gelangt sind, ihnen so ähnlich?

Dabei verwandelten sich einige dieser riesigen amöboiden Zellen zwei Monate später in kleine, abgerundete Zellen und setzten Flagellen frei, die auf Erythrozyten gerichtet waren. Wenige Monate nach der Chemotherapie starb der Krebspatient Sch. zu Hause. Diese traurige Tatsache zeigt, wie wichtig es ist, die wahre Natur der sogenannten Knochenmarkzellen herauszufinden, die plötzlich die seltsame Fähigkeit erlangt haben, in den Blutkreislauf zu gelangen. Tatsächlich handelt es sich dabei um die gleichen allgegenwärtigen Trichomonaden, die bei Krankheit den gesamten Körper besiedeln und gleichzeitig überall sein können – im Knochenmark, im Blut und in jedem anderen Organ. Ihre Form und Größe werden von vielen sekundären Faktoren bestimmt, einschließlich der Methoden der onkologischen Behandlung. Hämatologen können die parasitäre Natur dieser „Knochenmarkzellen" durch indirekte Immunfluoreszenz, mit einem Fluoreszenzmikroskop und geeigneten Markerpräparaten überprüfen, die in der Lage sind, alle Trichomonaden, wo immer sie leben und wie sie fälschlicherweise genannt werden, hervorzuheben.

Megakaryozyten. Der Megakaryozyt oder auch Mutterzelle genannt, hat entlang seines Umfangs eine rundliche Ausstülpung des Zytoplasmas, die sogenannten Thrombozyten, die manchmal mit dem Megakaryozyten durch eine dünnere und weniger intensiv gefärbte Brücke verbunden sind. Megakaryozyten sind in einer Punktion von normalem Knochenmark äußerst selten und werden im normalen Blut nicht nachgewiesen. Bei einer chronischen Leukämie sind Megakaryozyten im Blut allerdings recht häufig.

Ich habe jedoch keinen Zweifel daran, dass die sogenannten Megakaryozyten von der gleichen Trichomonaden-Natur sind wie die „jungen" Zellen. „Dünne Brücke" nenne ich die Nabelschnur, die die Mutterzelle mit der Tochterzelle verbindet, wenn sie abgeschnürt wird. Im Bildteil kann man sehen, wie sich die Thrombozyten im Blut auf verschiedene Weise bilden, unter anderem aus Zellen, die den oben beschriebenen Megakaryozyten ähnlich sind.

Plasmazellen. Plasmazellen sind Gebilde unterschiedlicher Größe und Form: oval, rund, länglich oder polygonal mit exzentrisch gelegenem Kern und stark basophil, oft mit vakuolärem Zytoplasma. Eine erhöhte Anzahl von Plasmazellen im Knochenmark findet sich bei hypernephrotischem Krebs, bei Leberzirrhose und bei chronischen Infektionskrankheiten. Auch atypische vielkernige Zellen werden gefunden.

Der Polymorphismus und die Atypizität der sogenannten Plasmazellen deuten außerdem darauf hin, dass es sich bei ihnen, wie bei den bereits erwähnten „Knochenmarkzellen", die während einer schweren

Krankheit in den Blutkreislauf gelangen können (obwohl, wenn es sich wirklich um normale Zellen handeln würde, es mehr Sinn gemacht hätte, an ihrem „Arbeitsplatz“ zu bleiben), in Wirklichkeit um amöboide Trichomonaden handeln könnte.

Es ist jedoch zu bedenken, dass der Übergang der Trichomonaden in das aggressivste Amöbenstadium und ihre zunehmende Zahl im Knochenmark sowie im Blut durch irgendetwas ausgelöst werden muss. Meines Erachtens geschieht dies am häufigsten, wenn ein Patient einer unheilbaren Krankheit, zum Beispiel einer zusätzlichen Infektion mit pathogenen Keimen, ausgesetzt wird oder sich einer Chemotherapie und Bestrahlung unterzieht, wodurch die Vermehrung und die Aggressivität der Trichomonaden und der sie begleitenden Infektion verstärkt werden.

Davon zeugen auch die im Zytoplasma der Plasmazellen gebildeten Vakuolen, die spezielle Gebilde zur Verdauung lebender Nahrung sind. Die räuberischen Tendenzen der sogenannten Plasmazellen und ähnlicher „Knochenmarkzellen“, die ins Blut gewandert sind, zeigen sich darin, dass sie vor „toten Dingen“ keinen Halt machen: Zuerst zerstören sie unsere nativen Zellen mit ihren Toxinen und dann phagozytieren sie diese. Dass es sich bei Megakaryozyten, Plasmazellen und anderen sogenannten atypischen Zellen um Trichomonaden handelt, lässt sich, wie oben erwähnt, durch indirekte Immunfluoreszenz mithilfe eines Lumineszenzmikroskops und spezieller Markerpräparate leicht nachweisen.

Was sagen die Blutpräparate aus?

Durch experimentelle Arbeiten mit Trichomonaden-Kulturen und „Tumor“-Zellen auf zellulärer Ebene und durch zahlreiche Untersuchungen von gefärbten Blutpräparaten konnte ich eine umfassende vergleichende Analyse der zellulären Elemente durchführen.

Sowohl in den früheren Experimenten auf zellulärer Ebene als auch im Blut wurden die sogenannten Tumorzellen und Trichomonaden in verschiedenen, diesen Parasiten eigenen Existenzstadien nachgewiesen: in zystoider, amöboider und begeißelter Form. Als geschlechtslose Mikroorganismen waren sie polymorph: kernhaltig, kernlos, vielkernig, mit einer, zwei oder drei Geißeln und sogar mit einem Axostil, der aus dem gegenüberliegenden Ende der spindelförmigen Zellen herausragt. Die Zellen vermehrten sich auf unterschiedliche Weise: durch Knospung, Lanzettierung, Schizogonie, Promitose und auch durch Zerfall (Granulation) in viele kleine lebende Körnchen, in der Medizin als Thrombozyten bezeichnet.

Eine wichtige Beobachtung: In einigen Blutpräparaten gab es viele Trichomonaden in verschiedenen Existenzformen, während in anderen nur wenige und nur zystoide Trichomonaden, d. h. im ruhenden Stadium, zu finden waren. Aber Trichomonaden waren bei allen Probanden vorhanden! Im Blut einer Patientin mit Lymphom konnte ich zum Beispiel acht riesige amöboide Trichomonaden in einem Sichtfeld des Mikroskops zählen. Zur Ehre der Laborleiterin, die die Patientin vorbereitet hatte, indem sie ihr von meiner Arbeit erzählte und ihr mein erstes Buch zeigte, muss ich sagen, dass diese riesigen Zellen in ihrem Bluttest weder den Monozyten noch den Lymphozyten noch den Knochenmarkzellen zugeordnet wurden. Natürlich wurden sie auch nicht als Trichomonaden bezeichnet, sondern vage als undifferenzierte Zellen.

Mehr noch, und das sehen Sie auf den Fotos von Blutpräparaten: Im Blut des Krebspatienten Sch. aus Novgorod (Foto 48-50, 53, 54, 163) wurden während seiner Chemotherapie viele amöboide Trichomonaden gefunden. Im Blut des Lymphogranulomatose-Patienten O., der drei Bestrahlungen und acht Chemotherapien erhalten hat, kann man in einem Blickfeld die ganze Palette der Trichomonaden sehen: begeißelte, amöboide, zystoide (in Form von kleinen und großen Kernen, auch in Teilung befindliche – Foto 182-183, 188-192). Selbst wenn wir im Durchschnitt nur eine Trichomonade in einem Sichtfeld nehmen und dies mit der Anzahl der Felder auf dem Objektträger multiplizieren, die aus einem Tropfen Blut gewonnen werden, und dann mit so vielen Tropfen, wie sie in fünf Litern menschlichem Blut enthalten sind, ist es schwierig, sich vorzustellen, was für eine riesige

Masse an einzelligen Parasiten das Blut enthalten kann! Hierbei sind die Trichomonaden, die sich in den Wänden der Blutgefäße, in den Hohlräumen, Organen und Geweben des kranken Organismus des Krebspatienten eingenistet haben, noch gar nicht mitgezählt.

Die Bestätigung dafür, wie sehr sich Hämatologen und Onkologen geirrt haben, als die einen bei Blutuntersuchungen auf die vielfache Vermehrung von Leukozyten und Lymphozyten (bis zu 98 %) hinwiesen und die anderen sie als gegeben hinnahmen, während die betroffenen Patienten bereits verstorben waren und ihre trauernden Angehörigen auf der Erde zurückließen. Dies sollte kein Vorwurf an die Ärzte sein, sondern eher ein Ansporn, sich endlich mit der Ätiologie des Krebses und der wahren Natur der Tumorzellen auseinanderzusetzen. Dass es nicht die Leukozyten, Lymphozyten oder Knochenmarkzellen sind, die im Blut solcher Krebspatienten reichlich vorhanden sind, lässt sich leicht durch indirekte Immunfluoreszenz mit einem Fluoreszenzmikroskop und mit entsprechenden Markerpräparaten nachweisen, die alle Trichomonaden, wie auch immer sie bezeichnet werden mögen, hervorheben.

Mit anderen Worten: Es ist dringend notwendig, die Mikroskopie in den medizinischen Einrichtungen durch die Einführung von Dunkelfeld- und Lumineszenzmikroskopen zu erweitern. Diese Mikroskope können den Horizont der Mediziner in Bezug auf die biologischen Erreger von Krebs und anderen unheilbaren Krankheiten erweitern, sodass die therapeutischen Prozesse früher oder später in die richtige Richtung gelenkt werden und der verfrühte Tod von Patienten, die ihren behandelnden Ärzten vertrauen, ausgeschlossen werden kann.

Parallel zu stark infiziertem (mit Streptokokken- oder Staphylokokken-Sepsis, Candidose sowie mit Trichomonaden) Blut von Patienten wurden in Blutpräparaten einiger gesunder Menschen in mehreren Sichtfeldern nur einzelne zystoide Trichomonaden gefunden, auch die begleitende Mikroflora war kaum vorhanden. Aber solche Fälle waren sehr selten.

Auch andere Gründe für die geringe Infizierung des Blutes müssen in Betracht gezogen werden: Oft bedeutet der niedrige Gehalt an Trichomonaden im Blut nicht, dass es wenige davon im Körper einer bestimmten Person gibt, insbesondere bei bakterieller Sepsis. Es sind die hämolytischen Streptokokken oder die giftigen Staphylokokken, die die Trichomonaden dazu veranlasst haben, aus dem Blut in die Gefäßwände oder andere Teile des Körpers zu entweichen, wo sie sich intensiv zu vermehren beginnen und zahlreiche Kolonien bilden, um ihre Art zu erhalten. Normalerweise finden sich große Mengen Trichomonaden im Blut entweder bei bösartigen Blutkrankheiten oder während der Strahlen- und Chemotherapie bei massiven Krebserkrankungen, wenn der Tumor sich auflöst. In den frühen Stadien des Tumorwachstums und bei anderen unheilbaren Krankheiten kann die Anzahl der Trichomonaden im Blut jedoch stark schwanken.

So kann der Index für eine geringe Anzahl von Trichomonaden im Blut bei Menschen mit unterschiedlichen Gesundheitszuständen auftreten. In einigen Fällen ist die Parasitenanzahl gering, wenn die Menschen gesund sind, ihr zelluläres und humorales Immunsystem die Trichomonaden unter Kontrolle hält und ihr Wachstum sowie ihre Vermehrung verhindert. Gleichzeitig befinden sich sowohl die roten als auch die weißen Blutkörperchen in einem normalen, gesunden Zustand. In anderen Fällen, in denen das Blut von Patienten, die von einer Trichomoniasis im Endstadium betroffen sind, z. B. bei Krebs oder kardiovaskulären Erkrankungen, nur wenige Trichomonaden enthält und diese nur in einer zystoiden Form vorliegen, bedeutet dies jedoch nicht, dass sich überhaupt nur wenige Trichomonaden im Körper befinden. Tatsache ist, dass in solchen Fällen das Blut durch die toxischen Substanzen des Parasitenstoffwechsels – Toxine von Würmern, Trichomonaden und Giardien, die durch die Darmwand in das Blut eindringen, sowie durch im Blut lebende pathogene Bakterien und damit verbundene Chlamydien, Mykoplasmen, Ureaplasmen und Cytomegalieviren bereits so toxisch geworden ist, dass sich die Trichomonaden aus dieser für ihre Existenz nicht geeigneten Umgebung zurückziehen. Sie dringen in die Wände der Blutgefäße und in das Gewebe der Organe ein und beginnen, wie oben erwähnt, lebensfähigere Formationen zu bilden, die fälschlicherweise als Blutgerinnsel und Tumoren bezeichnet werden, wobei sie zu ihrem Schutz das Bindegewebe des Wirts, d. h. des Menschen selbst, nutzen. Gleichzeitig wird auch die stärkste Pathologie der Blutzellen beobachtet: Zwergwuchs der Leukozyten oder ihr Gigantismus im Vorstadium der Zerstörung, Verringerung der Zahl der Leukozyten, die zwar ihre Größe beibehalten haben, aber bereits von Giftkernen und körnigem Zytoplasma angeschwollen sind, und Anisozytose und Poikilozytose, Hypo- oder Hyperchromie der roten Blutkörperchen, die in der Masse „Geldrollen" und größere Formationen bilden. Hier gibt es ein fast vollständiges Fehlen normaler Lymphozyten und „Thrombozyten" oder umgekehrt, eine hohe Thrombozytose aufgrund der Granulation und des Zerfalls von Trichomonaden in kleine Körnchen, da sie in dieser Form in einer toxischen Umgebung leichter überleben können.

Schließlich gibt es eine weitere Variante der Blutpathologie. Neben Trichomonaden, Chlamydien und anderen Infektionen, die unter dem Lichtmikroskop nicht sichtbar sind, sammeln sich im Blut Bakterien wie Streptokokken oder Staphylokokken an (ich habe nur wenige Gonokokken getroffen), die das Blut buchstäblich übersäen und die roten Blutkörperchen zerstören. Solches Blut habe ich in der Regel bei Krebspatienten oder Menschen in einer Krebsvorstufe, bei Arthritis, Psoriasis und anderen Krankheiten beobachtet. Aus diesem Blut, das reichlich mit Bakterien bevölkert ist, entweichen die Trichomonaden, wie bereits erwähnt, auch in die Wände der Blutgefäße, in Gewebe und Organe sowie in die Gelenkflüssigkeit, oder sie zerfallen in sogenannte Thrombozyten. In solchen Fällen haben es auch die Blutzellen nicht leicht, vor allem die Erythrozyten, die am stärksten unter den zerstörerischen hämolytischen Streptokokken leiden, und den zahlreichen aggressiven Jungzellen der Trichomonaden, die sie mit ihren Enzymen auflösen.

Durch eine gründliche Untersuchung zahlreicher Blutpräparate und dabei aufgenommene Fotos habe ich erkannt, dass es sich bei Megakaryozyten, ob im Knochenmark oder im Blut, um Amöboid-Trichomonaden handelt und „Thrombozyten" ihre Jungen sind, die im Blut selbst entstehen. Eine der im *Atlas des Blutes* von Kozinetz präsentierten Fotografien zeigt, wie der Parasit unter der Wirkung der Leukozyten, die Trichomonaden angreifen, in eine Kolonie von „Thrombozyten" zerfällt, die zwar immer noch durch ein gemeinsames Zytoplasma miteinander verbunden sind. Jedoch hat eine aus der Kolonie abgelöste Tochterzelle bereits eine längliche Keilform angenommen – so geschieht ihr Übergang in die Flagellenform.

Die Bildung solcher „Thrombozyten" in Form von Granula wurde von mir erstmals zwischen 1990 und 1991 bei Experimenten mit Kulturen von Trichomonaden und Tumorzellen im Labor beobachtet. Ihr Zerfall erfolgte nach aufeinanderfolgender Einwirkung gegenüber den untersuchten Zellen mit tödlichen Dosen von Antibiotika, Verdauungsenzymen und Strahlung. Diese Körnchen (im Gegensatz zu „Thrombozyten" im Blut) waren jedoch kugelförmig und nicht in Form von Sternen, hatten keine Geißeln und langen Auswüchse, weil sie sich in einem günstigen Nährmedium befanden und weder von der Immunität noch von der pathogenen Mikroflora bedroht waren, die sie zur Flucht zwingt. Jede lebende Kugel ernährte sich durch Pinozytose – indem sie Nährstoffe auf der Oberfläche ihres Körpers absorbierte. Von der Fremdartigkeit dieser sogenannten Blutplättchen kann man sich vor allem durch ihre Aggressivität gegenüber roten Blutkörperchen überzeugen.

Die Untersuchung von Blutpräparaten zeigte, dass „Thrombozyten", sobald sie sich auf roten Blutkörperchen befinden, deren Körper mit ihren Toxinen sowohl im zentralen Teil der Zelle als auch am Rand schmelzen können. So werden die Nachkommen von Trichomonaden zur Ursache für Poikilozytose, d. h. krankhafte Formveränderungen und Hypochromie der Erythrozyten. Die Fremdartigkeit der Thrombozyten wird auch durch die kriegerische Haltung der weißen Blutzellen ihnen gegenüber bestätigt, die für die zelluläre Immunität verantwortlich sind.

Leukozyten und Lymphozyten erkennen in den sogenannten Thrombozyten Parasiten, die aggressiv und gefährlich für das Blut sind und zerstört werden müssen, und phagozytieren sie einzeln oder in Ketten – nacheinander. Das ist im entsprechenden Abschnitt des Bildteils deutlich zu erkennen.

Außerhalb der Aufmerksamkeit von Hämatologen sind auch andere Zerstörer roter Blutkörperchen – hämolytische Streptokokken –, die auf Fotografien von Blutpräparaten kranker und gesunder Menschen präsentiert werden. In einem der etwas später veröffentlichten Blutatlanten (1998), dem *Atlas der Blutkörperchen und des Knochenmarks*, erstellt von einer Gruppe russischer Wissenschaftler, herausgegeben von Professor G. Kozinetz, wird deutlich, dass Streptokokken-Kolonien (in Form von glänzenden Nukleolen mit einem dunklen Rand an der Kontur), die sich in roten Blutkörperchen ansiedelten, fälschlicherweise als „Jolly-Körperchen" bezeichnet werden.

Die Autoren eines anderen Atlanten der Klinischen Hämatologie, der erstmals 1940 veröffentlicht und 1963 nachgedruckt wurde, zeigen die Jolly-Körperchen als dunkle Punkte (Tabelle XVI, Abb. 13). Sie erklären auch, wie ein Jolly-Körperchen auf dem Erythrozyten entsteht: „Egal wie der Erythrozyten-Kern durch Karyolyse (Auflösung des Zellkerns) oder Karyorrhexis verschwindet, der Prozess ist ungleichmäßig und der unaufgelöste Teil, das Kernfragment genannt Jolly-Körperchen, bleibt länger in der Zelle als andere. Normalerweise treten Jolly-Körperchen einzeln auf, aber Erythrozyten mit mehreren Jolly-Körperchen sind nicht so selten. Jolly-Körperchen finden sich oft im Blut des Fötus, manchmal im Blut von Neugeborenen und bei allen Arten von Anämie."

Die Untersuchung von Blutpräparaten unter dem Lichtmikroskop mit Immersion und meine Diagnose „Streptokokken-Sepsis" wurde wiederholt von neugierigen Patienten überprüft und in Gesundheits- und Diagnosezentren und medizinischen Einrichtungen durch andere diagnostische Methoden bestätigt – und zwar durch die Voll-Methode (Elektroakupunktur nach Dr. Voll, EAV) oder die IMEDIS-Methode oder durch die Kulturmethode. Man kann sich nur über den schwer zu erklärenden Konservatismus der offiziellen Medizin wundern, obwohl selbst die im obigen Blutatlas dargestellten Varianten von Jolly-

Körperchen völlig unterschiedlich sind. Das lässt sich wie folgt erklären: Ein bereits veröffentlichter Atlas zeigt einen Streptokokkus (in Form eines dunklen Punktes) auf einem separat lokalisierten roten Blutkörperchen in einer dünnen Abstrichschicht. In dem von G. I. Kozinetz herausgegebenen *Atlas des Blutes* wird ein dickerer Ausschnitt des Blutausstrichs dargestellt, in dem die Erythrozyten Geldrollen bildeten, hier „Erythroblasten" genannt, in denen abgerundete Lichtformationen von Streptokokken-Kolonien sichtbar sind. Unten auf den Erythrozyten kann man einzelne Streptokokken in Form von dunklen Punkten sehen.

Streptokokken sind leicht von kleineren Staphylokokken zu unterscheiden: Mit einer leichten Bewegung der Linse auf und ab ändert sich der Fokus. Einzelne Streptokokken beginnen entweder wie Regentropfen in der Sonne zu schimmern oder verwandeln sich in dunkle Punkte auf Erythrozyten sowie zwischen ihnen (Staphylokokken schimmern nicht). Streptokokken-Kolonien, die sich auf Erythrozyten niedergelassen haben, wirken wie glänzende Spiegel oder – mit einem anderen Fokus – wie dunkle Einschlüsse. All dies spiegelt sich in den Mikroskopfotos dieses Buches wider.

Wenn die Streptokokken die „verbrauchten" Erythrozyten verlassen haben, bleiben Lücken und Spalte unterschiedlicher Form und Größe zurück, manchmal mit einer Kontur um den Zellkörper. Solche Anomalien erhielten von den Hämatologen die Bezeichnung Poikilozytose, wobei die Erythrozyten selbst als Stomatozyten bezeichnet werden. Darüber hinaus werden Erythrozyten mit überdurchschnittlich großer Aufhellung (aber ohne Lücken) auch als Stomatozyten bezeichnet, die sich als Erythrozyten in Form eines entleerten Balls darstellen. Im letzteren Fall wurden die Erythrozyten meines Erachtens jedoch nicht mehr von großen Bakterien wie Streptokokken oder von „Thrombozyten" „bearbeitet", sondern von kleineren Mikroben wie Chlamydien, Mykoplasmen, Ureaplasmen, Cytomegalievirus. Die Ursache für das Auftreten der Spalte können in erster Linie innere Parasiten der Erythrozyten sein, z. B. Bakterien oder Schleimpilze. Hinzu kommt eine weitere Beobachtung, die ich aufgrund von Aussagen der Autoren des 1940 veröffentlichten *Blut-*

atlanten über den Nachweis der sogenannten Jolly-Körperchen im fötalen und neonatalen Blut gemacht habe. Dies deutet darauf hin, dass sowohl eine Infektion mit Streptokokken als auch mit Trichomonaden bereits im Mutterleib bei der Bildung des Fötus erfolgt. Dasselbe gilt für andere pathogene Infektionen, die zusammen mit Trichomonaden in allen Stadien der Fötusbildung und während der Geburt in den Fötus eindringen, wenn sich das Baby durch die Vagina zwängt und dann seine ersten Schluckbewegungen macht. In meinem Buch *Reinigung der inneren Organe* habe ich auch über die Möglichkeit einer Infektion mit Wurmlarven berichtet.

Es ist auch zu beachten, dass Streptokokken im Blut viel häufiger nachgewiesen werden als Staphylokokken. Sie lassen sich, wie gesagt, erstens durch das Aufleuchten der Streptokokken unterscheiden. Zweitens treten Streptokokken-Bakterien häufig gepaart auf. Drittens lagern sich hämolytische Streptokokken bevorzugt an rote Blutkörperchen an und zerstören direkt Blutzellen, was zu einer Poikilozytose führt. Im Gegensatz zu Streptokokken sind Staphylokokken (wenn der Fokus der Linse wechselt) nicht glänzend und erscheinen nicht als schwarze Punkte – es sind graue Punkte, die beim Fokussieren trübe und sogar unscharf werden, außerdem scheinen sie sich nicht auf Erythrozyten niederzulassen. Staphylokokken sind allerdings giftiger: In mit ihnen vergiftetem Blut ist es eher schwierig, Trichomonaden zu finden, wie übrigens auch weiße Blutkörperchen. In dem Blutpräparat des Patienten P. aus Udmurtien, wie es auf einem der Fotos in diesem Buch zu sehen ist (Foto 34, 100), sind diese Bakterien außerdem in der Lage, eine klebrige Substanz abzusondern und so große oder kleine Sphäroide zu bilden, die im Blut schwimmen. Bei der Färbung des Blutpräparats nach Romanowsky-Giemsa färbte sich dieses Bindemittel der Staphylokokken-Cluster hellblau, ebenso wie es bei den Gebilden von Trichomonaden der Fall ist – Lipoproteinfilme, die im Blut gefunden werden, wenn sie unter dem Einfluss von verschiedenen Faktoren von den Wänden der Blutgefäße abgerissen werden. Neben Sphäroiden können bei einer Staphylokokken-Sepsis auch viele Einzelbakterien im Blut vorkommen. Die Gültigkeit des oben

Gesagten wurde von P. in einer medizinischen Einrichtung mittels einer Kulturdiagnose überprüft und bestätigt. Er rief mich an und sagte, es sei „ein Volltreffer".

Aus all dem ergibt sich für mich die einzig richtige Schlussfolgerung: Es ist unzulässig, dass Ärzte, die die Möglichkeit haben, die modernsten diagnostischen Geräte zum Nachweis biologischer Krankheitserreger zu nutzen, diese weiterhin ignorieren und das falsche Konzept von Blutzellen, Jolly-Körperchen und Thrombozyten aufrechterhalten, das zu Beginn des letzten Jahrhunderts erstellt wurde, als außer Leeuwenhoek-Mikroskopen nichts anderes zur Verfügung stand.

Denn auf diesen Fehlern beruht auch die falsche Behandlungsmethodik. Durch das Festhalten an überholten Konzepten und durch das Fehlen von präventiven und wirksamen Behandlungsmaßnahmen zum Schutz des menschlichen Blutes vor biologischer Kontamination hat dessen tatsächliche Infektion mit Mikroben und Pilzen sowie der Befall mit Trichomonaden und Wurmlarven ein kritisches, für die Menschen gefährliches Niveau erreicht.

Richtige Interpretation der Untersuchungsergebnisse

Kehren wir jedoch zur weiteren Betrachtung dieses Themas zurück. Ich habe zum Beispiel Zweifel an der Aussage von Ärzten über die Existenz von Makrophagen im Blut (mit Ausnahme von Leukozyten, Lymphozyten und möglicherweise Monozyten). Übrigens werden sie in den früher (bis in die 1970er-Jahre) veröffentlichten Blutatlanten, die eine Art Zusammenfassung der Ergebnisse aller bis dahin durchgeführten wissenschaftlichen Forschungen darstellen, nicht erwähnt.

Auch im Schema der Leukogenese des *Atlas der klinischen Hämatologie* von N. D. Strazhesko und D. N. Yanovsky, der 1963 veröffentlicht wurde, kommen Makrophagen nicht vor. Wahrscheinlich waren sie nicht in den Blutatlanten enthalten, weil sie (nach meinem Verständnis handelt es sich um amöboide Trichomonaden) im Blut der untersuchten Personen praktisch nicht vorkamen. Die Zeit war noch nicht reif dafür: Das Blut war noch nicht so stark von Trichomonaden befallen, und es gab nicht die massive Behandlung der Patienten mit Strahlentherapie, Antibiotika und anderen Chemopräparaten, die dazu führt, dass Trichomonaden die aggressive amöboide Form annehmen.

Leider glauben die Mediziner, ohne zu erklären, warum es in den vergangenen Generationen keine Makrophagen gab und in der jetzigen Generation welche aufgetaucht sind, dass die Makrophagen die „Sanitäter" des menschlichen Körpers seien, die Mikroben und Reste von zerstörten Blut- und Gewebezellen vernichten. Dies ist jedoch bei Weitem nicht der Fall. Denn die fälschlicherweise als Makrophagen bezeichneten riesigen amöboiden Trichomonaden sind Raubtiere gegenüber Bakterien und ernähren sich von ihnen. Aber warum beschäftigen sich „Sanitäter" auch mit unseren nativen Zellen, wenn diejenigen Zellen, deren Zeit abgelaufen ist, sich selbst zu Aminosäuren auflösen und in dieser Form vom Körper absorbiert oder ausgeschieden werden!? Dies können nur fremde Mikroorganismen. Die von mir präsentierten Blutfotos zeigen, dass Makrophagen – diese tierischen Zellen, die gezwungen sind, in infiziertem Blut zu leben – einen räuberischen Lebensstil gegenüber den Erythrozyten führen, indem sie deren Körper mit ihren giftigen Enzymen auflösen.

So können Blutpräparate bei richtiger Interpretation und zuverlässiger Identifizierung der darin enthaltenen Zellen und Parasiten überzeugend verschiedene Formen von Trichomonaden nachweisen, die fälschlicherweise als Schmal- oder Breitplasma-Lymphozyten, undifferenzierte und Plasmazellen, Myelozyten, Megakaryozyten oder Makrophagen definiert werden. Darüber hinaus werden bei der Lichtmikroskopie, wie bereits erwähnt, sehr häufig bakterielle Infektionen und Candida-Pilze in Blutpräparaten nachgewiesen. Aus schwer zu erklärenden Gründen werden diese Parasiten und Mikroben von den Hämatologen im Allgemeinen ignoriert und totgeschwiegen oder als Artefakt aufgrund der angeblich schlechten Qualität der Blutpräparate definiert.

In jeder Wissenschaft, insbesondere in der Medizin, sind jedoch eine zuverlässige Beurteilung und eine korrekte Diagnose erforderlich. Es ist daher an der Zeit, die Möglichkeiten der mikroskopischen Analyse zu erweitern: Zusätzlich zu den Lichtmikroskopen müssen in jeder medizinischen Einrichtung Dunkelfeld- und Lumineszenzmikroskope installiert werden, auf die im Folgenden näher eingegangen wird. Die Untersuchung von Lebendblut mit diesen Mikroskopen und die Freilegung von Trichomonaden, Chlamydien, Mykoplasmen, Ureaplasmen, Herpes-simplex-Viren und Cytomegalieviren in Blut und anderen menschlichen Körperflüssigkeiten mit speziellen Markerpräparaten wird dazu beitragen, das Verständnis für die wahre Ätiologie moderner Krankheiten zu erweitern.

Die vollständige Untersuchung eines Menschen auf Infektionen und Befall ist nicht nur der Schlüssel zur richtigen Behandlung von Patienten, sondern auch eine Möglichkeit, unheilbaren Krankheiten vorzubeugen. Denn wenn man bei noch gesunden Menschen Befall und Infektionen aufspürt und sie dann so weit wie möglich von Trichomonaden und anderen Krankheitserregern befreit, wird vor allem die Gefahr von Krebs und Herzinfarkt gebannt: keine Trichomonaden – keine Tumoren oder Blutgerinnsel, die sich daraus bilden können! Gleiches gilt für frühzeitige Impotenz, männliche und weibliche Unfruchtbarkeit und viele unheilbare Krankheiten. Mit anderen Worten: Bei richtiger Diagnose, frühzeitiger Vorbeugung und wirksamer Behandlung ist es möglich, die Gesundheit der Menschen zu verbessern, die Fruchtbarkeit wiederherzustellen und die Lebenserwartung der Menschen in kurzer Zeit deutlich zu erhöhen. Folglich wird die Einführung von derzeit vernachlässigten wirksamen Diagnoseverfahren und gezielten Methoden zur Verbesserung der Gesundheit der Bevölkerung insgesamt und jedes einzelnen Menschen im Besonderen in die medizinische Praxis von entscheidender Bedeutung.

Gleichzeitig müssen die Anforderungen an einen umfassenderen Einsatz von Lichtmikroskopen erhöht werden. Mehr denn je ist die korrekte Interpretation des Zustands und der Pathologien der Blutzellen, das Wahrnehmen der Aktivität der zellulären Immunität, der Schädlichkeit der verschiedenen Formen von Trichomonaden und anderen pathogenen Keimen von großer Bedeutung. Die für diese Parasiten und Keime gewonnenen Daten können bei dringendem Bedarf durch kulturelle und andere von der offiziellen Lehrmeinung anerkannte Diagnosemethoden gegengeprüft werden.

Es ist zu hoffen, dass dieses Buch nicht nur eine neue Perspektive auf das lebende menschliche Blut eröffnet, sondern auch in gewisser Weise den Weg zu einem neuen Verständnis der Ätiologie moderner menschlicher Krankheiten ebnet. Schließlich ist Krankheit im Wesentlichen (wenn es sich nicht um eine Verletzung – mechanisch, chemisch oder physisch – handelt) eine Art und Weise, einen Konflikt zwischen dem menschlichen Körper und dem Mikrokosmos, der ihn bewohnt und darin parasitiert, zu lösen. Dies zeigt sich in der ständigen Zunahme von Krebserkrankungen und anderen unheilbaren Krankheiten.

Die sogenannte unterstützende und in der Onkologie sogar schwächende Medizin (durch traumatische Behandlungen – organschädigende Operationen, krebserzeugende Bestrahlungen und immunsuppressive toxische Chemotherapien) kann nicht ewig existieren: Entweder sterben die Menschen aus, oder die Medizin wird gezwungen sein, ihre Aufmerksamkeit auf biologische Krankheitserreger zu richten. Wichtig ist, dass es bald geschieht. Denn erst wenn die wahren Verursacher von Krankheiten identifiziert sind, können individuelle präventive und therapeutische Maßnahmen für jeden Einzelnen und seine Familie als Ganzes getroffen werden. Wenn Sie sich also mit diesem Buch vertraut machen und die darin enthaltenen Bilder mit denen Ihres eigenen Blutes vergleichen, können Sie, wenn Sie es mit der Verbesserung Ihrer Gesundheit ernst meinen, erfolgreich sein. Schließlich wird nicht umsonst angenommen, dass eine korrekte Blutuntersuchung der Beginn einer wirksamen Behandlung ist.

All dies ist für „normale“ Menschen wünschenswert zu wissen und für medizinische Fachleute unbedingt erforderlich, um wirksame und effiziente Methoden der Diagnostik und Prävention, der Gesundheitsverbesserung und der Behandlung zu entwickeln, einzuführen und in der medizinischen und gesundheitlichen Praxis anzuwenden. Leider behindern der hartnäckige Konservatismus der Medizin im Allgemeinen und die merkantilen Erwägungen vieler Entscheider im Besonderen die Entwicklung des lang erwarteten Fortschritts.

Onkologen, die fest an dem vor mehr als 100 Jahren aufgestellten Dogma über die Fähigkeit normaler Zellen, sich in Tumorzellen zu verwandeln, festhalten, richten ihre Bemühungen noch immer nicht darauf, die Patienten von den Krebserregern und den Folgen ihres pathogenen Einflusses auf deren Organismus zu befreien, sondern auf die radikale Entfernung (oft zusammen mit einem oder mehreren Organen) des gefundenen Tumors oder dessen Zersetzung durch Bestrahlung und Chemotherapie. Infolgedessen verschlechtert sich der Zustand der Krebspatienten weiter und ihre Abwehrkräfte werden geschwächt.

Es ist daher nicht verwunderlich, dass unglückliche Menschen, deren traumatische Behandlungen an einem infizierten Körper durchgeführt wurden, der zuvor nicht von Krankheitserregern befreit worden war, früher oder später einen Rückfall mit einem neuen Tumor, mit multiplen Tumoren sowie Thrombosen, Herzinfarkt, Schlaganfall und anderen lebensbedrohlichen Pathologien erleiden.

Warum dies geschieht, kann leicht nachvollzogen werden, wenn man sich die Fotos des Blutes von Sch. aus Novgorod, einem Krebspatienten, ansieht, die während der Chemotherapie und zwei Monate nach deren Abschluss aufgenommen wurden. Auf den ersten Fotos ist zu sehen, dass mit den Tumorzellen (eigentlich Trichomonaden) dasselbe passiert ist wie bei den Experimenten auf zellulärer Ebene nach chemischen (Behandlung mit Trypsin über 24 Stunden) und physikalischen (Bestrahlung mit tödlichen Dosen von Röntgen- und Gammastrahlen) Einflüssen.

Die meisten Trichomonaden verwandelten sich in riesige amöboide Zellen. Einige andere, kleinere und rundliche, vermehrten sich durch Knospung kleiner Tochterzellen sowie durch Abschnürung und Promitose (vereinfachte Mitose), während für normale Zellen nur die Mitose – Teilung in zwei gleichwertige Zellen – charakteristisch ist. Die zelluläre Immunität war in diesem Fall aktiviert, aber die weißen Blutkörperchen waren in Anzahl und Größe viel geringer. Letztere griffen die Parasiten an, wodurch einige Trichomonaden in kleine Partikel – „Thrombozyten“ – zerfielen.

Trotz der niedrigen Überlebensrate von Krebspatienten nach der Behandlung (einigen Berichten zufolge liegt die Überlebensrate in den USA nach einer Operation bei 25 bis 27 %, nach einer Strahlentherapie bei 15 bis 17 % und nach einer Chemotherapie bei 5 bis 7 %; in Russland sind diese Zahlen noch niedriger) halten die Onkologen an diesen Behandlungsmethoden fest, wobei der Tumor entweder entfernt (chirurgisch) oder resorbiert (durch Phagozytose) wird. Einige Zeit später kann sich jedoch an dieser Stelle oder an anderen Stellen des Körpers erneut Krebs entwickeln (z. B. kann eine kranke Frau, der vor der Operation eine vollständige Genesung in Aussicht gestellt wurde, nach der Entfernung eines Tumors zusammen mit der Brust ein neues Wachstum in der anderen Brust entwickeln). Dieses „seltsame“ Phänomen können sich die Ärzte nicht erklären, aber sie behandeln weiterhin alle Patienten auf dieselbe Weise. Patienten mit rezidivierendem Krebs haben noch geringere Überlebenschancen, wenn sie sich nicht trauen, ihre Genesung selbst in die Hand zu nehmen.

Basierend auf der parasitären (Trichomonaden-)Theorie der Krebsentstehung kann leicht erklärt werden, wie es während der Krebsbehandlung zu einer Schrumpfung des Tumors kommt, und Tumorzellen, genauer gesagt die unbegeißelten Formen der Trichomonaden, in den Blutkreislauf freigesetzt werden. Wenn der Tumor einer Chemotherapie oder Bestrahlung ausgesetzt wird, wird nicht nur die Immunität des Patienten unterdrückt (mit Einsatz von Immunsuppressiva), sondern es kommt auch zu merkwürdigen Veränderungen im Tumor selbst: Einige der sogenannten Tumorzellen, die durch die Chemotherapie gereizt oder durch die Bestrahlung aktiviert wurden, gehen in das Amöbenstadium über – das Stadium riesiger und äußerst aggressiver Formen. Auf der Suche nach neuen Lebensräumen gelangen die großen polymorphen Zellen in die Blutbahn.

Hier dringen die Trichomonaden mithilfe des von ihnen produzierten Enzyms Hyaluronidase, das das Hyaluronsäure-haltige Bindegewebe auflockern kann, durch die Wände der Blutgefäße in den

Blutkreislauf ein, werden mit dem Blut durch den ganzen Körper transportiert – und verursachen so zahlreiche Metastasen.

Zwei Monate nach Beendigung der Chemotherapie war das Blutbild (Blutpräparate des Patienten Sch. aus Novgorod) bereits völlig anders. Das Blut war eindeutig toxisch geworden: Die Erythrozyten hatten in saurem Milieu ihre negativen Ladungen verloren und waren zu „Geldrollen“ verklumpt, die Zahl der Leukozyten war zurückgegangen, und ihre Kerne waren rau und von Toxinen angeschwollen. Gleichzeitig verschwanden die Riesen-Trichomonaden fast aus dem Blut – offenbar ließen sie sich an für sie geeigneteren Stellen nieder und schufen nach dem Übergang in ein zystoides oder knospendes Daseinsstadium zunächst kleine Trichomonaden-„Grabstätten“, aus denen mit der Zeit neue Neoplasmen – Tumoren in Organen oder Blutgerinnsel in den Wänden von Blutgefäßen – entstehen werden.

Parallel dazu verblieben im nun toxischen Blut einige Trichomonaden, die sich zu beweglichen, lebensfähigen, Spindel- und zystoiden Formen mit Geißeln entwickelt hatten, die eine röhrenförmige Struktur aufwiesen. Durch diese Röhren setzen die Trichomonaden Giftstoffe frei und lassen rote Blutkörperchen schmelzen, was auch auf dem Foto eines Blutpräparats zu sehen ist.

Es ist anzumerken, dass riesige amöboide Trichomonaden nicht nur im Blut von Krebspatienten, sondern auch bei Patienten mit anderen chronischen Krankheiten gefunden werden können. Wie wir bereits wissen, bezeichnen Hämatologen diese Zellen als Myeloblasten, Promyelozyten, Megakaryozyten oder Megakaryoblasten, weil sie glauben, dass sie aus dem Knochenmark stammen. Aber sie erklären nicht, zu welchem Zweck der Organismus, die perfekte Schöpfung der Natur, dies tut. Auch hier wird alles klar, wenn man erkennt, dass alle oben genannten Zellen einzellige Parasiten sind. Denn Trichomonaden können überall im menschlichen Körper vorkommen. Je kränker ein Mensch und je mehr sein Immunsystem geschwächt ist, desto mehr erobern die Parasiten aktiv neue Lebensräume, finden sich im Knochenmark und im Blut, in den Lymphknoten und in der Lymphe, in jedem Organ und jedem Kanal des menschlichen Körpers, der durch Krankheit und radikale medizinische Eingriffe geschwächt ist.

Zusammenfassend ist festzuhalten, dass es in der Hämatologie wie in der gesamten Medizin immer noch viele „weiße Flecken“ gibt, die sich äußerst negativ auf die Qualität der Diagnose und Behandlung von Menschen auswirken. Gleichzeitig kann man mit der derzeitigen technischen Ausstattung der Medizin die winzigen Mikroben und Viren sehen, die den Forschern zu Beginn des 20. Jahrhunderts nicht zugänglich waren.

Es bleibt zu hoffen, dass all dies nicht nur eine erstaunliche Entdeckung für diejenigen ist, die an der Qualität ihres eigenen Blutes und ihrer Gesundheit interessiert sind, sondern auch ein nützlicher Leitfaden für Fachleute, die die Natur von undifferenzierten (bestimmte Merkmale nicht aufweisenden) und falsch differenzierten Blut- und Gewebezellen wirklich verstehen wollen und können. Schließlich entscheidet die Genauigkeit der Bestimmung, ob Zellen zum menschlichen Körper oder zu einer fremden Fauna gehören, in hohem Maße über die fehlerfreie Diagnose von Krankheiten, über die Wirksamkeit der Behandlung und die Möglichkeit, unheilbaren Krankheiten vorzubeugen.

Ich würde es sehr begrüßen, wenn andere Fachleute ihre Aufmerksamkeit auf die Zusammenhänge zwischen Krankheiten und Mikroorganismen lenken würden. Diejenigen, die das wissen, sollten ihre gleichgültige Haltung gegenüber Parasiten und Keimen im Körper ihrer Patienten ändern und erklären: „Jeder von uns hat Infektionen. Was folgt daraus?“ Ärzte müssen diese Infektionen als die wahre Ursache für die Erkrankungen der Menschen sehen. Dies gilt insbesondere für die Trichomonaden. Denn nur, wenn dieser Parasit als Hauptverursacher (zusammen mit der begleitenden pathogenen Infektion) von Krebs, Herz-Kreislauf-Erkrankungen, Diabetes, Arthritis, Psoriasis (Schuppenflechte), Multipler Sklerose und anderen unheilbaren Krankheiten erkannt wird, kann die Medizin einen Durchbruch bei der Genesung der Bevölkerung erzielen.

Dies wird dank der gleichen Triade möglich sein: Frühdiagnose, wirksame Prävention und ganzheitliche, gezielte Behandlung. Wissenschaftler und Ärzte haben einst Pest, Cholera und Pocken besiegt. Jetzt stehen wir alle vor der Aufgabe, parasitäre und superparasitäre Epidemien zu besiegen. Der Sieg über die todbringenden Trichomonaden und andere pathogenen Keime, die buchstäblich jeden betreffen, wird nur möglich sein, wenn wir uns auf die besten Traditionen der Medizin besinnen.

Zu Beginn des letzten Jahrhunderts gab es Hausärzte, die sich um die Gesundheit der ganzen Familie kümmerten. Es kommt jetzt nicht darauf an, das Konzept des Hausarztes neu zu definieren, sondern auf die Wiederbelebung des wichtigsten Grundsatzes, der auf diesem Konzept beruht: Nicht nur den Patienten selbst zu untersuchen und zu behandeln, sondern auch die gesamte Familie – seinen Ehepartner, um später eine erneute gegenseitige Ansteckung zu vermeiden, sowie auch die Kinder, denn Trichomonaden und verwandte Mikroorganismen werden zuerst im Stadium der Fetalentwicklung von der Mutter und dann indirekt – durch angebissene Lebensmittel, gemeinsam benutztes Geschirr, Bäder, Bettwäsche usw. – übertragen.

Im Allgemeinen greifen Krebs, Herzinfarkt und Diabetes immer jüngere Menschen an, daher ist es umso besser, je früher mit vorbeugenden Maßnahmen begonnen wird. Gleichzeitig sollte der Arzt ein Generalist und ein Mentor für seine Patienten sein. Es ist notwendig, mit ihnen ständig an der Prävention zu arbeiten und sie davon zu überzeugen, dass Krebs, wie auch jede andere unheilbare Krankheit, leichter zu verhindern als zu heilen ist. Außerdem sollte darauf geachtet werden, dass es bei aller Nähe zu den Familienmitgliedern auf geistiger und herzlicher Ebene notwendig ist, auf häuslicher Ebene gewisse vorbeugende Maßnahmen zu wahren, um nicht zu einer Infektionsquelle für die Verwandten, insbesondere Kinder und Enkelkinder, zu werden. Haustiere, speziell Katzen und Hunde – die Erreger von Toxoplasmose und Helminthiasis – stellen auch für Kinder eine große Gefahr dar.

Schließlich noch ein letzter Punkt: Es besteht kein Zweifel daran, dass nur eine sorgfältige, gezielte (gegen biologische Erreger und sekundäre Faktoren, zu denen schlechte Gewohnheiten wie Alkoholismus, Rauchen, Drogensucht und promiskuitiver Geschlechtsverkehr gehören) und koordinierte Arbeit zwischen dem Arzt und den Patienten und deren Intelligenz das einzige Allheilmittel ist, das genau die universelle Heilung von Krebs und anderen Krankheiten darstellt, die derzeit als unheilbar gelten.

WAS KANN DIE SCHULMEDIZIN VON DER ALTERNATIVMEDIZIN LERNEN

Überraschenderweise machen einige Spezialisten, die eine höhere, aber keine medizinische Ausbildung haben und mit verschiedenen diagnostischen Methoden den Weg der alternativen Medizin eingeschlagen haben, größere Fortschritte bei der Heilung von Patienten als hochspezialisierte Ärzte.

Das Geheimnis ist einfach: Erstere behandeln den ganzen Menschen, indem sie seinen Körper von biologischen Krankheitserregern befreien, während Letztere einzelne Krankheiten behandeln – und selbst dann nur symptomatisch.

Deshalb ist dieses Buch Ihnen allen gewidmet – Wissenschaftlern und Praktikern, Hämatologen und Parasitologen, Ärzten und Heilpraktikern sowie allen Menschen, unabhängig von ihrem Beruf, ihren Titeln und wissenschaftlichen Abschlüssen, die sich für dieses Buch interessieren und es für sich selbst in Anspruch nehmen können, um den Zustand ihres eigenen Körpers oder den ihrer Patienten zu verstehen.

Die Mikrobiologie gehört in den Mittelpunkt der Medizin

Leitfaden von Dr. Natalia Zur

Eine Expertin auf dem Gebiet der Lumineszenzmikroskopie ist die russische Ärztin für Haut- und Geschlechtskrankheiten Dr. Natalia Zur, eine Dermatovenereologin, die die Lumineszenzmikroskopie hervorragend beherrscht. Deshalb habe ich sie gebeten, ihre Erfahrungen mit mikroskopischen Untersuchungen zu teilen und mir von ihren Beobachtungen bei zahlreichen Analysen zu berichten. Natalia

Vasiljevna, die sich in ihrer Praxis seit Langem davon überzeugen konnte, wie stark infiziert und befallen Patienten sind, meinte jedoch: Was ich über die Lumineszenzmikroskopie geschrieben habe, reicht völlig aus, um sich ein Bild von dieser diagnostischen Methode zu machen.

Als Medizinerin, die auch eine der wichtigsten Diagnosemethoden beherrscht, ist sie diejenige, die zu dem unausweichlichen Schluss gekommen ist, dass Ärzte nicht symptomatisch behandeln sollten – ohne den Patienten auf Infektionen und Befall zu untersuchen. Außerdem sollten sie nicht blindlings Medikamente verschreiben – die gleichen für alle, unabhängig vom Gesundheitszustand und Alter des Patienten, von der Dauer der Grunderkrankung und den Begleiterkrankungen, und vor allem sollten sie nicht behandeln, ohne die biologischen Wirkstoffe der Krankheit zu berücksichtigen und die Verträglichkeit des Arzneimittels mit dem Körper des Patienten zu testen.

Es ist ihre bewusste Überzeugung, dass Ärzte eng mit anderen Fachleuten zusammenarbeiten sollten, insbesondere mit Mikrobiologen, die nicht nur in der Lage sind, Infektionen in Blut und anderen flüssigen Medien von Patienten nachzuweisen, sondern den Ärzten auch helfen, Medikamente für jeden Patienten individuell auszuwählen. Natürlich erschwert dies die Arbeit der Ärzte und macht die Patientenversorgung teurer. Mit der richtigen Behandlung können sie jedoch sicher sein, dass Patienten, die gut behandelt wurden, nicht so bald wieder kommen, vor allem, wenn sie dafür sorgen, dass ihr Körper in Zukunft nicht erneut infiziert wird.

Da sich dieses Buch nicht nur mit Blutzellen, sondern auch mit menschlichen Parasiten befasst, habe ich eine Reihe von Materialien über Methoden der Labordiagnose hinzugefügt, einschließlich der mikroskopischen Untersuchung von Abstrichen aus dem Genitalbereich und der Harnröhre, der Schleimhaut des Rektums, des Nasopharynx und der Bindehaut des Auges. Dieser von Dr. Natalia Zur erstellte Leitfaden für die Untersuchung von Frauen kann auch für die Untersuchung von Männern verwendet werden. Das Wesentliche der genannten Methoden wird im Folgenden vorgestellt.

LABORDIAGNOSTISCHE METHODEN

Aufgabe der Labordiagnose ist es, die Ätiologie einer Krankheit mithilfe von mikroskopischen, mikrobiologischen, immunologischen und molekularbiologischen Methoden festzustellen. Jede Methode hat ihre eigenen Grenzen, und ihre Empfindlichkeit sowie Spezifität sind unterschiedlich. Darüber hinaus muss der Kliniker bei der Auswertung der Laborergebnisse die Spezifität der verwendeten Diagnosemethode kennen. Die Schwierigkeit bei der Interpretation der mikrobiologischen Analyse besteht darin, dass in einigen Fällen die Mikroorganismen in einem gesunden Körper vorhanden sind, ohne Schaden anzurichten oder gar Abwehrkräfte zu bilden, während in anderen Fällen dieselben Mikroorganismen einen schweren infektiösen Prozess verursachen. Eine gemeinsame Analyse der Testergebnisse durch einen Kliniker und einen Mikrobiologen hilft, Fehler zu vermeiden und die komplexen klinischen Symptome und Laborindikatoren richtig zu bewerten. Eine weitere wichtige Aufgabe des Mikrobiologen ist die Beratung des Klinikers über den therapeutischen und prophylaktischen Einsatz von antibakteriellen Mitteln und die Bestimmung der Empfindlichkeit isolierter Mikrobenstämme gegenüber Antibiotika und anderen antimikrobiellen Mitteln.

I. Untersuchungsmethoden

I.I. Zytologische Untersuchungsmethode

Diese Untersuchung besteht in der Bestimmung der quantitativen und qualitativen zellulären Zusammensetzung eines Abstrichs, einer Abstrichprobe oder eines Aspirats, das von der Oberfläche der Endo- und Exozervix (d. h. bezogen auf den Gebärmutterhals) entnommen wurde. Bei der Standard-Kolposkopie wird eine Zytologie aus dem vaginalen Teil des Gebärmutterhalses, aus dem posterolateralen Gewölbe der Vagina und aus dem unteren Drittel der Endozervix entnommen, wobei alle verdächtigen Bereiche, einschließlich Übergang zwischen Zylinder- und Plattenepithel, untersucht werden müssen.

Benötigte Reagenzien und Geräte

1) 96%iger Ethylalkohol oder Nikiforov-Mischung (50%ige Alkohol-/Ester-Mischung)

2) Wasser-Hämatoxylin-Lösung: Hämatoxylin 1 g, Kaliumalaun 50 g, Kalium- oder Natriumjodid 0,2 g, destilliertes Wasser 1000 ml. Die Lösung wird 14 Tage lang dem Licht ausgesetzt und ist danach gebrauchsfertig.

3) 1%ige Wasser-Eosinlösung

4) Vaginalspiegel

5) Objektträger

6) Ayre-Spatel

7) Zervixbürste (Cervix-Brush)

8) Gummihandschuhe (Latex)

9) Gynäkologischer Stuhl

10) Mikroskop

Verfahren der Untersuchung

Zur Gewinnung des Materials von der Oberfläche der Exozervix wird der Ayre-Spatel fest gegen den Gebärmutterhals gedrückt, wobei der verlängerte Teil am äußeren Muttermund fixiert und dann um 360° im Uhrzeigersinn und in die entgegengesetzte Richtung gedreht wird. Zur Gewinnung von Material aus dem Gebärmutterhalskanal wird eine spezielle Rundbürste (Cervix-Brush) verwendet, die in den Gebärmutterhalskanal eingeführt und mehrmals gedreht wird, um sicherzustellen, dass Zellen von allen Wänden des Gebärmutterhalskanals abgestrichen werden. In ähnlicher Weise wird ein Abstrich von der Schleimhaut des hinteren Fornix der Vagina genommen. Bei schwangeren Frauen können andere Einweginstrumente wie Accelon Combi und Cervisoft verwendet werden, die eine möglichst wenig traumatische Probenahme ermöglichen; bei Frauen nach der Konisation des Gebärmutterhalses werden Cytobrush plus Cell Collector oder Screenet, Bürsten mit mehreren spiralförmig angeordneten Borsten, empfohlen.

Das gewonnene Material wird in einer dünnen, gleichmäßigen Schicht auf einzelne Objektträger aufgetragen. Je nach Lokalisation können folgende Arten der Materialverteilung auf dem Objektträger empfohlen werden: Längsabstrich (posterolaterale vaginale Fornix), Querabstrich (Exozervix), Rundabstrich (Endozervix). Die Abstriche müssen schnell fixiert werden – 30 Sekunden nach der Entnahme des Materials –, um die Entstehung sogenannter „Trocknungsartefakte“ zu vermeiden.

Das Material wird nach folgendem Schema fixiert: Lufttrocknung (aber nicht über einer Brennerflamme) und Fixierung mit Ethylalkohol oder Nikiforov-Mischung. Die Präparate werden dann mit Hämatoxylin und Eosin gefärbt. Die Färbung mit Hämatoxylin und Eosin erfolgt nach folgendem Schema: Fixierte Ausstriche werden mit einer wässrigen Hämatoxylin-Lösung 7 bis 10 Minuten lang bis zu einem hellvioletten Ton gefärbt, mit fließendem Wasser abgewaschen, mit einer 1%igen Wasser-Eosinlösung 30 Sekunden lang gefärbt und anschließend wieder mit fließendem Wasser abgewaschen und getrocknet. Die Proben werden unter einem LOMO-Mikroskop MBI-15 untersucht. Für die Auswertung der erhaltenen Daten wird die von L. N. Vasilevskaya et al. (1987) und O. K. Chmelnitsky (2000) vorgeschlagene Terminologie verwendet.

Wirksamkeit

- Die Zytologie ist eine wirksame Methode zur Differenzialdiagnose von Vorstufen, Präkanzerosen und Krebserkrankungen der weiblichen Geschlechtsorgane.
- Sie ist eine zuverlässige Methode für die Frühdiagnose von Gebärmutterhalsmalignomen.
- Sie ist eine zuverlässige Methode zur Bestimmung der Art des pathologischen Prozesses (entzündlich, reaktiv, bösartig).

Anwendung

- Abstriche für die zytologische Untersuchung werden vor der bimanuellen Untersuchung und der Kolposkopie entnommen, d. h. vor dem Essigsäure- und Schiller-Test. Es ist ratsam, Abstriche in der zweiten Phase des Menstruationszyklus zu entnehmen.
- Zur Diagnose von Erkrankungen des Gebärmutterhalses und der Scheide.

- Zur Kontrolle der Wirksamkeit der Behandlung (in der Dynamik).
- Die zytologische Untersuchung (Färbung und Mikroskopie) und die Auswertung der Ergebnisse werden von Zytologen durchgeführt, in der Regel Spezialisten für klinische Labordiagnostik.

1.2. Mikroskopische Untersuchungsmethode

Dazu gehören die Mikroskopie angefärbter Proben und die Immunfluoreszenz, die eine schnelle und relativ kostengünstige vorläufige Diagnose beim ersten Arztbesuch ermöglichen und ein wichtiger Bestandteil der Diagnose von infektiösen und entzündlichen Erkrankungen des Urogenitaltrakts sind. Eine rechtzeitige Diagnose und eine angemessene Therapie verhindern die weitere Ausbreitung der Infektion. In einigen Fällen kann die Mikroskopie als Screening-Methode eingesetzt werden (Massen-Screening der Bevölkerung zur Identifizierung von Personen mit einer bestimmten Krankheit). Die Qualität der mikroskopischen Diagnose hängt von dem verwendeten Mikroskop, der sorgfältigen Einhaltung der Regeln für die Entnahme, dem Transport und der Färbung des Materials sowie vom Ausbildungsstand und der Erfahrung des Untersuchers ab.

Die mikroskopischen Untersuchungsmethoden ermöglichen es, Epithelzellen des Urogenitaltrakts und Leukozyten zu sehen, den Grad der Entzündungsreaktion zu beurteilen sowie die Morphologie der Mikroorganismen zu bestimmen und ihre Aggregation und Anzahl zu beurteilen. Durch die Untersuchung gefärbter Abstrichpräparate aus dem Vaginal- und Zervikalkanal sowie der Harnröhre kann beurteilt werden, ob das mikroskopische Bild eine normale oder pathologische Biozönose widerspiegelt (Tab. 2), wobei der Reinheitsgrad (Tab. 3) der Vaginal-, Zervikal- und Harnröhrenflora bewertet wird.

Gramfärbung der Mikrorganismen mit Methylenblau- und Fluorochrom-Farbstoffen in Kombination mit spezifischen Antikörpern ermöglichen eine schnelle Analyse und Reaktion.

Tabelle 2. Mikroskopische Eigenschaften der vaginalen Biozönose (Kira E. F., 1995)

Zustand (Typus) der Biozönose	Charakteristische Merkmale	Nosologische Formen
1. Normozänose	Dominanz von Laktobazillen, das Fehlen von gramnegativer Mikroflora (Gonokokken, Gardnerella, Kolibazillen usw.), Sporen, Mycelien, Pseudohyphen, Leukozyten, einzelne „reine" Epithelzellen	Typischer Zustand eines normalen Biotops der Vagina
2. Zwischentyp	Mäßige oder verringerte Anzahl von Laktobazillen, das Vorhandensein von grampositiven Kokken (Streptokokken, Staphylokokken usw.) und von gramnegativen Stäbchen. Leukozyten, Monozyten, Makrophagen, Epithelzellen werden nachgewiesen.	Oft bei gesunden Frauen zu beobachten, selten begleitet von subjektiven Beschwerden und klinischen Manifestationen.
3. Vaginale Dysbiose	Eine geringe Menge oder völlige Abwesenheit von Laktobazillen, reichlich polymorphe gramnegative und grampositive Stab- und Kokken-Mikroflora; Vorhandensein von „Schlüsselzellen". Anzahl der Leukozyten variabel, fehlende oder unvollständige Phagozytose. Polymikrobielles Abstrichbild.	Bakterielle Vaginose
4. Vaginitis	Eine große Anzahl von Leukozyten, Makrophagen, Epithelzellen, ausgeprägte Phagozytose. Bei Erkennung von: - Gonokokken - Trichomonaden - Myzel, Pseudohyphen, Sporen	Unspezifische Vaginitis Gonorrhö Trichomoniasis Mykotische Vaginitis

Tab. 3. Beurteilung des Reinheitsgrades der Vagina (nach A. F. M. Heuerlein, 1910)

Mikroskopisches Bild	I	II	III	IV
Döderlein-Stäbchen	+++	++	+	-
Comma variabile	-	-	++	++
Gramnegative Kokken und/oder Bazillen	-	-	++	++
Anaerobier, Streptokokken, Colibazillen, Trichomonaden	-	-	+/-	+++
Leukozyten	-	+	++	+++
Epithelzellen	einzelne	+	+	++

Tab. 4. Mikroskopische Auswertung des Vaginal-, Zervikal- und Urethralsekrets

Indikatoren
Epithelzellen 1. Einzelne 2. Mäßige Anzahl 3. Große Anzahl
Schleim 1. Mäßige Menge 2. Erhebliche Menge
Leukozyten 1. 0 bis einzelne im Gesichtsfeld 2. Bis zu 10 im Gesichtsfeld 3. Große Anzahl (>10 im Gesichtsfeld) 4. Bedeutende Zahl (>20 im Sichtfeld)
Mikroflora Quantitative Charakterisierung: 1. Gering 2. Mäßig 3. Reichlich Qualitatives Merkmal: 1. Gemischt 2. Bazillenförmig (Gr±) 3. Kokken (Gr±) 4. Hefeartige Pilze 5. „Schlüssel“-Zellen

Meine Anmerkung hierzu: Ist es nicht seltsam, dass bei der mikroskopischen Auswertung der Sekrete der parasitäre Einzeller Trichomonade nicht erwähnt wird, ohne den keine einzige gynäkologische Erkrankung von Frauen vonstatten geht? Und die man ohne diesen Einzeller zu beachten, nicht ausheilen kann. Deshalb sollte auch hier eine quantitative wie qualitative Charakterisierung erfolgen.

Erforderliche Reagenzien und Geräte

1. 96% (70%) Ethylalkohol
2. Wasserfreies Aceton
3. 3%ige Chloraminlösung
4. 3%ige Wasserstoffperoxidlösung
5. Satz Gramfärbemittel:

1%ige Wasser-Karbol-Kristallviolett-Lösung; Lugol-Lösung (2 g Kaliumjodid, 1 g reines Jod, 300 ml destilliertes Wasser); 96%-Ethylalkohol; Ziehl-Fuchsin-Carbol-Lösung

6. 1%ige Wasser-Methylenblau-Lösung
7. Sterile Kochsalzlösung
8. Immersionsöl
9. Reagenziensatz für die direkte Immunfluoreszenzreaktion (DIF) und die indirekte Immunfluoreszenzreaktion (IIF)
10. Vaginalspiegel
11. Lange Pinzetten oder Hornzangen
12. Wattestäbchen
13. Schalen aus rostfreiem Stahl
14. Objektträger aus Glas
15. Spezialobjektträger (mit Vertiefungen) für DIF und IIF
16. 24 x 24 Deckgläser
17. Halbautomatische Einkanal-Mikropipetten für 30 μl und 1000 μl mit Spitzensets
18. Gebärmutterhalsbürste (Zervixbürste, Vola-Bürste von Rovers)
19. Harnröhren- und/oder Universalsonde (Polypropylensonde mit synthetischem Flor oder Wattestäbchensonde mit erhöhten Sorptionseigenschaften)
20. 200-ml-Glasbecher

21. Alkoholflasche
22. Filterpapier
23. Einweichbehälter für feste Abfälle
24. Gummihandschuhe (Latex)
25. Gynäkologischer Stuhl
26. Mikroskop

1.3. Vorbereitung auf die Untersuchung sowie Regeln für das Sammeln von Biomaterial

Die ordnungsgemäße Vorbereitung einer Patientin mit chronisch entzündlichen und infektiösen Erkrankungen des Urogenitaltrakt auf die Untersuchung. Hierbei sind die Qualität des für die Studie entnommenen Biomaterials, seine weitere Verarbeitung und die Lagerung wichtig, um zuverlässige Ergebnisse zu erhalten.

Die folgenden Regeln sollten bei der Entnahme von Biomaterial für die Untersuchung beachtet werden:

1. Die Patientin hat in den letzten 48 bis 72 Stunden keine lokale Behandlung angewendet.

2. Die Patientin hat in den letzten 3 bis 4 Wochen keine allgemeine Antibiotikatherapie erhalten.

3. Die Patientin darf am Vorabend der Probenentnahme keinen Geschlechtsverkehr gehabt haben.

3. Das Biomaterial wird bei Vorliegen klinischer Krankheitsanzeichen entnommen (Verschlimmerung des Entzündungsprozesses).

4. Bei chronischen oder trägen infektiös-entzündlichen Prozessen des Urogenitaltrakts ist 24 Stunden vor der Untersuchung eine Kombination aus biologischer (intramuskuläre Injektion von 10 μg Pyrogenal) und alimentärer (Verzehr von salzigen und/oder scharfen Speisen, alkoholarmen Getränken wie Bier oder Wein) Provokation ratsam und sinnvoll.

5. Vor der Entnahme einer Harnröhrenprobe wird ein Harnverhalt von 1,5 bis 2 Stunden oder länger empfohlen, um das Ausspülen von

kranken Zellen und Krankheitserregern aus dem Urinstrom zu verhindern. Wenn kein Ausfluss vorhanden ist, sollte die Harnröhre mit einer Einwegsammelsonde massiert werden. Die äußere Öffnung der Harnröhre sollte vor der Entnahme mit einem mit steriler Kochsalzlösung befeuchteten Wattestäbchen abgetupft werden.

6. Der Abstrich sollte mit speziellen Einweginstrumenten (Sonde und Zervixbürste) durchgeführt werden – siehe „Erforderliche Reagenzien und Ausrüstung".

7. Die Sonde wird bis zu einer Tiefe von 1,5 bis 2 cm in die Harnröhre der Patientin eingeführt, es erfolgen mehrere leicht rotierende Bewegungen der Spitze.

8. Bei der Materialenentnahme aus dem Gebärmutterhalskanal wird zunächst der Schleimpfropf mit einem sterilen Wattestäbchen entfernt und der Gebärmutterhals mit steriler physiologischer Lösung behandelt. Die Zervixbürste wird bis zu einer Tiefe von 1,5 bis 2 cm in den Gebärmutterhalskanal eingeführt und das Material mit einer Drehbewegung entnommen. Beim Entfernen der Bürste ist darauf zu achten, dass sie nicht mit der Scheidenwand in Berührung kommt.

9. Die Vaginalprobe sollte mit einer Zervixbürste aus der posterolateralen Fornix entnommen werden.

10. Die rektale Ampullenprobe wird mit einer Universal- oder Harnröhrensonde entnommen – ein kreisförmiges Abschaben der Schleimhaut und ihrer Falten bis zu einer Tiefe von 3 bis 4 cm.

11. Aus der Bindehaut wird Material entnommen, nachdem eventueller Schleim mit einem sterilen Wattestäbchen entfernt wurde. Zellmaterial vom Unterlid wird durch Drehen der Sonde vorsichtig entnommen (Anästhesie mit 0,5%iger Dicainlösung möglich).

12. Die nasopharyngeale Probenahme erfolgt mit einer Universal- oder Urethralsonde. Zellmaterial wird durch Abschaben von der Rückseite des Rachens nach vorheriger Entfernung von Schleim mit einem sterilen Wattestäbchen gewonnen.

13. Die Objektträger müssen trocken, sauber, entfettet (in 96%igem Alkohol aufbewahren) und nicht zerkratzt sein (am besten neue Objektträger für jede Patientin).

14. Für die bakteriologische Untersuchung von Abstrichen wird das Material in einer dünnen, gleichmäßigen Schicht auf zwei Objektträger aufgetragen, die angefärbt werden – einer mit Methylenblau und der andere mit Gramfärbung. Einfachheitshalber kann ein Glas für Urethral-, Zervikal- und Vaginalabstriche verwendet werden oder ein Glas für Urethral- und Zervikalabstriche und ein separates Glas für Vaginalabstriche. Je nach Lokalisation können folgende Arten der Materialverteilung auf dem Objektträger empfohlen werden: „zirkulärer" Abstrich (Gebärmutterhalskanal), Querabstrich (Harnröhre), Längsabstrich (Vagina). Außerdem werden separate Objektträger für Abstriche der Schleimhaut des Rektums, des Nasopharynx und der Bindehaut verwendet.

Für die Untersuchung von mit Anilinfarbstoff gefärbten Präparaten muss das Präparat an der Luft getrocknet und noch am selben Tag ins Labor gebracht werden. Die Präparate werden drei Minuten lang in 96%igem Alkohol oder in einer Brennerflamme (für Gramfärbung) fixiert. Fixierte Präparate können bei Raumtemperatur mehrere Tage aufbewahrt werden.

Methylenblau-Färbung: Eine 1%ige Wasser-Methylenblau-Lösung wird für 1 bis 2 Minuten auf das fixierte, getrocknete Präparat aufgetragen, der verbleibende Farbstoff wird gründlich mit einem Strom von kaltem Wasser abgewaschen und getrocknet.

Gramfärbung: Ein Stück Filterpapier wird auf das fixierte, getrocknete Präparat gelegt und mit einer Lösung von kristallinem Violett für 1 bis 2 Minuten übergossen. Das Papier abnehmen und, ohne den Farbstoff abzuwaschen, etwa eine Minute lang eine Lugol-Lösung aufgießen. Die Lugol-Lösung abtropfen lassen und einige Tropfen 96%igen Alkohol für 0,5 bis 1 Minute auftragen, wobei das Glas leicht geschüttelt wird. Das Präparat wird mit kaltem Leitungswasser abgewaschen und 1 bis 2 Minuten lang mit Ziehl-Fuchsin-Carbol-Lösung gefärbt. Der Farbstoff wird abgegossen, das Präparat wird unter fließendem Wasser abgewaschen und an der Luft getrocknet.

Das Präparat wird mit einem Strom von kaltem Leitungswasser gewaschen und 1 bis 2 Minuten lang gefärbt. Der Farbstoff wird abgelassen, das Präparat wird mit fließendem Wasser gewaschen und an der Luft getrocknet.

Bei der Gramfärbung färben sich Neutrophile, mononukleare Zellen, Epithel und andere Materialien wie gramnegative Mikroben – rosa und rot. Grampositive Mikroben sind blau-violett gefärbt. Die qualitative Bewertung der Mikroflora durch Gramfärbung umfasst die Differenzierung aller Morphotypen nach ihren tinktorialen und morphologischen Merkmalen: Morphotypen von Lactobacillus, Gardnerella, Fusobazillus, Bacteroides, Mobiluncus, Leptotrichia, Veilonella sowie grampositive Kokken, coliforme Bazillen und hefeartige Pilze. Auch Trichomonaden und andere Protozoen können im Abstrich nachgewiesen werden.

Für Immunfluoreszenztests wird das Material in Form eines Abstrichs auf einen speziellen Objektträger (mit Vertiefungen) gegeben, wobei die Oberfläche des Glases wiederholt mit der Spitze der Sonde (Zervixpinsel) berührt wird. Die Präparate werden an der Luft getrocknet und fixiert, indem 0,1 bis 0,15 ml gekühltes wasserfreies Aceton auf das Präparat aufgetragen wird, bis es vollständig verdunstet ist. Fixierte Präparate können bei Raumtemperatur 24 Stunden, bei 2 bis 6 °C 3 Tage und bei –20 °C 7 Tage ohne Zugang zu Feuchtigkeit gelagert werden.

Mit Immunfluoreszenzverfahren lassen sich sowohl mikrobielle Antigene als auch Antikörper in klinischen Proben nachweisen. Die Methode basiert auf der Verwendung eines Indikator-Tags, d. h. der Einführung eines Fluorochroms, meist Fluoresceinisothiocyanat (FITC), in die Proteine eines Antigens oder Antikörpers. Es können direkte (DIF) oder indirekte (IIF) Immunfluoreszenzreaktionen verwendet werden.

Bei der direkten Immunfluoreszenz werden Fluorochrom-markierte, speziesspezifische polyklonale Antikörper gegen Chlamydien, Ureaplasmen und Mykoplasmen verwendet. Sie werden auf glasfixiertes klinisches Material aufgetragen. Die Antigen-Antikörper-Reaktion führt bei der Untersuchung zum Auftreten eines fluoreszierenden Antigen-Antikörper-Komplexes, wenn das Antigen des Erregers im Präparat und somit der Erreger selbst in der klinischen Probe vorhanden ist. Bei der indirekten Immunfluoreszenzreaktion sind die spezifischen Antikörper gegen Trichomonaden, Herpes-simplex-Viren und Cytomegalievirus nicht markiert. Daher werden zum Nachweis des in der ersten Stufe gebildeten Antigen-Antikörper-Komplexes die zweiten Fluorochrom-markierten Antikörper verwendet, die spezifisch für Anti-Trichomonaden, antivirale und Anti-Cytomegalievirus-Antikörper sind.

Die IIF-Methode wird eingesetzt, um Blut auf Antikörper gegen Chlamydien zu testen (ChlamyFluoScreen, NIARMEDIC PLUS, Russland). Die Blutentnahme erfolgt auf nüchternen Magen oder frühestens sechs Stunden nach einer Mahlzeit. Das Blut (3 bis 5 ml) wird aus der Cubitalvene entnommen, das Serum für die Analyse wird auf die übliche Weise gewonnen. Der Antikörpertiter wird im Laufe der Zeit (vor und nach der Behandlung) bestimmt. Das Blutserum kann 5 bis 6 Tage im Kühlschrank aufbewahrt werden. Ein wiederholtes Einfrieren und Auftauen der Seren ist nicht zulässig. Chylöse, hämolysierte und gekeimte Blutseren können für die Untersuchung nicht verwendet werden.

Die Untersuchung der Präparate erfolgt durch Fluoreszenzmikroskopie (Mikroskope wie LUMAM R-8, EC RPO-11, LOMO, Russland; Leitz BIOMED, Deutschland). Die Lumineszenzmikroskopie wird mit zwei Varianten von Immersionssystemen durchgeführt: Öl- und Wasserimmersion. Die Wasserimmersion (Objektiv mit einer 60-fachen Vergrößerung und Okular mit Vergrößerung 6,3) ergibt eine gleichmäßigere, hellere und klarere Lumineszenz und ist daher am besten geeignet. Die DIF und die IIF werden nach den Anweisungen des Herstellers gestaffelt.

Effektivität der verschiedenen mikroskopischen Untersuchungsmethoden

- Mit der mikroskopischen (bakterioskopischen) Methode lassen sich nicht nur die morphologischen Merkmale und das Verhältnis der einzelnen Komponenten der urogenitalen Mikroflora beurteilen, sondern auch Informationen über den Zustand der urogenitalen

Schleimhaut und das Vorhandensein einer makroorganismischen leukozytären Reaktion gewinnen. Empfindlichkeit der Methode ≈ 105 KBE/ml, d. h. ≈ 105 koloniebildende Einheiten (KBE) in 1 ml Probe.

- Die Immunfluoreszenz ist eine hochempfindliche und spezifische Methode zur Diagnose urogenitaler Infektionen, wenn der Patient vor der Untersuchung ordnungsgemäß vorbereitet wird und die Regeln für die Probenentnahme und -einteilung eingehalten werden. Die Empfindlichkeit der DIF liegt bei ≈ 105 KBE/ml; die Empfindlichkeit von IIF bei ≈ 103 bis 104 KBE/ml.
- Die Abstriche für die mikroskopische Untersuchung werden 24 Stunden nach der kombinierten Provokation entnommen, wobei alle Regeln für die Entnahme von Biomaterial beachtet werden.
- Ergebniskontrollen (Immunfluoreszenzmethode) sollten frühestens 3 bis 4 Wochen nach Abschluss der Antibiotikatherapie durchgeführt werden, da nicht eliminiertes antigenes Material eines nicht lebensfähigen Erregers zurückbleiben kann (falsch positive Ergebnisse).

Es ist zu beachten, dass alle zu untersuchenden Proben, Geräte und Materialien, die mit Erregern in Berührung kommen, als potenziell kontaminierte Objekte zu behandeln sind! Zu diesem Zweck ist Folgendes notwendig:

1. Arbeiten mit Gummihandschuhen
2. Alle festen Abfälle zwei Stunden bei Raumtemperatur in einer 3%igen Lösung von Chloramin oder Wasserstoffperoxid einweichen.
3. Vor und nach der Arbeit die Werkzeuge und Geräte mit 70%igem Alkohol reinigen.

Mikroskopische Untersuchungsmethoden (Ablauf der Untersuchung, Aufzeichnung und Interpretation der Ergebnisse) werden von einem Laborarzt (Facharzt für Laboratoriumsmedizin) oder einem Kliniker mit Kenntnissen in mikroskopischen Diagnosemethoden und entsprechender Zertifizierung durchgeführt.

❖ ❖ ❖

Teil 3

DIAGNOSTISCHE MIKROSKOPIE – VON DER SCHULMEDIZIN UNTERSCHÄTZT

LICHTMIKROSKOPIE

Ein Lichtmikroskop sammelt Licht aus dem Bereich, in dem sich eine Probe oder ein Blutpräparat auf dem Objektträger befindet. Wenn dieses Licht durch die Probe fällt, erzeugt es ein Bild, welches durch das Objektiv des Mikroskops und durch die Okulare nach oben gesendet wird, um die Probe zu vergrößern, wenn das Bild das Auge des Forschers erreicht. Das Auflösungsvermögen von Lichtmikroskopen ist physikalisch auf ca. 200 μm begrenzt. Der für die Präparation der Objekte nötige Aufwand ist geringer, als beim Elektronenmikroskop und die Bilder erscheinen farbig.

ALLGEMEINE KLINISCHE BLUTUNTERSUCHUNG

Ein Blutbild umfasst: Erythrozyten-, Leukozyten- und Thrombozyten-Zahl, Hämoglobin sowie Farbindex, Hämatokrit (Anzahl der Blutzellen am Gesamtblut, Erythrozyten-Senkungsgeschwindigkeit, Morphologie der Leukozyten und Erythrozyten. Die Blutproben sollten morgens auf nüchternen Magen oder eine Stunde nach einem leichten Frühstück entnommen werden. In der Laborpraxis wird hauptsächlich Kapillarblut untersucht. Für die klinische Untersuchung, wenn gleichzeitig biochemische Tests durchgeführt werden, kann Blut aus einer Vene (ebenfalls auf nüchternen Magen) entnommen werden.

Die Blutentnahme sollte nicht nach körperlicher oder geistiger Anstrengung, nach der Verabreichung von Medikamenten, insbesondere intramuskulären oder intravenösen Medikamenten, nach Röntgenbestrahlung und nach physiotherapeutischen Maßnahmen erfolgen. Wiederholte Untersuchungen müssen zur gleichen Tageszeit durchgeführt werden, da die morphologische Zusammensetzung des Blutes im Laufe des Tages Schwankungen unterworfen ist. Die Nichteinhaltung aller oben genannten Regeln führt zu nicht vergleichbaren Ergebnissen und kann zu Fehldiagnosen führen.

Das Blut wird dem Patienten durch einen Nadelstich in die Fingerspitze oder in das Ohrläppchen bzw. bei kleinen Kindern in das weiche Gewebe der Ferse entnommen. Heute werden Einmallanzetten und Einwegnadeln verwendet.

Die Haut an der Einstichstelle muss vorher desinfiziert werden. Dadurch wird verhindert, dass ein Blutstropfen an der Einstichstelle verfließt, was die Entnahme des Blutstropfens erleichtert. Der Einstich sollte seitlich am Ringfinger erfolgen, wo das Kapillarnetz dicker ist, und zwar in einer Tiefe von 2 bis 3 mm, je nach Hautdicke, damit das Blut ungehindert fließen kann, denn starker Druck führt zu einer Vermischung mit Gewebeflüssigkeit, was die Testergebnisse verfälschen kann.

AUFBEREITUNG VON BLUTAUSSTRICHEN, FIXIERUNG UND FÄRBUNG

Neutralisierung von destilliertem Wasser

Das Prinzip der bekannten Ausstrichfärbemethoden beruht hauptsächlich auf der chemischen Affinität der verschiedenen Grundbestandteile der Zellen zu bestimmten Anilinfarbstoffen und in geringerem Maße auf deren physikalischen Eigenschaften. Das Zytoplasma einiger Zellen hat eine Affinität für saure Farbstoffe, die oxyphile Blutelemente darstellen. Das Zytoplasma anderer Zellen, die basophile und neutrophile Substanzen enthalten, absorbiert sowohl saure als auch basische Farbstoffe. Zellkerne, die eine beträchtliche Menge an Nukleinsäure enthalten, binden hauptsächlich basische Farbstoffe.

Zu den basischen hämatologischen Farbstoffen gehören Methylenblau und seine Derivate Azur I (Methylenblau) und Azur II (eine Mischung aus gleichen Teilen Azur und Methylenblau), zu den sauren Farbstoffen gehört das wasserlösliche gelbe Eosin. Azur-Eosin-Mischungen reagieren sehr empfindlich auf Wasser, daher sollte das für die Farbstoffzubereitung und das Auswaschen verwendete destillierte

Wasser reaktionsneutral sein, d. h. einen pH-Wert von 7,0 aufweisen. Ist das Wasser sauer, d. h. bei einem pH-Wert unter 7,0, werden die Zellen lange nicht gefärbt und erhalten einen Rotstich. Bei einer alkalischen Reaktion, d. h. bei einem pH-Wert von über 7,0, färben sich die Erythrozyten graublau, die Zellkerne und das Zytoplasma der Zellen färben sich sehr dunkel.

Der pH-Wert von Wasser wird durch eine kolorimetrische Methode (z. B. Michaelis-Gerät) oder mithilfe von Indikatorpapier bestimmt. In letzterem Fall wird das Indikatorpapier in Wasser getaucht und angefeuchtet. Nach dem Herausnehmen wird die Farbe des Indikators sofort mit einer Farbskala verglichen, die einen numerischen pH-Wert enthält. Die Übereinstimmung der Farbe des Indikators mit einem beliebigen Balken der Skala zeigt den pH-Wert an.

Saures destilliertes Wasser, d. h. wenn sein pH-Wert in Richtung Versäuerung abweicht (pH <7,0), wird tropfenweise mit einer 1%igen Natriumcarbonatlösung alkalisiert. Alkalisches Wasser (pH >7,0) wird mit einer 1%igen Essigsäurelösung angesäuert, bis der pH 7,0 beträgt.

Objektträger

Die Blutausstriche werden auf Objektträgern mit schmalerem Schliff hergestellt.

Benutzte Objektträger sollten nur verwendet werden – nach gründlicher Reinigung –, wenn harmlose, d. h. nicht mit Erregern kontaminierte Stoffe untersucht wurden. Alle anderen Objektträger müssen fachgerecht entsorgt werden.

Die Gläser werden in einem weithalsigen Glas mit Deckel aufbewahrt.

Blutentnahme aus der Fingerkuppe

Für die korrekte Blutentnahme aus dem Finger zur Analyse müssen mehrere Bedingungen erfüllt sein:

- Der Name des Patienten muss aufgeschrieben werden, damit der Ausstrich nicht verwechselt werden kann.
- Der Patient darf in den letzten 12 Stunden vor der Blutabnahme keine Nahrung zu sich genommen haben, denn Nahrung kann die Anzahl der weißen Blutkörperchen verändern.
- Die Blutabnahme sollte morgens zwischen 7 und 10 Uhr (nach der Nachtruhe) auf nüchternen Magen erfolgen.
- Die Haut des Fingers im Bereich der Blutentnahme muss vorab mit 70%igem Äthylalkohol desinfiziert werden.
- Das gesamte Blutentnahmematerial muss steril sein.

Vorbereitung von Blutausstrichen

Man hält einen trockenen, entfetteten Objektträger (rechteckig, 75 mm x 25 mm x 1,5 mm–2,0 mm) an der langen Kante und berührt seine Oberfläche mit einem Blutstropfen (nicht mit der Haut) in einem Abstand von 0,5 bis 1 cm von der schmalen Kante. Der Objektträger wird dann auf den Tisch gelegt oder an den schmalen Rändern in der linken Hand gehalten. Das geschliffene Glas, mit dem der Ausstrich gemacht wird, mit der rechten Hand in einem Winkel von 30 bis 45 Grad 1 bis 2 mm vor den Blutstropfen auf den Objektträger legen und nach hinten bewegen, sodass es das Blut berührt. Man wartet, bis sich das Blut über den gesamten Rand des geschliffenen Glases verteilt hat, und wischt dann mit einer leichten, schnellen Bewegung: Schieben Sie das geschliffene Glas von rechts nach links, bis der gesamte Tropfen verteilt ist. Die Größe des Bluttropfens sollte klein und so bemessen sein, dass der gesamte Abstrich auf dem Glas platziert wird und den anderen schmalen Rand des Glases um 1 bis 1,5 cm nicht erreicht. Hören Sie nicht auf zu streichen und entfernen Sie das Glas nicht, bevor der Tropfen aufgebraucht ist. Wird ein großer Tropfen entnommen, wird dieser, nachdem er sich auf dem Rand des geschliffenen Glases ausgebreitet hat, angehoben und einige Millimeter nach links verschoben, erneut auf das Glas mit dem Blut gelegt und wie oben beschrieben verteilt. Drücken Sie nicht zu fest auf das Glas, da sonst viele Zellen beschädigt werden könnten.

Ein gut gemachter Ausstrich sollte gleichmäßig dünn sein, eine gelbliche Farbe haben, etwa ¾ der Gesamtlänge des Glases einnehmen und in einer „Rispe“ enden. Stark rosa und rötliche Ausstriche sind für die Zellzählung nicht geeignet, da sie zu dick sind und die Zellelemente nicht unterschieden werden können.

Nach der Präparation werden die Ausstriche schnell an der Luft getrocknet, bis der feuchte Glanz verschwunden ist. Bei langsamer Trocknung kann sich die Zellmorphologie verändern. Auf dem getrockneten Abstrich werden der Vorname des Patienten, seine Initialen und das Datum mit der Ecke eines Objektträgers oder mit einem Bleistift geschrieben.

Bei Erkrankungen mit erhöhtem Fibrinogengehalt im Blut ist der Abstrich auf dem Objektträger bröckelig. Dies ist ein auffälliges Zeichen, auf das bei der Blutentnahme besonders geachtet werden muss.

Blutausstrichapparat

Der Blutausstrichapparat besteht aus einem speziell geschliffenen Messglas und einem Halter für das Glas. Durch Verschieben des Glases in den Rillen des Halters wird der Winkel des Glases verändert. Dadurch lässt sich die Dicke der Striche einstellen. Je kleiner der Winkel, desto dünner der Strich. Ein weiterer Parameter, mit dem die Strichstärke verändert werden kann, ist die Geschwindigkeit, mit der sich das geschliffene Glas während des Prozesses bewegt: Je langsamer die Bewegung, desto dünner der Strich.

Fixierung von Blutausstrichen

Die Behandlung der Ausstriche mit Fixierflüssigkeiten, die die Zellen gegen das in den Farbstoffen enthaltene Wasser resistent machen, ist notwendig, damit die Zellen keine morphologischen Veränderungen erfahren und die weitere Färbung keine Schäden am Ausstrich verursacht.

Für die Fixierung der Ausstriche ist es ratsam, eine Pinzette, spezielle Fixierschalen oder Gläser mit einer Höhe von 6,0 bis 6,5 cm sowie ein Gestell zum Lufttrocknen der Ausstriche und Objektträger zur Verfügung zu haben. Als Reagenzien kann man chemisch reinen Methylalkohol oder 96%igen Ethylalkohol (oder 75%iges Ethanol) oder vergällten Alkohol oder eine Nikiforov-Mischung verwenden, die aus gleichen Mengen Ethylalkohol und Schwefeläther besteht. Das beste Fixiermittel ist Methylalkohol. (Achtung, starkes Gift! Kann bei oraler Einnahme zu Erblindung oder sogar zum Tod führen.)

Die Technik zur Fixierung der Ausstriche ist wie folgt: Die Objektträger mit luftgetrockneten Blutausstrichen werden paarweise gefaltet (Ausstriche nach außen) und mit einer Pinzette in spezielle Fixierschalen oder in gewöhnliche niedrige Glasbecher von 6,0 bis 6,5 cm Höhe, die bis zur erforderlichen Höhe mit Fixierflüssigkeit gefüllt sind, abgesenkt. Im letzteren Fall werden, um einen freien Kontakt aller Blutausstriche mit dem Fixiermittel zu gewährleisten, saubere Objektträger, die mit ihren Rändern auf dem oberen Teil des Glases aufliegen, zwischen die Paare von gefalteten Objektträgern mit Ausstrichen gelegt. Die Ausstriche werden mindestens 5 Minuten lang in Methylalkohol oder 30 Minuten lang in Ethylalkohol, vergälltem Alkohol bzw. Nikiforov-Mischung einer regelmäßigen Wärmeeinwirkung ausgesetzt.

Nach Ablauf der Fixierungszeit werden die Präparate mit einer Pinzette entnommen, an der Luft getrocknet oder in einem Glas mit neutralisiertem destillierten Wasser gespült und zur Färbung kopfüber auf einen Glassteg gestapelt.

Färben von Blutausstrichen nach der Romanowsky-Giemsa-Methode

Das Prinzip dieser Färbemethode besteht darin, die Eigenschaft einer Mischung aus basischen (Azur II) und sauren (wasserlösliches gelbes Eosin) Farbstoffen zu nutzen, um verschiedene Zellelemente in unterschiedlichen Farben und Schattierungen zu färben.

Luftgetrocknete fixierte Blutausstriche werden mit speziellen Farbstoffen angefärbt, um zytomorphologisch wichtige Strukturen in

Blutzellen zu erkennen. Saure Zellsubstanzen wie DNA und Chromatin binden an basische Farbstoffe (Methylengrün, Methylenblau, Azur usw.) und erscheinen basophil. Basische Zellsubstanzen, wie das Zytoplasma, werden mit sauren Farbstoffen (Eosin, Fuchsin) angefärbt und erscheinen acydophil. Neutrale Zellbestandteile können mit neutralen Farbstofflösungen sichtbar gemacht werden.

Utensilien und Geräte:

1. 1-Liter-Kolben oder -Flasche
2. Messzylinder mit einem Fassungsvermögen von 250 ml
3. Farbverdünnungszylinder mit 100 ml Inhalt
4. Messpipette
5. Stativ für Abstriche
6. Küvette mit Glassteg für Färbungen

Reagenzien. In Fachgeschäften und Apotheken ist eine gebrauchsfertige Romanowsky-Giemsa-Farbstofflösung erhältlich, die aus einem alkalischen und einem sauren Teil besteht. Der alkalische Teil ist Azur II und der saure Teil Eosin. Azur II färbt hellblau und Eosin färbt rosarot. Die Zusammensetzung der fertigen Romanowsky-Giemsa-Färbelösung ist wie folgt:

Azur II	3 g
Eosin, wasserlöslich, gelb	0,8 g
Methylalkohol	250 ml
Glyzerin	250 ml

Romanowsky-Giemsa-Trockenfarbe ist ebenfalls im Handel erhältlich.

Herstellung der Färbelösung

1. Methode: Eine Färbelösung wird aus Trockenfarbstoff wie folgt hergestellt: 3,8 g des trockenen Romanowsky-Giemsa-Farbstoffs werden in 250 ml reinem Methyl- oder Ethylalkohol (Ersterer ist besser) aufgelöst. Die Lösung wird 3 bis 5 Tage stehen gelassen, wobei sie oft geschüttelt wird, damit sich der Farbstoff besser auflöst. Dann fügt man 250 ml reines Glyzerin hinzu und lässt die Lösung erneut 3 bis 4 Tage stehen, wobei man sie regelmäßig schüttelt. Die so hergestellte

Farbe hält sich lange Zeit ohne zu schütteln in dunklen Flaschen in einem Schrank, in dem weder Säuren noch Laugen vorhanden sind.

2. Methode: Um den Prozess der Farbherstellung zu beschleunigen, kann man 3,8 g der trockenen Farbstoffmischung in 250 ml Glyzerin auflösen und 90 bis 120 Minuten im Wasserbad erhitzen. Dabei wird eine konstante Temperatur von 56 °C beibehalten. Nach dem Abkühlen der entstandenen Lösung auf Raumtemperatur werden 250 ml reiner Methylalkohol zugegeben.

Die neu hergestellte Lösung des Romanowsky-Giemsa-Farbstoffs vor der Verwendung titrieren, das heißt, man färbt mehrere fixierte Blutausstriche im Verlauf von 25 bis 40 Minuten, mit unterschiedlich verdünntem Farbstoff: 1 bis 2 Tropfen Farbstoff pro 1 ml destilliertem Wasser. Auf der Grundlage eines gut gefärbten Präparats wird die Färbezeit und die erforderliche Anzahl von Farbstofftropfen pro 1 ml Verdünnungsmittel bestimmt.

3. Methode: Derzeit wird am häufigsten eine fertige Romanowsky-Giemsa-Farbstoffmischung verwendet, wobei vorab eine Arbeitslösung vorbereitet wird im Verhältnis von: 1 Tropfen des Farbstoffs auf 1 ml destilliertes Wasser.

Färbemethoden

1. Methode: Die fixierten Ausstriche werden auf eine Färbebrücke gelegt, die aus einem Glasstab besteht, der an zwei gegenüberliegenden Kanten der Küvette angebracht ist. Die Ausstriche werden dann mit Farbstoff in einer Verdünnung von 1 bis 2 Tropfen auf 1 ml destilliertes Wasser gefüllt. Die Farbe wird auf den Abstrich gegossen. Die Färbung dauert je nach Raumtemperatur 25 bis 45 Minuten. Wenn die Raumtemperatur niedrig ist oder die Abstriche schneller gefärbt werden sollen, kann die verdünnte Farbe auf 60 bis 70 °C erhitzt werden (nicht zum Kochen bringen).

Nach dem Färben wird die Farbe mit einem starken Wasserstrahl abgewaschen, die Striche werden zum Trocknen senkrecht in ein Holzgestell gestellt. Die verdünnte Farbe kann nur innerhalb eines Tages verwendet werden.

2. Methode: Die getrockneten fixierten Abstriche werden 25 bis 40 Minuten lang in eine Küvette mit einer Arbeitslösung aus Farbstoff gelegt (die Färbezeit wird für jede neue Farbstoffcharge vorab experimentell ermittelt). Dann wird der Farbstoff abgewaschen und das Präparat getrocknet.

Ergebnisse der Färbung

Die Zellkerne von Leukozyten und Lymphozyten sollten rot-violett gefärbt sein.

Eosinophile Granula sollten rötlich-braun, basophile – blau, neutrophile – violett gefärbt sein.

Der schmale Rand des Lymphozyten-Zytoplasmas färbt sich blau. *(Wenn in einer Lymphozyten-ähnlichen Zelle das Zytoplasma selbst keinen „klassischen" Rand um den gesamten Umfang der Zelle darstellt und sich darin zarte azurblaue Körnchen von roter Farbe befinden, handelt es sich nicht mehr um einen Lymphozyten, sondern um eine zystoide Trichomonade, die in die amöboide Form übergeht, und die roten Körnchen im Zytoplasma sind Chromatin-Klumpen oder -Körner).*

Die Erythrozyten sind bei entsprechender Färbung und dünnem Ausstrich blass rötlich gefärbt.

„Thrombozyten" haben eine hellere, blaue Außenseite und eine violette Innenseite.

Im Folgenden werden wir unsere Bekanntschaft mit menschlichen Blutpräparaten fortsetzen, die mithilfe eines Lichtmikroskops hergestellt und nach Romanowsky-Giemsa gefärbt wurden. Dies wird uns ermöglichen, die Bestandteile des Blutes besser zu verstehen und normale, differenzierte Zellen von einzelligen Parasiten Trichomonaden zu unterscheiden. Hier werden wir auch sehen und vergleichen können, wie ähnlich Trichomonaden im zystoiden, amöboiden und begeißelten Existenzstadium den sogenannten Tumorzellen sind.

Die Identifikation der Morphe normaler Zellen, Tumorzellen und Trichomonaden wird auf den Fotos 55-97 dargestellt.

Pathologien der Blutzellen sehen Sie auf den Fotos 98-104.

DUNKELFELDMIKROSKOPIE

Die offizielle Hämatologie hat die Dunkelfeldmikroskopie noch nicht anerkannt und in die medizinische Praxis eingeführt, obwohl sie seit Langem auch hierzulande hergestellt werden und in vielen privaten Arztpraxen und Behandlungs- und Diagnosezentren des Landes weitverbreitet sind. Der große Vorteil des Dunkelfeldmikroskops ist, dass damit lebende Zellen in Bewegung beobachtet werden können.

Verfahren zur Herstellung von Präparaten für die Dunkelfeldmikroskopie

Die Methode zur Gewinnung eines Präparats für das Dunkelfeldmikroskop ist recht einfach. In diesem Fall sind die Vorbereitungsverfahren vor der Blutentnahme aus dem Finger die gleichen wie bei der Lichtmikroskopie, aber nach dem Auftragen eines kleinen Bluttropfens auf das Glas wird er nicht in Form einer dünnen Schicht verrieben und nicht die Romanowsky-Giemsa-Färbung angewandt, sondern einfach mit einem kleinen dünnen Deckglas bedeckt. Danach wird das Deckglas mit einer scharfen Spitze vorsichtig gegen den Objektträger gedrückt, sodass sich das Blut mit der Bildung eines kleinen Lumens mit geringem Plasmavolumen ausbreitet: Darin kann man die sich ständig bewegenden Mikroben besser sehen, wenn sie sich im Blut befinden. Das erhaltene Präparat sollte sofort unter die Linse gehalten werden, um den Grad der Aktivität der Bewegung der Erythrozyten visuell zu erfassen und die Zeit vom Zeitpunkt der Blutentnahme bis zum Auftreten der ersten Fibrinfäden, die den Beginn der Blutgerinnung anzeigen, zu messen.

Das binokulare Dunkelfeldmikroskop sollte vorzugsweise in den beiden nächsthöheren Vergrößerungsstufen betrieben werden, etwa 800-fach und 2000-fach, wobei Immersionsöl auf den Kondensor (unter dem Objektträger) und auch auf das Deckglas aufgetragen werden sollte, damit die Lücken zwischen Deckglas und Objektträger geschlossen sind. Dadurch wird das Blut vor dem Austrocknen geschützt und die Lebensfähigkeit der Zellen verlängert. Im Allgemeinen ist die Einrichtung eines Dunkelfeldmikroskops schwieriger als die eines Lichtmikroskops, sodass Sie sich nicht nur sehr sorgfältig mit der Bedienungsanleitung vertraut machen, sondern auch Ihren Betreuer zurate ziehen müssen.

Zum Dunkelfeldmikroskop sollte ein Computer mit Monitor oder ein Fernsehbildschirm gehören, damit die im Mikroskop gewonnenen Bilder zusätzlich vergrößert auf den Monitor übertragen werden und sowohl für die am Mikroskop arbeitende Fachkraft als auch ggf. für den daneben sitzenden Patienten gut sichtbar sind.

Was leistet die Dunkelfeldmikroskopie?

In wissenschaftlicher Hinsicht kann die Dunkelfeldmikroskopie den Wissenschaftlern helfen, viele Geheimnisse lebender menschlicher Blutzellen zu entschlüsseln und das Verständnis der Wissenschaftler für die Keime und Parasiten, die darin leben, zu erweitern. Ebenso wertvoll sind Dunkelfeldmikroskope in Kliniken und Krankenhäusern, wenn sie zu diagnostischen Zwecken eingesetzt werden, um verschiedene biologische Erreger moderner Krankheiten aufzuspüren und um Veränderungen des Blutzustands während der Behandlung von Patienten zu überwachen. Dunkelfeldmikroskope, die die Lichtmikroskopie ergänzen, ermöglichen es, lebende Blutzellen und ihre Parasiten zu sehen, welche nicht durch Fixierpräparate verzerrt sind, sowie in Bewegung und in Beziehung zueinander. Dabei werden häufig Fälle von Antagonismus und unversöhnlichem Kampf zwischen Blutzellen und darin lebenden Parasiten beobachtet. So kann die Dunkelfeldmikroskopie zusammen mit der Lichtmikroskopie nicht nur überzeugend nachweisen, dass das Blut einer Person kontaminiert ist, sondern auch zeigen, dass die Art und der Grad der Pathologien der Blutzellen und ihre Kontamination mit Keimen, Pilzen, Trichomonaden, Helminthenlarven von Person zu Person sehr unterschiedlich sind.

Für die mikroskopische Blutanalyse wird ein Tropfen peripheres Blut seitlich aus der Fingerbeere (nicht in der Mitte) des Ringfingers entnommen und auf ein Glassubstrat gegeben. Das Blut wird mit einem Deckglas abgedeckt und leicht angedrückt, um überschüssiges Blut zu entfernen und Lumen zu erhalten, in denen sich bewegende Bakterien und Pilze besonders gut zu sehen sind. In modernen Diagnosezentren ist es wünschenswert, ein Dunkelfeldmikroskop mit einem Computersystem zu verwenden, damit die Patienten die Bilder des lebenden Blutes, die der Arzt im Mikroskop sieht, in vergrößerter Form auf dem Bildschirm eines Computermonitors oder Fernsehers betrachten können. Außerdem kann bei Bedarf ein Farbdrucker verwendet werden, um die interessantesten Bilder von Blutpräparaten auszudrucken.

In Präparaten aus lebendem Blut sind deutlich sichtbar: bewegliche rote Blutkörperchen und statische „Geldrollen" von Erythrozyten, schwarze Kristalle von Orthophosphorsäure, hellgelbe und gelbe Harnsäurekristalle, braune, grünlich gefärbte Formationen von Bilirubin, Fibrinfäden und Fibrinpfropfen, rosafarbene Zuckerformationen, ungelöste Medikamente in verschiedenen Farben – von grün bis violett. Häufig finden sich Fragmente von losen Lipidfilmen (Lipide: eine Gruppe organischer Substanzen, aus denen alle lebenden Zellen bestehen, einschließlich Fette und fettähnliche Substanzen) – das ist das sogenannte Cholesterin niedriger Dichte. Es gibt auch ziemlich große, dichtere Lipoproteinfilme (Fett + Eiweiß), die von den Wänden großer Blutgefäße abgerissen worden sind. Lange, manchmal verzweigte Lipoprotein-Formationen mit kleinem Durchmesser, die die Form kleiner Blutgefäße und Kapillaren wiederholen, sind ebenfalls gut sichtbar – sie werden von den Wänden der Gefäße abgerissen oder unter dem Einfluss bestimmter physikalischer Faktoren oder therapeutischer Verfahren aus ihnen herausgepresst.

Weiße, nicht gefärbte Blutzellen, insbesondere Lymphozyten und geschwächte, wenig bewegliche Leukozyten, sowie unbewegliche, farblose Trichomonaden und „Thrombozyten" sind auf dem Bildschirm in der Regel nur schwach sichtbar. Weißliche Bakterien, Pilze und Helminthenlarven sind dagegen aufgrund ihrer ständigen Beweglichkeit besser sichtbar. Für Wissenschaftler und Mediziner ist Folgendes von großem Interesse. Wenn man das Lebendblutpräparat eine halbe Stunde oder länger in „konservierter" Form aufbewahrt (zwischen Deckglas und Objektträger sollte ein geschlossener Spalt sein, um das Austrocknen des Blutes auszuschließen), kann man in manchen Fällen Parasiten in den Erythrozyten selbst entdecken. Es stellt sich heraus, dass ein Teil der roten Blutkörperchen statt ihrer Hauptaufgabe – dem Sauerstofftransport – nachzukommen, verschiedene Parasiten trägt, deren Wirte sie geworden sind, Pilze und Bakterien, die sich außerhalb oder innerhalb der roten Blutkörperchen ansiedeln.

Bevorzugte Anwendungen des Dunkelfeldmikroskops

Das binokulare Dunkelfeldmikroskop wird vorzugsweise in zwei aufeinander folgenden Vergrößerungsmodi verwendet:

- Zunächst wird die Größe der zu untersuchenden Blutobjekte durch ein 40x-Objektiv und ein 20x-Okular 800-fach vergrößert. Bei einer 800-fachen Vergrößerung, wenn die Fläche des untersuchten Objekts recht groß ist, ist es möglich, die „Biochemie" des Blutes zu beobachten, d. h. das Vorhandensein von Orthophosphor- und Harnsäurekristallen, Zuckereinschlüssen, Bilirubinbildung sowie vom Körper nicht aufgenommene therapeutische Medikamente und andere Schlackeneinschlüsse. Gleichzeitig ermöglichen sie noch eine allgemeine Einschätzung der Art der Blutzellanomalien und Veränderungen in Form, Größe und Grad der Färbung der roten Blutkörperchen (Hämoglobin).
- Dann wird die Größe der zu untersuchenden Blutobjekte mithilfe einer Linse mit einer 100-fachen Vergrößerung und einem Okular von 20x um das 2000-fache erhöht. Bei dieser Vergrößerung verengt sich der Sichtbereich des zu untersuchenden Objekts, aber die Größe der einzelnen Fragmente nimmt zu, sodass einzelne lebende Blutzellen und Infektionen besser beobachtet werden können. Dazu gehören: Bakterien – Kokken und Diplokokken, Pilze – hefeartige, mukoide, Candida und so weiter, sowie Befall durch andere Parasiten einschließlich verschiedener Formen von Trichomonaden, Eier und Larven von Würmern und andere Arten von Blutparasiten. Und für den Nachweis kleinster Krankheitserreger – Chlamydien, Mykoplasmen, Ureaplasmen, Cytomegalieviren und Herpes-simplex-Viren, die in Licht- und

Dunkelfeldmikroskopen nicht sichtbar sind – muss ein Lumineszenzmikroskop verwendet werden.

Einige Ergebnisse von Blutanalysen bei einer 800-fachen Mikroskopvergrößerung

Erythrozyten. In Blutstropfen, die gerade vom Ringfinger verschiedener Patienten entnommen und unter ein Deckglas gelegt wurden, konnte man sehen, dass die Erythrozyten unterschiedlich beweglich sind und auch unterschiedlich aneinander „kleben". In diesem Fall bilden sie entweder „Girlanden", bei denen sich die Zellen nur mit ihren seitlichen Membranen berühren, oder sie bilden „Geldrollen", bei denen einige Erythrozyten buchstäblich an anderen kleben, weil sie im angesäuerten Blutplasma die negativen Ladungen verlieren und sich deshalb nicht mehr gegenseitig abstoßen können. Mit anderen Worten, nachdem ein Blutstropfen auf den Objektträger gegeben und mit einem Deckglas und Immersionsöl abgedeckt wurde, das die Lücken zwischen den Gläsern verschließt, den Zugang von Luft zum Präparat verringert und dessen Austrocknung verhindert, ist folgendes Bild zu beobachten. Zu Beginn verlangsamt sich die Bewegung der Erythrozyten und sie bilden „Geldrollen" und größere Aggregate. Dann, nach etwa 20 Minuten, beginnt das Absterben der Erythrozyten. Bei der Beschleunigung dieses Prozesses spielen nicht zuletzt verschiedene toxische Substanzen eine Rolle, die hauptsächlich von im Blut lebenden pathogenen Parasiten und Keimen freigesetzt werden.

Im Blut vieler Patienten wurden auch sichelförmige Erythrozyten (Drepanozyten) gefunden, was nach Ansicht der Hämatologen ein Zeichen für Sichelzellenanämie und andere Hämoglobinopathien ist. Solche Erythrozyten enthalten Hämoglobin S, das polymerisieren und die Membran verformen kann, insbesondere bei niedrigem Sauerstoffgehalt im Blut. Bei einigen Patienten wurden auch Echinozyten gefunden. Diese Erythrozyten sind kugelförmige Zellen mit 30–50 Stacheln (Spiculae) auf ihrer Oberfläche. Hämatologen zufolge treten Echinozyten in der Regel auf, wenn der

ATP-Gehalt der Zellen reduziert oder die Fettsäurezusammensetzung des Plasmas gestört ist. Ohne die Aussagen der Hämatologen zu widerlegen, die nicht auf die wahre Ursache dieser Störungen hinweisen, habe ich versucht, sie gedanklich zu ermitteln. Meiner Meinung nach ist der Grund für die Bildung von Echinozyten der folgende: In gesunden Erythrozyten liegt der Wasserstoffwert (pH-Wert) des Mediums etwas über 7, ist also leicht alkalisch. Bei Krankheiten des Menschen, die durch pathogene Parasiten und pathogene Mikroben verursacht werden, kommt es jedoch zu einer Ansäuerung des Blutplasmas durch deren Toxine. Infolgedessen beginnt der Inhalt der Erythrozyten nach dem Gesetz der Osmose durch die Poren der Membran nach außen zu entweichen, und die „dehydrierten" Zellen schrumpfen, wobei sich Spiculae bilden.

Manchmal wurden bei Patienten Stomatozyten (Hydrozyten) gefunden – große Erythrozyten mit 20–30 % vergrößertem Volumen und Oberfläche und einer schlitzförmigen zentralen Aufhellung. Hämatologen sehen die Ursache für Stomatozyten in einer erhöhten Durchlässigkeit der Membran der roten Blutkörperchen für Natrium und Kalium. Diese Zellen finden sich auch bei obstruktiven Lebererkrankungen, alkoholischer Zirrhose und bösartigen Tumoren. Wie wir sehen, ist die wahre Ursache für die erhöhte Membrandurchlässigkeit und das Auftreten des schlitzförmigen Aufhellung auch hier nicht angegeben.

Ich persönlich glaube, dass die Hauptursache für die Bildung von Echinozyten intrazellulärer Parasitismus ist. Parasiten – Bakterien oder Pilze – können sich im Inneren der roten Blutkörperchen ansiedeln, die im Zuge ihrer lebenswichtigen Tätigkeit den ATP-Gehalt reduzieren und die Fettsäurezusammensetzung des Plasmas ihrer Wirts-Erythrozyten stören, und parallel dazu toxische Stoffwechselprodukte freisetzen, die den Inhalt der Zellen ansäuern. Infolgedessen dringt, wiederum nach dem Gesetz der Osmose, aber in umgekehrter Reihenfolge, Blutplasma von außen ins Innere der Zelle durch ihre poröse Membran ein, und die roten Blutkörperchen schwellen an. Infolgedessen verschwindet die Aufhellung in der Mitte der Zellen, die bei gesunden Erythrozyten, die bikonkave Scheiben darstellen, vorhanden ist, und vergrößert das Volumen und die Oberfläche der roten Blutkörperchen. Ein Spalt ist eigentlich eine „Tür“, die von Parasiten für den Ein- und Austritt aus dem Wirtserythrozyten geschaffen wird.

Es sei darauf hingewiesen, dass vergleichende Analysen von Blutpräparaten von Patienten unterschiedlichen Alters gezeigt haben, dass das Blut von Kindern und Jugendlichen lange lebensfähig bleibt, die Erythrozyten eine kräftige rote Farbe haben und sehr beweglich sind. Im Gegensatz dazu wurden bei Blutpräparaten von Erwachsenen und kranken Patienten häufig die folgenden Phänomene beobachtet: Viele Erythrozyten hatten eine gelbliche Farbe, und auf der Oberfläche einiger von ihnen begannen nach 30 oder mehr Minuten Lagerung (je nach Umgebungstemperatur) verschiedene Formen von Ausbuchtungen zu erscheinen. Dann begannen Bakterien oder Pilze aus diesen immer größer werdenden Ausbuchtungen zu „schlüpfen“, als ob sie sich drehten und hin und her zuckten. Außerdem konnte man im Blut von Erwachsenen (bei sorgfältiger Einstellung der Auf- und Abwärtsbewegung des Objektivs) unterschiedlich stark leuchtende Ränder entlang der Kontur der Erythrozyten sehen. In diesem Fall, wenn der Rand hell, manchmal leuchtend war, konnte man mit Sicherheit feststellen, dass Herpes-Simplex-Viren (Typ I) und Cytomegalieviren (Typ II) im Blut vorherrschen. Und in den Fällen, in denen der Rand um die Erythrozyten dunkel oder dunkelgrau war, bestand kein Zweifel an der Vorherrschaft von Chlamydien, was natürlich das Vorhandensein anderer Mikroben nicht ausschloss, einschließlich Mykoplasmen, Ureaplasmen und demselben Cytomegalievirus.

Das Dunkelfeldmikroskop erlaubt es, den normalen Gehalt oder den Mangel an Hämoglobin in den Erythrozyten ziemlich gut zu beurteilen. Auch ohne vorherige quantitative Analyse des Hämoglobingehalts in den Erythrozyten und des Blutfarbindexes in einer Poliklinik ist es möglich, das Vorhandensein dieser Pathologien nicht nur anhand des ungefähren Prozentsatzes der normal gefärbten, blassrosa und aufgehellten bis gelblichen Erythrozyten auf dem Bildschirm zu beurteilen, sondern auch die wahren Ursachen dieser Pathologien anhand von Farbbildern von Lebendblutpräparaten zu bestimmen. Hämatologen glauben, dass die Hauptursache für Anämie Eisenmangel ist, und in der Regel verschreiben Ärzte ihren Patienten nun entsprechende Präparate. Die Hauptursache für Anämie sind jedoch pathogene Keime und Parasiten des menschlichen Blutes, die Eisen und viele andere Mineralien und Vitamine benötigen. Daher wird das den Patienten verschriebene Eisen zum „Futter“ für die menschlichen Parasiten, zumal es von ihm nicht aufgenommen wird, wenn im Körper ein Mangel an Jod und Kupfer herrscht.

Bei der Untersuchung von lebendem Blut können interessante Situationen beobachtet werden. Im Blut eines Probanden sah man zum Beispiel viele Bakterien hin und her wuseln. Plötzlich näherte sich eines von ihnen (wahrscheinlich ein hämolytischer Streptokokkus) dem Erythrozyten, offensichtlich mit aggressiven Absichten. Doch der Erythrozyt ließ sich nicht beirren, richtete sich sofort auf, veränderte seine Körperform und bildete schnell eine kleine Ausbuchtung, mit der er das Bakterium wegstieß. Danach verwandelte sich der kühne Erythrozyt wieder in eine normale bikonkave Scheibe. Und das angreifende Bakterium zog sich nach einem kräftigen Stoß schnell in gerader Linie in die Richtung zurück, in die es von dem Erythrozyten gestoßen worden war.

Noch interessanter für die Forschung sind aber oft Bilder von lebendem Blut, wenn man dessen Präparate, wie oben schon erwähnt, eine halbe Stunde und länger „konserviert“ aufbewahrt: Die Zwischenräume zwischen dem Deckglas und einem daraufliegenden kleinen Objektträger müssen durch Immersionsöl von der Luft isoliert werden, damit das Präparat nicht austrocknet. Zu diesem Zeitpunkt kann man beobachten, wie im sterbenden Blut einige gelbliche Erythrozyten, die bereits unbeweglich geworden sind, plötzlich lebendig zu werden scheinen: In diesen rundlichen Blutzellen erschienen plötzlich und sichtbar vermehrt Ausbuchtungen in Form von Pseudopodien, deren Enden beweglich wurden und hin und her zu zucken begannen. Infolgedessen haben diese Ausstülpungen buchstäblich lebende Gebilde hervorgebracht: runde Bakterien oder längliche Pilze, die sofort in den freien Fluss des Blutplasma entronnen sind. All dies beweist eindeutig, dass die roten Blutkörperchen von fremden Mikroorganismen als Unterschlupf und Quelle für nützliche

Substanzen genutzt werden. Neben den lebenden Mikroparasiten in den Erythrozyten habe ich mithilfe des Dunkelfeldmikroskops im Blut praktisch gesunder und kranker Menschen Folgendes festgestellt: hämolytische Streptokokken, Staphylokokken, einzelne große Gonokokken-Bakterien, einige dem Blut innewohnende Formationen, z. B. Fibrin, sowie verschiedene Substanzen, deren Auftreten im Blut ein Zeichen von Pathologie ist und sogar auf das Vorhandensein einer bestimmten menschlichen Krankheit hinweist.

Fibrin und Fibrinpfropfen. In der Regel sollten Fibrinfäden in einem lebenden Blutpräparat 2–4 Minuten nach der Blutentnahme aus dem Finger des Patienten erscheinen. In diesem Fall kann davon ausgegangen werden, dass die Blutgerinnung der betreffenden Person der Norm entspricht. Wenn die Temperatur in dem Raum, in dem dieser Test durchgeführt wird, erhöht ist, kann sich die Zeit bis zum Auftreten von Fibrinfäden auf 5,5 Minuten verlängern. Ich musste jedoch beobachten, wie bei einem 16-jährigen jungen Mann das Blut 9 Minuten lang nicht geronnen ist, d. h. in dieser Zeit haben sich keine Fibrinfäden gebildet. Aber selbst wenn sie auftraten, blieben die Erythrozyten noch lange beweglich, und erst in der 16. Minute gerann das Blut wirklich. Bekanntlich stellt eine geringe Blutgerinnung eine große Gefahr für den Menschen dar, denn ein Trauma oder eine Verletzung kann zu einem großen Blutverlust und in der Folge zum Tod des Opfers führen. Daher hoffe ich, dass dieser Bluttest, der im Beisein der Eltern durchgeführt wurde, diese alarmiert und sie dazu veranlasst hat, sich an einen Hämatologen zu wenden.

Die weitere Beobachtung der Blutgerinnung anderer Personen zeigte allerdings noch eine andere Art von Pathologie: Bei einem der Patienten des Medizinischen und Diagnostischen Zentrums, wo ich als Beraterin anwesend war, trat bereits in der ersten Minute nach der Entnahme eines Bluttropfens Fibrin auf, was auf eine extrem erhöhte Gerinnung in Verbindung mit einer erhöhten Toxizität und „Verdickung“ des Blutes hinwies. Die Hauptursache für dieses negative Phänomen waren damals Blutparasiten und von ihnen produzierte Enzyme, „schlechtes“ Cholesterin, verschiedene Lipoproteine und giftige Stoffwechselprodukte. Ich glaube auch, dass neben dem vom menschlichen Organismus produzierten „guten“ Fibrin auch „schlechtes“ Fibrin im Blut gebildet werden kann, das imstande ist, ganze Knäuel zu bilden – sogenannte Fibrinpfropfen, deren Urheber einzellige Parasiten, die Trichomonaden, sind. Es besteht kein Zweifel, dass solche Fibrinpfropfen, die Blutgefäße verstopfen können, zusammen mit Thromben, die bereits aus Trichomonadenzellen bestehen, auch eine ernsthafte Bedrohung für den normalen Blutkreislauf und sogar für das menschliche Leben selbst darstellen.

Leukozyten. Diese weißen Blutkörperchen sind im Gegensatz zu den roten Blutkörperchen nicht gefärbt und daher auf dem Bildschirm nicht ausreichend sichtbar. Leukozyten werden jedoch besser sichtbar, wenn sie groß, beweglich und aktiv sind. In diesem Fall ist die funkelnde Granularität des Zytoplasmas eines gesunden und sich aktiv bewegenden Leukozyten deutlich zu erkennen, der sich langsam wandelt und seine Form verändert. Während in einem mit Alkohol fixierten und gefärbten Blutpräparat die toten Leukozyten in der Regel eine abgerundete (geschlossene) Form haben, ist dies im lebenden Blut nicht immer der Fall. Solche runden, kleinen, wenig beweglichen und schwach sichtbaren weißen Blutkörperchen sind zum Beispiel häufiger bei kranken und älteren Menschen zu finden. In gesundem Blut hingegen sind die Leukozyten groß, recht beweglich und erfüllen aktiv ihre Schutzaufgaben, indem sie fremde Mikroorganismen zerstören. Sie sehen aus wie silberne Krebse (oder Flusskrebse) mit riesigen Krallen.

Aber ich habe keine ***Lymphozyten*** beobachtet: wahrscheinlich sind sie weniger auffällig. Und im Allgemeinen sollten sie nach offiziellen Angaben 19–34 % der Gesamtzahl der Leukozyten ausmachen, aber oft halten Hämatologen flagellenfreie Formen von Trichomonaden für Lymphozyten. Tatsächlich sind aber bei kranken Menschen Lymphozyten, die auf eine Aktivierung der humoralen Immunität (mit Bildung spezifischer Antikörper) hinweisen, in gefärbten Präparaten lichtmikroskopisch praktisch nicht nachweisbar, wo sie eigentlich gut unterscheidbar sein sollten. Eine Bestätigung dafür ist das Ergebnis der Untersuchung einer Patientin, die an Bronchialasthma und Arthritis litt.

Zunächst wurde in der Poliklinik ein Bluttest durchgeführt, bei dem ein Lymphozytenanteil von 60 % „diagnostiziert“ wurde (d. h. auf fünf Leukozyten sollten drei Lymphozyten kommen), was bedeutet, dass die Lymphozytenanzahl 2- bis 3-mal höher als normal war. Dieser Indikator sollte auf eine hohe Aktivierung der humoralen Immunität (die sich auf die flüssige innere Umgebung des Körpers bezieht – Blut, Lymphe, Gewebeflüssigkeit) hinweisen, die in der Lage ist, jede Krankheit zu besiegen. Als ich jedoch ihr nach Romanowsky gefärbtes Blutpräparat mit demselben Lichtmikroskop bei einer 1000-fachen Vergrößerung mit Immersion betrachtete, fand ich innerhalb einer halben Stunde nicht einen einzigen Lymphozyten.

Die sechs entdeckten Leukozyten, die Anomalien im Zellkern und im Zytoplasma aufwiesen, entpuppten sich jedoch als sechs geißelfreie Trichomonaden (zystoid und amöboid), die fälschlicherweise für immunologische lymphatische Zellen gehalten wurden, obwohl sie in Wirklichkeit die biologischen Erreger der Krankheiten dieser Frau waren. Darüber hinaus habe ich hier auch eine Streptokokken-Sepsis festgestellt, die bei Krebspatienten häufig vorkommt. Die meisten Erythrozyten waren von hämolytischen Streptokokken befallen: Auf einigen Erythrozyten befanden sich Streptokokken-Kolonien, und andere Erythrozyten wiesen Lücken auf, die auf das kürzliche Vorhandensein von Streptokokken-Kolonien auf ihnen hindeuteten. Übrigens, während das Lichtmikroskop zeigt, dass Streptokokken-Kolonien in gefärbten Präparaten unbeweglich sind und wie Spiegel glänzen, sind sie im Dunkelfeldmikroskop ständig bewegte Wirbel im Zentrum der Erythrozyten. Anomalien der weißen Blutkörperchen sind im Dunkelfeldmikroskop weniger sichtbar. Das Vorhandensein kleiner, wenig aktiver Leukozyten, die fast unbeweglich sind und ihre Form kaum verändern, weist jedoch auf eine Unterdrückung der zellulären Immunität hin. So wurde in einem der Lebendblutpräparate zwar ein beweglicher Leukozyt gefunden, aber seine Ausmaße waren klein. In einem anderen Präparat hingegen konnte man einen riesigen Leukozyten beobachten, der sich zielstrebig bewegte und dessen

Körper tatsächlich aus zwei riesigen Klauen bestand, als ob er von einer Form in eine andere überging.

Einige Fachleute glauben fälschlicherweise, dass 5–6 Leukozyten in einem Sichtfeld sichtbar sein sollten, was angeblich auf eine normale zelluläre Immunität und gesundes Blut hinweist. Dem kann ich jedoch nicht zustimmen, denn 1 μl normales Blut enthält etwa 5 Mio. Erythrozyten und 7 Tsd. Leukozyten, von denen etwa ein Drittel Lymphozyten sein sollten. Folglich kommt auf 1000 Erythrozyten nur einen Leukozyt. Wenn wir also in einem Sichtfeld beispielsweise 200 Erythrozyten sehen, müssen wir vier oder fünf Sichtfelder durch das Mikroskop blicken, um einen normalen Leukozyten zu sehen. Eine Ausnahme bildet die Leukozytose als Folge eines infektiösen Prozesses oder einer forcierten Immunstimulation, bei der wir mehrere Leukozyten gleichzeitig in getrennten Sichtfeldern sehen können. Manchmal musste ich im Lichtmikroskop beobachten, wie, wenn die zelluläre Immunität auf die eine oder andere Weise aktiviert war, die Anzahl der Leukozyten im Blut den Gehalt an Trichomonaden überstieg, aber selbst in diesem Fall sah ich nie mehr als drei Leukozyten in einem Sichtfeld. In diesem Fall waren die Leukozyten natürlich nicht in jedem Sichtfeld des Mikroskops zu finden, vor allem nicht bei 1000-facher Vergrößerung. Aber bei onkologischen Erkrankungen wie Lymphomen, Lymphogranulomatose oder Leukämie mussten wir bis zu 6–8 und mehr Trichomonaden in einem Gesichtsfeld zählen, die von Hämatologen als Leukozyten oder lymphoide Zellen angesehen werden. Tatsächlich handelt es sich bei den sogenannten atypischen Leukozyten, den Schmal- und Mittelplasma-Lymphozyten sowie den lymphoiden retikulären Zellen mit einem oder beiden keilförmigen Enden oder sogar mit Geißeln in Wirklichkeit um Trichomonaden in zystoiden, amöboiden oder begeißelten Existenzstadien.

Trichomonaden und „Thrombozyten“. Die Ergebnisse der Analysen von Lebendblut mithilfe des Dunkelfeldmikroskops haben gezeigt, dass, wenn 1–2 Tropfen des zu untersuchenden Blutes auf den Objektträger aufgetragen werden, sich Trichomonaden und sogenannte Thrombozyten als erste auf dem Glassubstrat absetzen und festsetzen. Dieses Phänomen kann übrigens als ein weiterer, wenn auch indirekter Beweis für die einheitliche Natur von Trichomonaden und „Thrombozyten“ angesehen werden, die eigentlich ihre Jungen sind, da sie sich auf verschiedene Weise aus Trichomonaden bilden: durch Knospung, Schizogonie, aber häufiger durch Granulation in kleine Partikel, fälschlicherweise als „Blutplättchen“ bezeichnet. Letzteres geschieht unter dem Einfluss verschiedener ungünstiger Faktoren. Dies ist eine der Möglichkeiten der Arterhaltung, die einigen einzelligen Organismen, einschließlich Flagellaten, eigen ist. Die Fähigkeit der Trichomonaden, an Glassubstraten zu haften, wird von Onkologen und anderen genutzt, um eine Monoschicht von sogenannten transplantierten und transformierten Zellen an den Wänden von Fläschchen wachsen zu lassen. Die Adhäsion, d. h. das Ausmaß, in dem „Krebszellen“ und „Thrombozyten“ oder eben Trichomonaden am Glas haften, kann sich jedoch verringern, wenn der Patient raucht oder verschiedene Medikamente, einschließlich Antibiotika und Hormone, einnimmt, sowie in heißem Klima und bei Kontamination (mikrobieller Verunreinigung) der Zellkulturen.

Die Ersten, die im Blutpräparat ihre Beweglichkeit verlieren, sind also Trichomonaden, die sich an das Glassubstrat heften, offenbar mit Hilfe der von ihnen produzierten Klebesubstanz Fibronektin. Ihnen folgen die „Thrombozyten“, denen oft lange, krakenartige Tentakel, Pseudopodien, wachsen. An diesen „Tentakeln“ sind manchmal recht große Blasen zu sehen (wie die Blasen, die sich an menschlichen Fingern infolge einer thermischen Verbrennung bilden), in denen sich mehrere Bakterien tummeln. Ein Leukozyt, der sich ihnen blitzschnell nähert, reißt diese Bakterienbündel ab und phagozytiert sie. Aber Trichomonaden und ihre Jungen, die auf dem Glassubstrat lauern, werden von den Leukozyten „nicht bemerkt“, da die Parasiten offenbar verschiedene Möglichkeiten des Selbstschutzes nutzen, z. B. indem sie Antigene abstreifen, die mit menschlichem Gewebe identisch sind, die assoziierte Mikroflora auf dem klebrigen Fibronektin festhalten oder gefangene, aber nicht phagozytierte Bakterien vorschieben, wie oben beschrieben.

Erythrozyten bleiben länger beweglich als Trichomonaden. Dann bilden sie „Geldrollen" unterschiedlicher Länge und / oder verklumpen zu ganzen Aggregaten und verlangsamen allmählich ihre Bewegung. Am längsten von allen Blutzellen bleiben gesunde Leukozyten beweglich und recht aktiv, die wie Amöben die Form ihres Körpers verändern, sich zu ihren Zielorten bewegen und das Blut von Bakterien reinigen. Dabei behalten die Bakterien und Pilze selbst ihre Beweglichkeit für die längste Zeit, fast bis das Präparat trocknet, also für mehrere Tage. Letzteres gilt für frei lebende Mikroben und solche, die Erythrozyten als Unterschlupf genutzt haben. Etwa 30 Minuten oder mehr nach der Blutentnahme aus dem Finger beginnen aus einigen bereits unbeweglichen Erythrozyten buchstäblich Bakterien und Pilze zu schlüpfen. Solche Erythrozyten sind in der Regel nicht rot gefärbt, weil sie fast kein Hämoglobin enthalten, da es bereits von den in diesen Blutzellen parasitierenden Mikroorganismen genutzt wurde.

Zucker. Auf dem Computerbildschirm ist der Blutzucker in Form von flachen, runden, hellrosa Formationen zu sehen. Und manchmal muss man besonders vorsichtig sein, um Zucker zu erkennen, dessen Vorhandensein im Blut kein direkter Beweis für Diabetes ist, obwohl dieser Faktor den Träger dieses Blutes alarmieren sollte. Das offensichtliche Vorhandensein von Zucker im Blut eines Menschen kann auf verschiedene Zustände in seinem Körper hinweisen. Im günstigsten Fall, wenn eine Person noch jung und gesund ist, kann der Blutzucker nur so weit gehen, dass er auf den Missbrauch von Süßigkeiten oder den übermäßigen Konsum von süßem Tee und anderen Getränken hinweist. In anderen, schwerer wiegenden Fällen kann der Nachweis von Zucker im Blut jedoch auf eine Störung des Kohlenhydratstoffwechsels, auf die Entstehung von Problemen mit der Bauchspeicheldrüse, die Insulin produziert, sowie auf die Entwicklung von Prädiabetes oder sogar auf das Frühstadium von Diabetes hinweisen, wessen sich der Patient noch nicht bewusst ist. Wenn der Blutzucker mit einem Dunkelfeldmikroskop festgestellt wird, ist es in jedem Fall notwendig, den üblichen Blutzuckertest durchzuführen.

Cholesterin. Enthält die Blutprobe eines Patienten einen hellen, amorphen, durchscheinenden Film, unter dem rote Blutkörperchen sichtbar sind, handelt es sich um sogenanntes Cholesterin niedriger Dichte, das sich unter dem Einfluss eines bestimmten Faktors von der Wand eines Blutgefäßes gelöst hat. Manchmal können an diesen Filmen Bakterien haften oder z. B. schwarze Einschlüsse von Orthophosphorsäurekristallen zu sehen sein. Bei einem der Patienten sah ich riesige „Klumpen" von Cholesterin niedriger Dichte. Experten sind der Meinung, dass Cholesterin niedriger Dichte und hellgrüner Farbe auf bereits bestehende Gallenblasen- oder Leberprobleme hinweisen kann, ohne dass der Betroffene sich dessen bewusst ist. (*Cholesterin ist ein polyzyklischer Alkohol aus der Gruppe der Sterole. Es ist in tierischen Geweben enthalten – im Nervengewebe, in der Galle, im Hautfett; Störungen des Cholesterinstoffwechsels werden mit dem Auftreten von Arteriosklerose, Gallensteinleiden und anderen Erkrankungen in Verbindung gebracht. Wie die Parasitologen – beispielsweise M. M. Newjadomski – einmal bewiesen haben, sind die Trichomonaden jedoch in der Lage, Cholesterin niedriger Dichte zu produzieren.*)

Bei einer Reihe anderer Patienten wurden dichtere und weniger transparente Filme unterschiedlicher Größe im Blut gefunden. Dabei handelte es sich bereits um Lipoproteine – komplexe Proteine, die aus Eiweiß (Protein) und fettähnlichen Substanzen (Lipiden) bestehen. Sie stammen ebenfalls von Trichomonaden. Manchmal wachsen diese Lipoproteinfilme an den Innenwänden von Blutgefäßen, verdicken sich und schließen sich um ihren Umfang, wobei sie die Form von Kapillaren und ziemlich großen Blutkanälen wiederholen, oft mit Verzweigungen kleinerer Gefäße. Dadurch wird das darunterliegende Gewebe vom Blut isoliert und kann nicht mehr mit Sauerstoff und Nährstoffen versorgt werden, was zu einer allmählichen Nekrose führen kann. Wie die Erfahrung der Untersuchungen zeigt, finden sich in den Blutpräparaten vieler Menschen nicht nur das von Kardiologen manchmal erwähnte Cholesterin, sondern auch Lipoproteinabdrücke ganzer Kapillaren und kleiner Gefäße sowie Fragmente riesiger zylindrischer Gebilde aus Lipoproteinen, die von den Wänden großer

Blutgefäße abgerissen wurden. Im Dunkelfeldmikroskop sind sie aufgrund ihrer großen Dichte und Dicke deutlich sichtbar, obwohl Lipoproteine in Wirklichkeit farblos oder gelblich gefärbt sind. Und in Blutpräparaten, die nach Romanowsky-Giemsa für das Lichtmikroskop gefärbt werden, nehmen diese Filme meist eine blaue Farbe an. Manchmal zeigen sie einzelne Bakterien oder ganze Knäuel von ihnen, am häufigsten sind es hämolytische Streptokokken.

Bilirubin. Die im Blut nachgewiesene Bilirubinbildung, die aus der Leber ins Blut gelangte, war ein kleiner Kieselstein von brauner Farbe mit grünem Schimmer, der keine gleichmäßigen Konturen aufwies. Seine Größe entsprach 1,5–2 Erythrozyten, d. h. etwa 9 x 7 μm. Das Wort Bilirubin setzt sich aus zwei lateinischen Wörtern zusammen: „Galle“ + „Rot“: Es handelt sich um ein orange-braunes Pigment der Galle plus einem Abbauprodukt des Hämoglobins. Bilirubin wird hauptsächlich in der Leber gebildet, von wo aus es mit der Galle in den Darm und zu einem kleinen Teil in das Blut gelangt. Bei einigen Krankheiten ist die Bestimmung von Bilirubin im Blut und Urin von diagnostischem Wert. So kann beispielsweise der Nachweis von erhöhtem Bilirubin im Blut auf die Entwicklung einer Bilirubinämie hinweisen, d. h. auf die vermehrte Bildung von Bilirubin, die beim starken Zerfall roter Blutkörperchen (Hämolyse) beobachtet wird, oder auf seine verminderte Ausscheidung aus dem Körper, die mit Leber- und Gallenwegserkrankungen einhergeht. In diesem Fall kann es zu einer Bilirubinurie – Ausscheidung von Bilirubin mit dem Urin – kommen.

Ich habe mich gefragt, warum sich diese Bilirubinsteine, die bei fast allen Erwachsenen auftreten, in der Leber bilden. Meine Vermutung, die noch überprüft werden muss, ist, dass das Zentrum ihrer Bildung die Eier und Larven verschiedener Helminthen sind. Wenn bei der Leberreinigung dunkelgrüne Galle austritt, die in der Masse schwarz erscheint, deutet dies auf die Parasitierung von Trematoden in der Leber hin. Die Trematoden selbst, die aus der Leber ausgeschieden werden, sehen aus wie weißliche, längliche indische Reiskörner mit „schwarzen Nasen“: Bei dieser dunklen Substanz am Ausgang des

Verdauungskanals des Wurms handelt es sich höchstwahrscheinlich um einen Abfallstoff des Stoffwechsels, der bei der Verdauung von toten Erythrozyten entsteht. Es ist genau diese Substanz, die die stagnierende Galle dunkelgrün oder bräunlich färbt und in ihrer dickeren Form manchmal als schwarz wahrgenommen wird. Dasselbe gilt für das bräunlich-grüne „Bilirubin", das in seiner Konsistenz an dichte Knetmasse erinnert. Hier wird das grüne Bilirubin durch die dunkleren Substanzen des Trematoden-Stoffwechsels gefärbt, in die die Eier und Larven der Trematoden eingebettet sind – dies ist ihre Methode, ihre Art zu erhalten und sich in der Natur weiterzuverbreiten, wenn sie aus dem menschlichen Körper in die Umwelt gelangen.

Orthophosphorsäure. Das Vorhandensein von schwarzen kristallinen Formationen – Orthophosphorsäure – im Blut deutet auf einen Kalziummangel im Körper hin, wodurch Phosphor in Form von Orthophosphorsäure unrealisiert bleibt.

Kalzium und Phosphor im Verhältnis 1 : 1,7 bilden die stärksten Knochen im menschlichen Skelett.

Bei der Untersuchung wurden im Blut eines Mädchens schwarze Einschlüsse von Orthophosphorsäure von ziemlich großen Maßen gefunden, und es wurde klar, warum das Mädchen nicht gut wuchs: Mit 13 Jahren sah sie aus wie ein mageres 10-jähriges Kind. Zum Vergleich sollten wir jedoch auch einen anderen Probanden erwähnen, einen 16-jährigen großen und knochigen jungen Mann. Die Knochen dieses Teenagers waren offensichtlich in Ordnung, aber sein Blut gerann nicht gut: 15 Minuten lang erschienen keine Fibrinfäden auf dem Bildschirm, während sie bei seinem jüngeren Bruder innerhalb von zwei bis vier Minuten nach der Blutentnahme sichtbar waren, was als normal gilt. Einer der wichtigsten Faktoren der Blutgerinnung ist jedoch Kalzium. Die weitere Untersuchung des Lebendblutpräparats des jungen Mannes ergab, dass die Hauptursache für die schlechte Blutgerinnung hier tatsächlich Kalziummangel war, da in seinem Blut viele kleine schwarze Kristalle aus Orthophosphorsäure gefunden wurden. Die Analyse der Untersuchungsergebnisse zweier junger und scheinbar gesunder Menschen zeigte also, wie ein unvollständiger

Stoffwechsel im Organismus verschiedener Menschen, der sich in Kalziummangel äußert, unterschiedliche negative Folgen haben kann: entweder für die körperliche Entwicklung des Mädchens oder für die physiologischen Eigenheiten des jungen Mannes.

Harnsäure. Im Blut findet sich Harnsäure in Form von hellen und gelben festen kristallinen Gebilden mit scharfen Kanten. Der Nachweis von Harnsäure im Blut deutet auf das Risiko des Auftretens oder sogar auf das Vorhandensein von Pathologien im Urogenitalsystem hin. Ein klares Zeichen für bestehende Probleme in den Nieren und der Blase ist auch trüber Urin. Ein schlechtes Funktionieren des Harnsystems führt zur Entwicklung von Urolithiasis mit der Bildung von „Sand" und „Steinen" in den Nieren und anderen Pathologien.

Medikamente. Im Blut einiger Patienten wurden Teile von Medikamenten gefunden, die noch nicht aufgelöst und vom Körper aufgenommen worden waren. Offenbar waren ihnen Farbstoffe zugesetzt worden. Das Blut eines Mädchens enthielt zum Beispiel ein grün gefärbtes Medikament. Und bei einer Frau lagen lilaviolett gefärbte Tablettenstücke auf Harnsäurekristallen.

Einige Ergebnisse von Blutanalysen bei einer 2000-fachen Mikroskopvergrößerung

Nach der Analyse des Blutpräparats bei 800-facher Vergrößerung ist es ratsam, die Untersuchung bei einer höheren Vergrößerung von 2000-fach 40 Minuten oder mehr nach der Blutentnahme aus dem Finger fortzusetzen. In diesem Fall können unter Umständen folgende Beobachtungen gemacht werden.

Bakterien. Bakterien im Blut finden sich praktisch bei allen Probanden, allerdings in unterschiedlichen Mengen. Überwiegend sind es runde helle Kokken, die sich durch große Beweglichkeit auszeichnen. Am ehesten handelt es sich um hämolytische Streptokokken, deren

Kolonien in den Erythrozyten in Form eines kontinuierlichen Strudels wie ein Trichter im Wasser deutlich sichtbar sind. Staphylococcus aureus, der sich nicht auf Erythrozyten ansiedelt, kann ebenfalls im Blutplasma vorkommen, ist aber hochtoxisch und in Romanowsky-gefärbten Präparaten unter dem Lichtmikroskop besser zu erkennen. Bakterien sind im Blutplasma – dem Hohlraum zwischen den Ansammlungen roter Blutkörperchen – besser sichtbar. Sie bleiben lange Zeit lebensfähig und beweglich – mehrere Tage lang, nachdem das Präparat bei Raumtemperatur gelagert worden ist. Außerdem kann man etwa 40 Minuten oder mehr nach der Entnahme eines Bluttropfens zur Analyse auf dem Bildschirm beobachten, wie die Bakterien erscheinen, die bis dahin in den Blutzellen parasitiert haben. Mit anderen Worten: Waren anfangs nur frei lebende Bakterien im Plasma zwischen den Erythrozyten zu sehen, beginnen nach deren Absterben aus ihnen Parasiten zu entweichen. Zunächst erscheinen verschiedene Ausbuchtungen in der äußeren Membran der roten Blutkörperchen. Dann scheinen sie hin und her zu wackeln und die Zelle zu schütteln, und intrazelluläre Parasiten beginnen sich buchstäblich aus diesen Ausbuchtungen herauszudrehen. Manchmal können bereits in der 7. Minute nach der Blutentnahme Bakterien und Pilze aus den Erythrozyten austreten und sofort in den freien Schwimmzustand übergehen.

Pilze. Zu den Pilzen, die am häufigsten im Blut gefunden wurden, gehörten Candida-Pilze. Es handelt sich um Stäbchen, deren Länge dem Durchmesser des Erythrozyten entspricht. Um ihre Bewegung im Plasma in Gang zu setzen, müssen sie sich ständig verbiegen und ihre Form verändern. Hefepilze in Form von Ketten aus kleinen ovalen Pilzen sind selten, kommen aber vor. Noch seltener sind mukoide Pilze. Besonders in Erinnerung geblieben ist mir das Blut eines Mannes, der aus dem Kaukasus stammte, klein und dünn war, tiefe Falten in seinem dunkel gebräunten Gesicht hatte und fast ausgemergelt aussah. Es stellte sich heraus, dass er ein großer Liebhaber von sehr süßem Tee war, außerdem konsumierte er viele Oliven und aß gerne frische Weintrauben direkt vom Strauch, ohne zu wissen, dass auf zuckerhaltigen Früchten, insbesondere Bananen und Weintrauben, in der Regel Candida-Pilze und auf Oliven Schimmelpilze wachsen. Während der Untersuchung seines Blutes beobachtete der Patient selbst auf dem Bildschirm, wie der Pilz auftauchte, oder besser gesagt, buchstäblich aus dem Erythrozyten schlüpfte: Er trat aus der gerade gebildeten Ausbuchtung hervor, drehte sich, veränderte seine Form, bewegte sich vorwärts, kehrte dann ins Innere des Erythrozyten zurück und versuchte erneut, die sterbende Zelle zu verlassen – seinen bis dahin zuverlässigen Unterschlupf.

Neben dem internen gab es auch Fälle von externem Parasitismus, bei dem der Pilz einfach auf dem Erythrozyten zu wachsen schien, indem er sich an einem Ende mit ihm verband: Nachdem er sich auf der Blutzelle niedergelassen hatte, reiste er mit ihr durch den Blutkreislauf und stärkte seinen eigenen Körper. Andere Pilze legen sich einfach auf die Erythrozyten und ernähren sich von deren Säften, denn nach ihrem Abgang ins freie Schweben blieben an diesen Stellen in den Erythrozyten helle Streifen zurück, die den Eindruck einer Teilung der roten Blutkörperchen in zwei ungleiche Teile erwecken. Der im Blutpräparat nachgewiesene Hefepilz war nicht mehr an die Zelle, sondern an das Glassubstrat gebunden, bewegte sich, und eine kleine Kette von zwei Tochterpilzen schien von ihm abzusprießen.

Interessant sind auch die Ergebnisse einer Blutuntersuchung bei einer stark übergewichtigen 66-jährigen Patientin, die sich zuvor einer Schilddrüsenoperation unterzogen hatte und nun an einem Myxödem litt. Sie hatte ein mondförmiges Gesicht, starke Schwellungen in den Beinen, Muskelschmerzen und konnte nicht gehen. Selbst im Haus konnte sie sich kaum bewegen, und eine Frau, die sie begleitete, half ihr, sich auf einen Stuhl zu setzen und dann wieder aufzustehen. Bei der Patientin wurden nach Angaben des Facharztes Pilze festgestellt, die wie folgt unterschieden wurden:

- Lithoprice: Hefeartige Pilze, die häufig in Sputum, Urin und Fäkalien zu finden sind. Im Blut liegen sie meist in Form von Sporen vor.

- Mukoider Pilz, der aus einem fadenförmigen Ring und zwei darauf befindlichen „Knötchen“" bestand, die in einem Winkel von 180 Grad zueinander standen.

Außerdem fand man auf dem Glas abgelagerte Thrombozyten und zystoide Trichomonaden sowie eine gelbliche Formation von Harnsäurekristallen, was auf Probleme mit dem Urogenitalsystem hinweist. Es gab nur wenige Bakterien, offenbar weil bei einer Pilzinvasion die Bakterienflora und die Trichomonaden im Blut normalerweise abnehmen, da die Pilze sie unterdrücken. Langsamer als die rechteckigen Stäbchen des Candida-Pilzes schlängelte sich die Wurmlarve, die größer als diese Pilze ist und deren Enden des länglichen Körpers spitzer sind. Und sie scheinen, anders als die Candida-Pilze, nicht auf Erythrozyten zu parasitieren. Nach sechs Stunden wurde die Untersuchung dieses Blutpräparats wiederholt. Es zeigte sich, dass in der Zwischenzeit mit dem Absterben der Erythrozyten auch Myzel, d. h. Pilz, im Blut erschienen war. Es bestand aus einzelnen Fäden, die durch „Knoten“" miteinander verbunden waren. Ich bin der Meinung, dass es sich dabei um Schleimpilze handelte, die zuvor in den Erythrozyten parasitiert hatten und nun ihre Wirte verließen, weil diese ihre Funktionen nicht mehr ausüben konnten.

Schon früher hatte ich gesehen, wie im Blutpräparat einer 38-jährigen Frau aus dem fernen Ausland nach 40 Minuten Lagerung zahlreiche mukoide Pilze aus den geschrumpften Erythrozyten „schlüpften“ und sich sofort in Bewegung setzten, offenbar auf der Suche nach neuen Wirten für sich selbst. Besonders beeindruckt hat mich dieses Phänomen, das mithilfe des Präparats „Ferran“ beschleunigt wurde. Und wir haben uns davon am Beispiel einer onkologischen Patientin aus Krasnodar überzeugt. Die Analyse eines Präparats ihres Blutes, das ihr gerade aus dem Finger entnommen worden war, zeigte das Vorhandensein von Krankheitserregern wie Candida-Pilzen, Trichomonaden und Kolonien hämolytischer Streptokokken auf den Erythrozyten. Gelegentlich fanden sich auch einige große runde Bakterien, vermutlich Gonokokken, die sie durch eine Transfusion von Fremdblut erhalten hatte. Außerdem vermutete ich aufgrund des hellen Rands um einige rote Blutkörperchen und des dunkleren Rands um andere das Vorhandensein von Cytomegalieviren bzw. Chlamydien. In diesem Fall kann die Zuverlässigkeit des Nachweises von

Gonokokken im Blut durch die Kulturmethode überprüft werden, und von Cytomegalieviren und Chlamydien – mithilfe eines Lumineszenzmikroskops und spezieller Markerpräparate, die in dem entsprechenden Abschnitt des Buches beschrieben werden.

Während der Analyse dieses Blutpräparats, der die Patientin beiwohnte, ohne den Blick vom Bildschirm zu nehmen, wurden ihr zwei Tropfen Ferran unter die Zunge gegeben, die schnell ins Blut übergingen. Etwa eine halbe Stunde nach der Ferran-Einnahme entnahm die Ärztin erneut einen kleinen Bluttropfen aus demselben Finger, gab ihn auf einen Objektträger und versah ihn mit einem Deckglas. Ich drückte an mehreren Stellen vorsichtig auf den oberen Objektträger, um das überschüssige Blut zu entfernen und den Abstand zwischen den Erythrozyten entsprechend zu vergrößern. Dann legte die Ärztin das Präparat auf den Mikroskoptisch, stellte das Objektiv ein, und wir schauten alle auf den Bildschirm. Zuerst verstand ich nicht, was mit dem Blut geschah: In den Hohlräumen zwischen den roten Blutkörperchen erschienen einige Gebilde wie dunkle Schlieren. Dann sah ich ein ungleichmäßiges Viereck, das von einem geschlossenen Faden gebildet wurde, auf dessen gegenüberliegenden Seiten sich zwei Verdichtungen befanden. Und hier kam ein runder Ring aus dünnem Faden ins Blickfeld, auf dem (in einem Winkel von 180°) ebenfalls zwei runde Verdichtungen zu sehen waren. Erst jetzt wurde klar, dass es sich um mukoide Pilze handelte, die, nachdem sie Ferran „gerochen" hatten, das dem Hämoglobin ähnelt, wie auf einen Köder aus den Erythrozyten kamen. Da sie aber wehrlos geworden waren, wurden sie vom Immunsystem angegriffen – das erklärt meine ersten beiden merkwürdigen Funde, die sich als halb zerstörte Mukoidpilze herausstellten. Nicht umsonst müssen sie sich in den roten Blutkörperchen verstecken, und nun, da die Pilze ihre Wirte verlassen haben, hat ihre Zerstörung im Blutplasma begonnen. Und noch etwas: Diesmal wurden im Blut auch bisher unauffällige Candida-Cruzua-Pilze gefunden. Im Gegensatz zu den Candida-Pilzen, die kleine weiße Stäbchen sind, die sich ständig winden, weil sie sich so im unbeweglichen Blutplasma bewegen können, sehen die Candida-

Cruzua-Pilze wie eine Art Hantel aus, bei der ein runder Kopf etwa doppelt so groß ist wie der andere.

Die Analyse eines Blutpräparats von der Ehefrau eines schilddrüsenlosen Patienten mit einem Myxödem ergab eine große Anzahl gelblicher Erythrozyten. Dies deutet auf einen niedrigen Hämoglobinspiegel hin, der wahrscheinlich durch Bakterien und Pilze, einschließlich Schleimpilze, verursacht wird, die in ihnen parasitieren. Es wurde auch eine verstärkte Aggregation und ein „Verkleben" der Erythrozyten zu „Geldrollen" und massiveren Aggregaten festgestellt. Es gab auch sehr große Erythrozyten im Blut, die sich eigenständig verhielten und nicht in solchen Geldrollen eingeschlossen waren. Sein Blut enthielt helle Cholesterinkristalle und schwarze Ablagerungen von Orthophosphorsäure, was ein Zeichen für einen gestörten Kalziumstoffwechsel ist. Es waren nur wenige Leukozyten im Blut, sie waren klein und inaktiv, was ein Zeichen für verminderte Immunität des Körpers ist. Die weitere Untersuchung des Blutpräparats ergab sogenannte Thrombozyten, die am Glassubstrat klebten, und gelbliche Harnsäurekristalle, was auf Probleme im Urogenitalsystem hinweist.

Wurmlarven. Bei der Analyse des lebenden Blutes von Bewohnern des Nordens – großer Fans eines besonderen Gerichts namens Sagudal, dessen Hauptbestandteil roher Hecht oder anderer weißer Fisch ist – kann man mithilfe eines Dunkelfeldmikroskops Wurmlarven entdecken. So wurde beispielsweise bei einer der Sagudal-Liebhaberinnen – einer vollschlanken 47-jährigen Frau – eine große Anzahl von Fischwurmlarven in ihrem Blut festgestellt. Während sich rundliche Bakterien, ohne ihre Form zu verändern, im festen Blutplasma schnell in einer geraden Linie bewegen können, müssen sich die bazillenförmigen Candida-Pilze oft krümmen und stellen verschiedene Figuren dar, wobei sich die Richtung ihrer Bewegung ständig ändert. In diesem Fall verhalten sich die weißlichen, länglich-runden Wurmlarven fast wie Pilze, aber sie sind weniger wendig: Sie falten und entfalten sich ständig, ändern ihre Form und Bewegungsrichtung. Bei Kontakt mit Erythrozyten können sich Fischwurmlarven wie mithilfe eines Pseudopodiums oder einer

Ausstülpung an ihnen festhalten und die Blutzellen als Transportmittel nutzen. Hier war es möglich, ein weiteres interessantes Moment festzuhalten: Wenn Candida-Pilze es vorziehen, auf der Ebene der Erythrozytenscheibe zu parasitieren, kann eine der größeren, länglichen Wurmlarven, die sich in der Nähe der roten Blutkörperchen befinden, diese gleichsam umgurten und mit ihrem Körper einen Teil des Umfangs der Scheibe der roten Blutkörperchen bedecken.

Die Anomalien im Blut von Kindern unterscheiden sich nicht wesentlich von denen Erwachsener

Die Blutuntersuchung eines Mädchens ergab das Vorhandensein von Echinozyten – kugelförmigen Erythrozyten mit bis zu 30–50 Stacheln auf ihrer Oberfläche. Außerdem wurden helle Harnsäurekristalle und ein grün gefärbtes Teilchen einer ungelösten Arzneimittelzubereitung gefunden. Es wurden hauptsächlich amöboide Formen von Trichomonaden (das aggressivste Stadium) sowie spindelförmige, d. h. in das Geißel-Stadium übergehende Formen gefunden. Das Vorhandensein von aggressiven und aktiven Formen von Trichomonaden im Blut dieses Mädchens kann zur Entwicklung von Leukämie oder anderen Krebsarten in einem relativ jungen Alter führen.

Bei der Mutter dieser Patientin, einer eher fülligen Frau, wurden hyperkoagulierbare Erythrozyten gefunden: Eine Minute nach der Blutentnahme aus dem Finger begannen Fibrinfäden zu erscheinen, und das Blut gerann. Es wurde auch ein starkes „Verkleben" der Erythrozyten mit der Bildung von „Geldrollen" festgestellt, was auf eine erhöhte Toxizität des Blutes hinweist. Viele Erythrozyten waren weißlich, d. h. sie hatten einen verminderten Hämoglobingehalt und waren daher nicht in der Lage, Sauerstoff durch den Körper zu transportieren und die Gewebezellen damit zu versorgen. Außerdem deutete die fehlende Rotfärbung der Erythrozyten darauf hin, dass sich Mikroparasiten – Bakterien und Pilze – in ihren Zellen eingenistet hatten. Um sicher zu sein, genügt es, diese Blutprobe erneut zu untersuchen, nachdem sie 40 Minuten oder länger bei Raumtemperatur oder in einem Thermoschrank bei 37 °C gelagert wurde. Die Trichomonaden im Blut dieser Frau wurden in verschiedenen Formen gefunden: zystoid, amöboid, spindelförmig und sogar begeißelt (eine der Trichomonaden hatte drei Geißeln). Außerdem klebten einige sogenannte Thrombozyten an dem Glas. Es fanden sich in der Blutprobe noch: sich ständig bewegende Bakterien, eine bewegliche Helminthenlarve und eine riesige helle Harnsäureformation zusammen mit kleineren Kristallen, was auf bestehende Nierenprobleme und Anomalien im Ausscheidungssystem hinweist. Außerdem gab es einen Cholesterinfilm, der sich von der Wand eines Blutgefäßes gelöst hatte und kleine Flecken von Orthophosphorsäure aufwies, was auf einen gestörten Kalziumstoffwechsel hindeutet. Wir sehen also, dass eine infizierte (oder bereits kranke) Mutter kein gesundes Kind gebären kann. Man muss davon ausgehen, dass die Krankheitsprozesse bei diesem Mädchen früher einsetzen werden als bei ihren Eltern.

Neue Methode der Arterhaltung

Ich möchte Ihre Aufmerksamkeit noch einmal auf sehr wichtige Punkte lenken, die wir bei Präparaten aus lebendem und sterbendem Blut beobachtet haben, um eine korrekte Erklärung dafür zu finden. Trichomonaden und ihre Jungen – sogenannte Thrombozyten, die durch Granulation (Zerfall der Zelle in kleine Partikel) oder Ablösung von der Mutter entstehen –, stellen als erste ihre Bewegung ein und lassen sich auf dem Glassubstrat nieder.

Diese kleinen Trichomonaden unterscheiden sich, wie die Helminthenlarven, in vielerlei Hinsicht von ihren Vorfahren. Zum Beispiel verändern die im Dunkelfeldmikroskop sichtbaren Trichomonaden, wenn sie sich auf einem Glassubstrat absetzen, praktisch nicht ihre Form, aber die „Thrombozyten“ verhalten sich im lebenden Blut viel aktiver: Von ihnen gehen kurze, mittellange oder sehr lange Ausstülpungen aus, wie die Tentakel eines Oktopus. Dabei handelt es sich meines Erachtens um die röhrenförmigen Pseudopodien von kleinen, aber sehr aggressiven Parasiten. Der Beweis dafür waren die runden Blasen, die sich auf ihnen bildeten – eigentümliche Vakuolen, die mit Zellsaft gefüllt waren, mit einigen Einschlüssen, die in diesem Fall eine Verdauungsfunktion erfüllten. Im Inneren dieser blasigen Gebilde tobten die Bakterien buchstäblich im Versuch, aus ihren Fallen zu entkommen.

Um sich dies gedanklich zu vergegenwärtigen, erinnern Sie sich daran, wie bei einer Verbrennung der Haut eines Fingers oder der Bildung einer Blase am Fuß plötzlich eine riesige wässrige Blase aus einem kleinen Bereich der thermisch oder mechanisch traumatisierten Haut austritt. Ich habe etwa die gleichen Blasen unterschiedlicher Größe beobachtet, die von der äußeren Membran der Pseudopodien an den „Tentakeln" der Blutplättchen gebildet werden. Es ist durchaus möglich, dass sich in der Flüssigkeit der Wasserblase und in der Blase, die sich bei der Verbrennung einer Hand oder eines Fußes bildet, auch Mikroben befinden, denn der Mensch ist nicht steril, und pathogene Mikroorganismen drängen immer zu den geschwächten Teilen des Körpers. Aber wir sehen sie nicht und ahnen daher viele Dinge nicht. Es ist jedoch bekannt, dass Mediziner eine Infektion befürchten, wenn Brandblasen aufplatzen, und infolgedessen eine Entzündung, von der sie glauben, dass sie durch eine externe Infektion verursacht wird. Deshalb legen sie immer sterile Verbände auf die Verbrennungen und reißen sie dann beim Verbinden mit der Haut ab. Aber ich schließe auch eine innere Infektion von wässrigen Blasen auf der Haut, die durch Verbrennungen oder durch Scheuern von unbequemen Schuhen aufgrund der mangelnden Sterilität einer Person verursacht werden, nicht aus. Im letzteren Fall hat mich übrigens der Wegerich lange gerettet. Es lohnt sich, ein frisches Blatt zu pflücken und die Innenseite auf die Blase aufzutragen, dann verschwindet schon bei den ersten Schritten der Schmerz, und danach auch die Blase. Bei Bedarf können die Wegerichblätter gewechselt werden – sie heilen nicht nur, sondern desinfizieren auch die Wunde. Was die Behandlung von Verbrennungen betrifft, so habe ich einmal Sanddornöl für die Behandlung verwendet, das ich vorsichtig auf die Haut aufgetragen habe, ohne einen Verband darüberzulegen – danach blieben keine Spuren zurück, und ich kann mich jetzt nicht mehr daran erinnern, ob ich mein linkes oder rechtes Handgelenk mit heißer Lauge verbrannt hatte.

Wie ich vermute, gibt es mindestens zwei Möglichkeiten für die Bildung solcher blasigen Vakuolen auf den Pseudopodien der „Thrombozyten". Die erste ist, dass sich die Bakterien auf den Pseudopodien niedergelassen haben und aufgrund von Fibronektin, einer von Trichomonaden produzierten Klebesubstanz, an ihnen haften. Und dann ziehen sie, wie eine Amöbe, die Bakterien ins Innere, indem sie auf ihnen periphere Teile ihres Körpers fließen lassen, sodass hier die äußere Membran der Pseudopodien die Bakterien umgibt und auf ihnen herumkrabbelt – als Ergebnis waren sie gefangen. Bakterien können sich aber auch wehren, indem sie nicht zulassen, dass sie verdaut werden. Sie setzen giftige Enzyme frei, zwingen damit ihren Wirt, an der Außenseite des dünnen Pseudopodiums eine Vakuole zu bilden und diese mit Flüssigkeit zu füllen, um die Toxizität der giftigen bakteriellen Enzyme zu verringern.

Die zweite Möglichkeit für die Bildung solcher Blasen besteht darin, dass „Thrombozyten" mithilfe ihrer röhrenförmigen Pseudopodien Mikroben phagozytieren. Und dann läuft alles nach dem ersten Szenario ab: Wenn die Bakterien beginnen, Toxine freizusetzen, sind die kleinen Trichomonaden gezwungen, sie abzuwehren, indem sie Vakuolen bilden. Die gleichen Phänomene finden bei Trichomonaden statt, aber ihre viel größeren Maße (im Vergleich zum Durchmesser des Pseudopodiums der „Thrombozyten") ermöglichen die Bildung von Vakuolen im Körper dieses Parasiten.

Fallen von Mikroben, die auf den Pseudopodien der Thrombozyten entstehen, können von den Leukozyten nicht lange unbemerkt bleiben. Wenn nämlich die zelluläre Immunität des menschlichen Körpers aktiv ist, bewegen sich große Leukozyten, als ob sie ihren Schoß öffnen und sich in Seekrabben oder Flusskrebse mit zwei Scheren verwandeln, auf diese mit Mikroben gefüllten Blasenbündel zu und reißen sie mit einer schnellen, für das Auge kaum wahrnehmbaren Bewegung buchstäblich von den Pseudopodien-Tentakeln der „Thrombozyten" ab. So wird das Blut durch Phagozytose von Mikroben von Infektionen gereinigt. Darin sehe ich übrigens eine Art Symbiose zwischen Blutzellen und Parasiten: „Thrombozyten“ fangen mit ihren hohlen Pseudopodien Mikroben ein, und Leukozyten fangen und zerstören sie. Aber wenn man darüber nachdenkt, ist dies eine erzwungene Symbiose – sie wird unseren Zellen, den Verteidigern des Körpers aufgedrängt. Tatsache ist, dass die Babytrichomonaden auf diese Weise nur in ihrem eigenen Interesse handeln. Erstens fangen „Thrombozyten“ im absterbenden Blut Bakterien wie Streptokokken, Staphylokokken oder Chlamydien, Rickettsien, Mykoplasmen oder Ureaplasmen für sich als Nahrung ein. Und zweitens lenken die „Thrombozyten“, indem sie sich mit diesen „mikrobiellen Reserven“ umgeben und sie dann opfern, die Aufmerksamkeit der Feinde von sich ab und bleiben, indem sie sich auf dem Glas ausbreiten, von ihnen unbemerkt. Auf diese Weise entziehen sich die Babytrichomonaden erfolgreich der zellulären Immunität, was als eine weitere Möglichkeit der Arterhaltung durch die junge Generation der einzelligen Parasiten angesehen werden kann.

Was unsere roten Blutkörperchen betrifft, so sind sie im Gegensatz zu den Leukozyten und den aggressiven Trichomonaden und ihren Jungen ganz friedlich und bereit, ihre wichtigste, rettende Aufgabe für uns treu zu erfüllen: die Zellen des Körpergewebes mit lebensspendendem Sauerstoff zu versorgen. Aber wie sich herausstellte, können Erythrozyten auch für sich selbst eintreten. So beschrieben Parasitologen vor einem halben Jahrhundert einen interessanten Fall: Darmtrichomonaden, die über ein Zytostom – eine Art Mund – verfügen, können konsequent bis zu drei rote Blutkörperchen phagozytieren und dabei ihr Volumen deutlich vergrößern. Und plötzlich bemerkten die Wissenschaftler, wie eine der Trichomonaden den Erythrozyten buchstäblich „ausspuckte“, der sich offenbar als nicht tauglich herausgestellt hatte. Die Art und Weise, wie die heutigen Erythrozyten gelernt haben, die eindringenden, sexuell übertragenen Bakterien, die zusammen mit den Trichomonaden ins Blut eindringen, abzuwehren, wurde bereits oben beschrieben.

Leider sind es aber gerade die Erythrozyten, die zunehmend und in Scharen Blutparasiten zum Opfer fallen. Hier ein Beispiel. Ich untersuchte das Blut einer Frau aus dem Ausland sofort nach der Blutentnahme aus dem Finger und 1,5 Stunden später mit Licht- und Dunkelfeldmikroskopen. Schon ein Blick auf das frische Blutpräparat alarmierte mich: Ein Teil der Erythrozyten war wie geschrumpft. Und im gefärbten Präparat sahen diese Erythrozyten nicht wie runde, bikonkave Scheiben mit einer Aufhellung in der Mitte aus, sondern wie mehrzackige Sterne ohne Aufhellung. Als ich nach eineinhalbstündiger Lagerung des Lebendblutpräparats, das mit einem Glas abgedeckt und durch Immersionsöl vor dem Austrocknen geschützt war, das Präparat erneut untersuchte, sah ich, dass fast alle Erythrozyten „geschrumpft" waren und fast jeder von ihnen einen Spalt aufwies. Gleichzeitig schlüpften aus einigen roten Blutkörperchen, die eigentlich blassrosa oder sogar gelblich waren, durch die Spalte Pilze in Form eines rundlich-länglichen Kopfes mit einem langen dünnen Faden am Ende. Um aus dem Körper ihres Wirts herauszukommen, mussten sich die Pilze anstrengen, hin und her wackeln und sich sogar winden, als ob sie sich verdrehen würden. Wenn es ihnen gelang, sich zu befreien, begaben sich diese Mikroparasiten sofort in den freien Fluss des Blutplasmas, um ein neues Zuhause zu finden. Ich vermute, dass es sich um mukoide Pilze handelte, wenn auch nicht ganz vergleichbar mit den Ringen mit zwei Verdickungen, die im Blut eines Krebspatienten aus den Erythrozyten als Reaktion auf die Einnahme von Ferran kamen. Als Ergebnis meiner Überlegungen kam ich zu dem Schluss, dass es sich bei dem Ring um zwei gepaarte mukoide Pilze handelte, die rationell eine Kette bildeten (Pilze streben immer danach, Ketten zu bilden), die sich gut im Inneren der Scheibe des Erythrozyten befindet.

Im Blutpräparat dieser fremden Frau waren nur mit Mühe runde Erythrozyten zu finden, aber das geübte Auge entdeckte sofort, dass in ihren Scheiben helle Wirbel spielten und schimmerten – das waren lebende Kolonien von hämolytischen Streptokokken. Mit anderen Worten, in einem Tropfen Blut dieser noch recht jungen Frau wurde praktisch kein einziger vollwertiger Erythrozyt gefunden, was für ihre

Gesundheit sehr gefährlich war. Allerdings zeugt solches Blut auch davon, wie groß die Kraftreserven des menschlichen Organismus selbst bei extremer Invasivität der Blutzellen sind. Das Blut solcher Menschen zu untersuchen, ist für die Wissenschaft sehr interessant und aufschlussreich, weckt aber gleichzeitig viel Mitgefühl für ihre Träger. Anders als Raubtiere zerstören Parasiten ihre Wirte nicht, aber sie verhalten sich auch nicht indifferent (gleichgültig) gegenüber denselben Erythrozyten. Nicht umsonst verändern die roten Blutkörperchen, in denen sich Bakterien und Pilze eingenistet haben, ihre Form und verringern den Hämoglobingehalt, sie werden blass, fast weiß, und erfahren verschiedene Arten von Veränderungen und Zerstörungen.

Auch Trichomonaden, ihre Nachkommen „Thrombozyten" und hämolytische Streptokokken spielen hier eine Rolle. Nachdem sie die roten Blutkörperchen mit ihren Enzymen aufschmelzen und sich alles nehmen, was sie brauchen, machen sich diese aggressiven Parasiten und Bakterien auf die Suche nach neuen gesunden Blutkörperchen, und in den von ihnen hinterlassenen roten Blutkörperchen gibt es Lücken in der Mitte und Unregelmäßigkeiten in der Kontur. Diese Pathologie der roten Blutkörperchen bezeichnen Hämatologen als Poikilozytose (gr. poikilos = bunt, vielfältig; kytos = Zelle), ohne sich über die Ursachen ihres Auftretens viele Gedanken zu machen. Aus diesem Grund vermerken die Hämatologen bei den Blutuntersuchungen der Patienten praktisch nie eine Poikilozytose, die auf Veränderungen der Erythrozytenformen hindeutet, sowie andere Pathologien der Blutzellen, und sie ermitteln auch nicht unter Laborbedingungen die biologischen Ursachen ihres Auftretens. Aber selbst wenn der Laborarzt in der Blutuntersuchung des Patienten das Vorhandensein einer Poikilozytose feststellen würde, wäre kein behandelnder Arzt, auch kein Kardiologe, in der Lage, die wahre Ursache dieser Pathologie der roten Blutkörperchen zu benennen, würde sich nicht für ihre Natur interessieren und würde keine Empfehlungen geben, wie man sie eliminieren kann. Die Mediziner wissen nichts Wesentliches darüber und sind daher nicht in der Lage, ihre Patienten angemessen zu behandeln. Diese Unwissenheit ist der Grund, warum so viele Krankheiten als unheilbar gelten.

„Krankes“ Blut wird häufiger angetroffen als gesundes Blut

Wenn bei der Untersuchung eines frischen Lebendblutpräparats festgestellt wird, dass die Erythrozyten in rascher Bewegung sind und es nicht eilig haben, sich zu „Geldrollen“ zusammenzuballen, und die Leukozyten groß und aktiv sind, deutet dies auf die relative Gesundheit des Blutes selbst und seine zelluläre Immunität hin. In der Regel sind hier fast alle Erythrozyten rot gefärbt, sie sind korrekt geformt, und ihr Hämoglobingehalt ist normal. Es kommt jedoch häufiger vor, dass „krankes“ Blut gefunden wird. So zeigte beispielsweise die Blutuntersuchung eines 15-jährigen Mädchens, dass in ihrem Blut die meisten roten Blutkörperchen gleichmäßig rot gefärbt waren. Gleichzeitig wurden jedoch die roten Blutkörperchen zu „Geldrollen“ und größeren Aggregaten „verklebt“, was die Sauerstoffversorgung der Gewebezellen verringerte, da sich diese großen Formationen roter Blutkörperchen einfach nicht durch das Lumen der kleinen Kapillaren zwängen können. Dies störte den normalen Ablauf des Stoffwechsels und wurde zu einer weiteren Ursache der Vergiftung.

Im Blut der Mutter des Mädchens waren die roten Blutkörperchen in noch schlimmerem Zustand: Einige von ihnen bildeten große Aggregate und andere Erythrozyten – groß, weißlich, geschwollen – klebten am Glassubstrat.

In der Hämatologie werden diese Erythrozyten als toxische Zellen bezeichnet und gelten als Zeichen einer Immunsuppression. Nach Ansicht einiger Fachleute entstehen solche toxischen Zellen zum Beispiel durch die Verwendung des einheimischen Medikaments Paracetamol. Obwohl importiertes Paracetamol stärker von Verunreinigungen befreit ist, enthält es weitere schädliche Zusatzstoffe. Auch die Leber der Patientin war durch Paracetamol geschädigt. Ich bin jedoch der Meinung, dass die Einnahme von Paracetamol nicht die unmittelbare Ursache für das Anhaften der Erythrozyten am Glas ist, da sie im Gegensatz zu Trichomonaden oder „Thrombozyten" nicht in der Lage sind, die Klebesubstanz Fibronektin zu produzieren. Daher bin ich der Meinung, dass das Anhaften der Erythrozyten am Glas auf die in ihnen lebenden intrazellulären Parasiten zurückzuführen ist, was durch die Tatsache belegt wird, dass die Zellen weißlich und wie geschwollen wirkten. Wahrscheinlich blieben diese Parasiten, nachdem sie die roten Blutkörperchen teilweise verlassen hatten, auf dem Glassubstrat haften, so wie sie auch auf den roten Blutkörperchen selbst haften können. So konnten sie ihre Wirte auf dem Glas fixieren, die für die intrazellulären Parasiten weiterhin ein sicherer Hafen und eine Quelle für nützliche Substanzen waren. Bei der Umstellung des Dunkelfeldmikroskops auf eine 2000-fache Vergrößerung fiel einer der blassen Erythrozyten auf, an dessen Rand ein dunkler Fleck mit Blendung „spielte". Wie sich später herausstellte, handelte es sich um einen Blutzellparasiten (Pilz oder Bakterium), der versuchte, sich von der Wirtszelle zu befreien und herauszukommen.

Der nächste Proband war ein 13-jähriger Junge, dessen Lebendblutprobe Trichomonaden, „Thrombozyten" und Streptokokken enthielt, allerdings in geringen Mengen. Gleichzeitig wurde ein Problem mit der Blutgerinnung festgestellt, da erst vier Minuten nach der Blutabnahme Fibrinfäden auftraten.

Gesundes Blut von Erwachsenen ist recht selten. Bei der Analyse des Blutes eines 1975 geborenen jungen Mannes wurde jedoch festgestellt, dass der Großteil der roten Blutkörperchen in seinem Blut eine einheitliche Farbe, Form und Größe hatte. Dies bedeutet, dass in diesem Organismus das blutbildende System gut funktioniert und kein ausgeprägter Parasitenbefall der Erythrozyten vorliegt. Zusätzlich wurde festgestellt, dass die Leukozyten recht klein und nicht sehr aktiv waren. Dies könnte auf eine scheinbar schwache zelluläre Immunität hindeuten. Andererseits haben die Leukozyten in gering infiziertem Blut kaum eine Aufgabe, sodass es keinen Anreiz für ihr Wachstum und ihre erhöhte Aktivität gibt. Die Blutgerinnbarkeit des jungen Patienten lag im normalen Bereich: Fibrinfäden traten nach der 3. Minute nach Beginn der Blutentnahme aus dem Finger auf.

Die Blutbiochemie des Patienten ließ jedoch zu wünschen übrig. Eine sorgfältige Untersuchung seiner peripheren Blutprobe zeigte, dass es ziemlich viele Harnsäurekristalle hoher Dichte gab, was eindeutig auf Probleme mit dem Urogenitalsystem und die wahrscheinliche Entwicklung einer Urolithiasis hinwies. Weitere Befunde waren: ein heller Harnsäurekristall und kleine schwarze Orthophosphorsäurekristalle, die nach Ansicht der Experten auf einen kürzlich erlittenen Knochenbruch oder eine Störung des Kalziumstoffwechsels der Wirbelkörper hinweisen könnten. Außerdem fanden sie: ein helles Lipoproteinröhrchen, das die Form eines Blutgefäßes wiederholte, von dessen Wand es unter dem Einfluss bestimmter Faktoren abgerissen war; Cholesterin geringer Dichte in Form eines durchsichtigen, losen Films, unter dem rote Blutkörperchen sichtbar waren; Schlackenablösung von der Wand eines Blutgefäßes, die ein dichterer Lipoproteinfilm war. Das Vorhandensein von Cholesterin- und Lipoproteinablagerungen an der Blutgefäßwand eines jungen Mannes kann ein Warnzeichen für das Risiko einer Atherosklerose, Angina pectoris oder einer koronaren Herzkrankheit sein. Das Vorhandensein von Cholesterin und Harnsäure im Blut deutet nach Ansicht von Spezialisten, die mit dem Dunkelfeldmikroskop arbeiten, auf negative Veränderungen im Stoffwechsel hin, die wiederum durch Funktionsstörungen von Organen wie Leber, Gallenblase, Nieren und Blase verursacht werden. In solchen Fällen sollte der Patient zusätzlich klinisch untersucht werden.

Im Blut des Mannes waren im Dunkelfeldmikroskop nur wenige Bakterien, Pilze und Wurmlarven sichtbar, die normalerweise die Erythrozyten zerstören. Wahrscheinlich waren jedoch Chlamydien vorherrschend, die zusammen mit Trichomonaden eine führende Rolle bei der Entwicklung von Herz-Kreislauf-Pathologien und Gelenkerkrankungen spielen. Nicht umsonst klagte der Mann über Gelenkschmerzen – es handelt sich, wie er sagte, um eine Erbkrankheit in ihrer Familie. Das Auflösungsvermögen des Dunkelfeldmikroskops reicht jedoch nicht aus, um die kleinsten Chlamydia-Bakterien und möglicherweise assoziierte Mykoplasmen und Ureaplasmen sowie das Herpes-simplex-Virus und das Cytomegalievirus zu erkennen, die in Symbiose mit Trichomonaden für die Entstehung von Arthritis, Probleme mit dem Urogenitalsystem, Herz-Kreislauf-Pathologien und anderen Krankheiten verantwortlich sind. Um sicher zu gehen, sollte sich der junge Mann einer zusätzlichen Untersuchung mithilfe eines Lumineszenzmikroskops unterziehen, die weiter unten beschrieben wird.

Die folgende Analyse des Blutpräparats eines 39-jährigen Mannes mit ausgeprägten Alterserscheinungen – graues Haar, übermäßige Körperfülle und Gewebelockerheit – zeigte, dass seine Erythrozyten ungleichmäßig gefärbt waren: Sie waren rot, rosa und weißlich. Im Blut wurde eine kleine, eher dunkle Formation von Cholesterin hoher Dichte gefunden, das im Gegensatz zur Harnsäure keine glatten Kanten und keine scharfen Ecken hatte. Orthophosphorsäure wurde nicht nachgewiesen, was auf einen normalen Kalziumstoffwechsel schließen lässt. Die entdeckte, kaum sichtbare, fast farblose Trichomonade hatte eine spindelförmige Gestalt, und auf ihrer Oberfläche waren kleine Kugeln sichtbar (wahrscheinlich handelte es sich um hervorstehende Vakuolen, in denen sich mikrobielle Kolonien befinden könnten). Es wurden auch kleine Ansammlungen von sogenannten Thrombozyten und Trichomonaden im zystoiden Stadium nachgewiesen. Bei einer 2000-fachen Mikroskopvergrößerung wurde im Blut dieses Mannes ein Erythrozyt mit einem großen Spalt gefunden, der die Zelle fast in zwei ähnlich gleiche Teile teilt. Ein anderer blassrosa Erythrozyt war sogar noch merkwürdiger: Ein kleines Segment der Zelle schien von der größeren Hälfte des Erythrozyten getrennt zu sein, an dessen äußerem halbkreisförmigen Teil zwei Ausbuchtungen sichtbar waren, die von Parasiten herrührten, die sich in dem Erythrozyten eingenistet hatten. Die weitere Betrachtung dieses Blutpräparats ermöglichte die Beantwortung der Frage, was diese Trennungsspalte auf den Erythrozyten verursacht. Auf einem anderen Erythrozyten, der seine rote Farbe verloren hatte, befand sich nämlich ein Bazillus des Candida-Pilzes. Dieser Parasit bewegte sich leicht. Und das verschaffte Klarheit: Die Spalte auf den Erythrozyten, die sie in zwei Teile zu teilen scheinen, sind das Ergebnis von Candida-Pilzen auf ihnen. Diese Parasiten benutzten die Blutzellen nicht nur als persönliches Transportmittel, sondern saugten gleichzeitig wie Vampire die Säfte aus den roten Blutkörperchen, wodurch diese ihre Farbe verloren. Wenn der gesättigte Pilz das „ausgeblutete" Blutkörperchen verlassen musste, entstand an der Stelle seines Aufenthalts eine Lücke, die fast mit der Größe des Parasitenkörpers übereinstimmte. In der 16. Minute der Untersuchung desselben Blutpräparats wurde plötzlich ein kleiner, rundlicher Parasit gefunden, den ich vorher nicht gesehen hatte. Es handelte sich wahrscheinlich um eine Art Pilz. Ein anderer Pilz hatte ein bewegliches Pseudopodium („falscher Stiel" – ein vorübergehender zytoplasmatischer Auswuchs bei einigen einzelligen Organismen, der der Fortbewegung und dem Nahrungserwerb dient) gebildet, dessen Spitze eine dunklere Farbe hatte und aus dem eine Tochterzelle zu sprießen schien. Und schon bald war ein weiterer Parasit zu sehen, von dem sich die Tochterzelle bereits abgespalten hat, aber noch nicht vollständig. Gleichzeitig begann er sich anscheinend zu teilen, denn er bestand aus drei Knötchen. Und nun, nach der Betrachtung dieses lebenden, stark von Parasiten befallenen Blutes, ist es nicht mehr verwunderlich, dass sein Träger – ein Mann, der noch keine 40 Jahre alt ist – bereits deutliche Zeichen des Alterns aufweist: graues Haar, deutliches Übergewicht und ein Gefühl ständiger Müdigkeit.

Ein blasses und zerbrechliches neunjähriges Mädchen, das wie eine Erstklässlerin aussah, wurde von ihrer Mutter zu einer Blutuntersuchung gebracht. Die Untersuchung eines Bluttropfens zeigte, dass Trichomonaden und „Thrombozyten" sofort am Glas klebten, während die Erythrozyten sich weiterhin aktiv bewegten und Aggregate bildeten. Nachgewiesen wurde ein von der Wand eines großen Gefäßes abgerissener Lipoproteinfilm, den die Mediziner als Cholesterin bezeichnen und seine Entstehung auf den Missbrauch fetthaltiger Nahrungsmittel zurückführen. Ich bin allerdings anderer Meinung, zumal das schlanke Mädchen allein durch ihr Aussehen die allgemein anerkannte Vorstellung widerlegt, dass „schlechtes" Cholesterin durch die Liebe zu Fetten entsteht. Ich betrachte die Art der Bildung von „Cholesterin" in erster Linie als Ergebnis der Aktivität von Trichomonaden. Auf der Flucht vor der körpereigenen Abwehr oder aggressiven Begleitmikroben dringen sie in das Epithel der Blutgefäße ein und beginnen, sich in Selbstverteidigung ein „Dach über dem Kopf" zu schaffen. Gut geschützt vor der zellulären und humoralen Immunität und anderen Feinden beginnen die Parasiten dann, sich zu vermehren und lebensfähige Kolonien zu bilden, die fälschlicherweise als Plaques und Thromben bezeichnet werden, die dann in das Lumen der Blutkanäle einwachsen und diese mit der Zeit verengen oder sogar verstopfen können, was zu einer schweren Thrombose oder Gangrän führt. (Gangrän ist die Nekrose eines Gewebes, Organs oder Körperteils aufgrund einer Unterbrechung der Blutzufuhr.) Die weitere Analyse und Besprechung des Blutpräparats des Mädchens fand im Beisein der Mutter statt, die den Zustand des Blutes ihrer Tochter mit eigenen Augen sah und dem Gespräch aufmerksam zuhörte. Es stellte sich heraus, dass das Blut des Mädchens stark mit Trichomonaden befallen war, und es stellte sich die Frage, wie die prophylaktische Behandlung des Mädchens durchgeführt werden sollte ...

Die nächste Blutprobe stammte von einer 50-jährigen Frau. Die mikroskopische Analyse ihres Blutes zeigte das Vorhandensein von Cholesterin niedriger Dichte. Außerdem war ein unbekannter, rundlicher Parasit mit kleinen Knospen auf seiner Oberfläche zu sehen. Es schien, dass diese Formation als Pilz differenziert werden konnte, da sie sich bewegte und sich Sporen von ihrer unregelmäßigen Oberfläche ablösten. Um diesen sich bewegenden, knospenden Pilz herum war ein Leuchten sichtbar. Außerdem wurde eine weitere Art von lebenden Mikroorganismen gefunden – elliptische Parasiten, die an den beiden gegenüberliegenden Enden (der Länge nach) zugespitzt waren. Es wurde vermutet, dass es sich um Giardien handelt. Einer von ihnen war in Längsrichtung geteilt. Die Möglichkeit des Auftretens und insbesondere der Vermehrung von Giardien im Blut weckt Zweifel. Aber wir haben ja schon viele unerwartete Dinge im Blut gesehen, darunter Wurmlarven und Pilze, die für ihre normale Entwicklung Sauerstoff benötigen.

Unzweifelhaft ist allerdings: Das Blut und der gesamte Organismus dieser Frau müssen zusätzlich untersucht und entsprechend behandelt werden. Das Gleiche gilt für jeden anderen Menschen, denn sterile Menschen gibt es einfach nicht auf dieser Erde. Und das müssen die Vertreter der offiziellen Medizin, die für die Gesundheit der Bevölkerung verantwortlich sind, verstehen.

ELEKTRONENRASTERMIKROSKOPIE

Seltsame Blutzellen

In den ersten Veröffentlichungen in der Fachpresse und in bereits erschienenen Büchern habe ich mehrfach darüber berichtet, wie schwierig es in den ersten fünf Jahren der öffentlichen Diskussion war, Trichomonaden, die bei Ärzten und Menschen einen „schlechten Ruf" hatten, als Verursacher von Krebs und Herzinfarkt zu bezeichnen. Ich hatte ein schlechtes Gewissen wegen dieser Entdeckung und fürchtete, die ohnehin schon unglücklichen Patienten unverdientermaßen zu kränken. Seltsamerweise waren es aber gerade sie und nicht die Onkologen oder Kardiologen, die ihre Beschwerden mit der einst erlittenen und schlecht behandelten Trichomoniasis in Verbindung brachten und an die Richtigkeit dieser Entdeckung glaubten. Natürlich war es eine gute moralische Unterstützung, die von ihnen und vielen anderen praktisch gesunden Menschen und einigen Ärzten ausging, welche ihren eigenen Weg einschlugen, indem sie wirksamere Methoden der Diagnostik und Genesung ihrer Patienten anwandten und sich weigerten, in ihrer medizinischen Praxis die bisherigen, recht uneffektiven Methoden anzuwenden.

E. V. Aleksejewa, eine Physikingenieurin und Mikroskopie-Expertin aus Selenograd, gehörte zu denjenigen, die sich für die Arbeiten über die parasitäre Ätiologie von Krebs interessierten. Da sie von Natur aus neugierig und kritisch war, beschloss sie zu überprüfen, ob „Lebedewa recht hatte". Und nachdem sie meine ersten Bücher gelesen hatte, stimmte sie mir und meinen Schlussfolgerungen zu. Dann beschloss sie, ihr Blut zu testen und begründete dies wie folgt: „Jeder normale Mensch würde natürlich in seinem Blut herumstochern und die Kreatur sehen wollen, vor allem unter dem Rasterelektronenmikroskop. Wie T. J. Lebedewa meint, hat jeder Mensch Trichomonaden im Blut, und wenn es viele davon gibt, können wir mit der Entwicklung vieler Krankheiten rechnen. Von der Medizin haben wir solche Berichte nicht gehört. Vielleicht irrt sie sich? Aber wenn nicht, sollten Trichomonaden in den Mittelpunkt aller Krankheiten gestellt werden, und die Untersuchung ihrer Interaktion mit anderen Mikroben wird es ermöglichen, die Ursachen vieler Krankheiten vorherzusagen und zu finden und die Behandlung zu vereinfachen."

Ihre offene Haltung gegenüber meinem Konzept der parasitären Natur der Krebskrankheit ermöglichte es uns, gemeinsam ein kleines Experiment zur Untersuchung von Blutpräparaten sowohl von E. V. Aleksejewa selbst als auch von einigen ihrer Mitarbeiter durchzuführen. Dabei war die Tatsache, dass die Mikroskopie-Expertin Alexejewa an einem CAMSCAN-Elektronenrastermikroskop mit einem energiedispersiven LINK-Aufsatz arbeitete, sehr wichtig. Dieses Rasterelektronenmikroskop (SEM) basiert auf dem Prinzip eines gewöhnlichen Mikroskops, mit dem einzigen Unterschied, dass die Rolle der Lichtstrahlen von einem Strahl fliegender Elektronen und die Rolle der Glaslinsen von entsprechend ausgewählten elektromagnetischen Linsen übernommen wird. Das SEM nutzt Magnetfelder, um Elektronenstrahlen mit hoher Durchschlagskraft zu bündeln und zu lenken, so wie sichtbares Licht durch Linsen auf einen Punkt gelenkt, gestreut oder gesammelt wird. Mit dem SEM kann man die Oberfläche von Objekten wie mit einem Lichtmikroskop im Reflexionsmodus beobachten. Das Bild ist jedoch dreidimensional, sodass man auch die kleinsten Details sehen kann, und es ist daher das geeignetste Gerät für die Betrachtung biologischer Objekte.

Wie Sie im Bildteil sehen werden, zeigten die Schwarz-Weiß-Fotos vor allem zystoide Trichomonaden im Ruhezustand und aggressive Trichomonaden-Nachkommen, sogenannte Thrombozyten, die mit ihren aus den Pseudopodien freigesetzten Toxinen, welche im Inneren eine röhrenförmige Struktur haben, Erythrozyten verschmelzen, die viel größer sind als die kleinen Räuber. Gleichzeitig hatten meine Aufmerksamkeit insbesondere die Bilder von seltsamen Mikroorganismen im Blut geweckt, die ich noch nie im Lichtmikroskop gesehen hatte. Vielleicht lag es daran, dass die „merkwürdigen“ Zellen, die mich interessierten, im Blut von Kranken gefunden wurden, die lange Zeit in den südlichen Regionen der Sowjetunion, d. h. in Zentralasien, gelebt hatten und dann in die Region Moskau gezogen waren. Andererseits ermöglichten die hohe Auflösung des Rasterelektronenmikroskops und die volumetrische Natur des Bildes die Hervorhebung kleiner Mikroorganismen, die in einem Lichtmikroskop bei einer 1000-fachen Vergrößerung kaum sichtbar sind.

Die bizarren Formen einiger Mikroorganismen, die im Jahr 2000 mit dem Rasterelektronenmikroskop auf Fotopapier aufgenommen wurden, ähneln auffallend dem, was ich drei Jahre zuvor an meinem linken Auge beobachtet und als „Muttertrichomonade“ bezeichnet hatte, die wie ein Spinnennetz von einem ganzen Netz von Pseudopodien umgeben ist (Foto 19). Ich kann den dunklen Schatten dieses Neoplasmas visuell sehen, indem ich mein Auge drehe, oder ganz deutlich, wenn ich durch ein Mikroskop schaue, wenn ich Blutpräparate untersuche. Dieses Neoplasma hat eine seltsame Form. Im vorderen Teil befinden sich zwei kleine Einbuchtungen, die Augenhöhlen ähneln, und damit ähnelt das Neoplasma einer Trichomonade mit „Augen“ in der ersten Schwarz-Weiß-Aufnahme des Buches, die durch Rastermikroskopie gewonnen wurde. Ich habe einmal beschrieben, wie diese Neubildung zustande kam. Nach einigen Tagen Honigtherapie (Verzehr von kleinen Portionen Honig) dachte ich eines Tages, als ich an einer Straße entlangging, plötzlich, dass vor meinem linken Auge „Kirschen“ erschienen, die ich versuchte, wegzuwischen, weil ich dachte, dass etwas an meiner Wimper hing. Es gelang mir jedoch nicht. Dann verschwand das Ganze irgendwie, und ein paar Tage später erschien eine größere und festere Masse. In der Onkologie nennt man den Zusammenschluss oder die Verschmelzung von Tumorzellen, wenn ich mich nicht irre, Synzytium. Ich vermute, dass sich auch hier ein Synzytium aus mehreren „Kirschen“ gebildet hat, die drei Vertiefungen aufweist, die an einen Mund und zwei Augen erinnern.

Darüber hinaus befinden sich an vier Seiten des Neoplasmas wie bei einer Spinne Fadenbündel, die in verschiedene Richtungen weiter auseinanderlaufen. Ich sehe in ihnen Pseudopodien oder, wenn man so will, Metastasenketten, die ein richtiges Netz bilden. Dieses Netz ist zusammen mit einer daran hängenden Trichomonadenkolonie im Augenweiß ständig in Bewegung. Die Form dieses Neoplasmas ähnelt den „merkwürdigen“ Zellen, die im SEM entdeckt wurden. Und dann tauchte der Gedanke auf: „Ist dieses Gebilde nicht meine ‚Muttertrichomonade‘, über dessen mögliche Existenz im menschlichen Organismus ich in einem meiner ersten Bücher berichtet habe? Und ihr „Netz“ ist nicht nur Ankerseil, um den eigenen Körper über Wasser zu halten, sondern auch eine Ortungsantenne, mit der sie ihren jüngeren Verwandten Signale gibt und sie unter Kontrolle und Führung hält?“ Übrigens, mit der Zeit, nachdem ich eine Menge therapeutischer und Wiederherstellungsmaßnahmen durchgeführt hatte, ist dieses Neoplasma wie geschrumpft, jetzt sind nur noch zwei „Augen“ sichtbar, und ein Teil der starken knotigen Fäden hat sich abgeschwächt, wurde weniger ausgeprägt.

Und schließlich das dritte, auffällige Merkmal der „Muttertrichomonade“: Die Oberfläche dieses Neoplasmas ist mit feinen Härchen bedeckt. Ich habe versucht, all dies auf dem Bild in gelblicher Farbe zu zeigen, wie ich es unter dem Mikroskop sehe, aber für die erste Auflage des Buches habe ich ein Schwarz-Weiß-Foto bekommen, und die Härchen kamen nicht deutlich zum Ausdruck. Dennoch ist mir die „Zotteligkeit“ des Neoplasmas im Augapfel aufgefallen, da man glaubt, dass die Oberfläche von Trichomonaden fast glatt sein sollte. Die folgenden Fotos der amöboiden Trichomonaden (mit Röhren) und ihrer Fragmente mit „zotteliger" Oberfläche, die mithilfe des SEM bei hoher Vergrößerung und Volumetrizität des Bildes gemacht wurden, widerlegen jedoch diese Vorstellung und beweisen indirekt, dass ich eine Kolonie amöboider Trichomonaden in meinem Auge habe. Ich habe versucht, einen guten Augenarzt zu konsultieren, und der Arzt hat mich trösten wollen, obwohl er mir nicht weiterhelfen konnte: „Davon erblindet man nicht." Wenn man bedenkt, dass dieses Neoplasma vor dem Hintergrund meiner allgemeinen Genesung zurückgeht, besteht die Hoffnung, dass meine Augen mir bis zum Ende meiner Tage erhalten bleiben, zumal ich sie seitdem, wenn nötig, mit einer Mischung aus Honig und Zwiebelsaft (tropfenweise) behandle.

Kurz gesagt, all dieses eindeutige Leben von Blutzellen und menschlichen Parasiten, das durch die unten dargestellten Fotos veranschaulicht wird, sollte nicht nur das unzweifelhafte Interesse vieler Menschen wecken, sondern verdient auch weitere Untersuchungen sowohl durch die Autorin dieses Buches als auch durch andere enthusiastische Forscher und vor allem durch Wissenschaftler, die in der Lage sind, über den Tellerrand zu schauen und das Problem an der Wurzel zu packen. Denn das Problem, das hier angesprochen wird, ist sehr dringend, und seine baldige Lösung ist lebenswichtig für jeden Einzelnen und die Menschheit als Ganzes. Mikrofotografien von Blutpräparaten, aufgenommen mit einem Rasterelektronenmikroskop im Sekundär-Elektronenemissionsmodus sehen Sie auf den Fotos 113-141.

LUMINESZENZMIKROSKOPIE

Wie bereits erwähnt, sind ungefärbte Trichomonaden, Thrombozyten und weiße Blutkörperchen aus lebendem Blut im Dunkelfeldmikroskop schlecht sichtbar, zumal es schwierig ist, die Anomalien der roten Blutkörperchen, die Zellkerne und das Zytoplasma der Leukozyten oder Eosinophilen sowie den Zustand der am Glas haftenden einzelligen Trichomonaden zu erkennen. Deshalb ist es ratsam, die

Blutanalyse mit der Lichtmikroskopie gefärbter Präparate zu beginnen, die auch das Zählen der Zellen in 1 μl Blut ermöglicht.

Allerdings können weder Licht- noch Dunkelfeldmikroskope die kleinsten Mikroben sehen, die in Angström gemessen werden. Dazu gehören vor allem sexuell übertragbare Infektionen wie Chlamydia- und Gardnerella-Bakterien, Rickettsia-Mykoplasmen und -Ureaplasmen, Herpes-simplex-Viren und Cytomegalieviren. Eine Ausnahme bilden die parasitären Protozoen Trichomonaden, deren Größe von 5 bis 40 oder mehr Mikrometer reicht. In den letztgenannten Fällen wird die Mikroskopie mit einem Lumineszenzmikroskop und speziellen Fluoreszenzmarkerpräparaten durchgeführt, die die oben genannten pathogenen Mikroben hervorheben können.

Und wie die Erfahrung aus der praktischen Arbeit einiger Ärzte mit schwer erkrankten gynäkologischen und urologischen Patienten gezeigt hat, fanden sie in Abstrichen aus dem Genitalbereich weniger pathogene Mikroben und Trichomonaden als in Blutpräparaten. Besonders viele Trichomonaden gelangen in das Blut von Krebspatienten als Folge einer Chemo- oder Strahlentherapie. Folglich kann die Lumineszenzmikroskopie nicht nur zur Diagnostik der pathogenen Flora und Fauna der Genitalorgane und der Harnröhre eingesetzt werden, wofür Lumineszenzmikroskope heute konzipiert sind, sondern auch zur Untersuchung von venösem und peripherem Blut von kranken und praktisch gesunden Menschen.

Lumineszenzmikroskopie vor 50 Jahren

Vor einem halben Jahrhundert verwendeten unsere Spezialisten bereits Lumineszenzmikroskope und schrieben darüber Folgendes: Lumineszenzmikroskopie ist die Mikroskopie eines leuchtenden Objekts vor einem dunklen Hintergrund. Die Primärlumineszenz des Objekts oder die Lumineszenz eines fluorochromen Präparats tritt unter der Einwirkung von ultravioletten Strahlen oder kurzwelligem blauem Licht auf. Die Lumineszenzmikroskopie beschränkt sich auf die Bestrahlung mikroskopischer Objekte mit ultravioletten Strahlen, um eine Lumineszenz (das Strahlen von Substanzen, die durch einen externen Emitter angeregt werden) der Strukturen, aus denen sie bestehen, zu erzeugen.

Leider haben heute, im 21. Jahrhundert, nur wenige Menschen von der Existenz von Lumineszenzmikroskopen Kenntnis, noch weniger werden sie in der medizinischen Praxis verwendet und sie werden in den Nachschlagewerken über klinische Labormethoden der Forschung kaum erwähnt. Aber in den Nachschlagewerken über klinische Labormethoden der Forschung vor 40 bis 50 Jahren steht, dass die Lumineszenzmikroskopie in den 1960er-Jahren für die morphologische und zytochemische Untersuchung des peripheren Blutes und des Knochenmarks sowie für die Zählung der Anzahl der Zellen verwendet wurde.

Die Beobachtung der Lumineszenz in einem Lumineszenzmikroskop ermöglichte Rückschlüsse auf den physikalischen und chemischen Zustand biologischer Objekte als Ganzes oder ihrer Teile. So war es beispielsweise möglich, die Verteilung der Nukleinsäuren, den Grad ihrer Polymerisation, den Zustand des Stoffwechsels in der Zelle, den Grad der „Schädigung“ usw. zu beurteilen. In den Fällen, in denen die Eigenlumineszenz („primäre Lumineszenz“) biologischer Objekte unbedeutend ist, greift man auf die Bildung von Komplexen der untersuchten Substanzen mit Luminophoren (Substanzen, die die von ihnen absorbierte Energie in Lichtstrahlung umwandeln) zurück. Die resultierende („sekundäre“) Lumineszenz des Komplexes diente als Informationsquelle über die in den Molekülen dieses Komplexes ablaufenden Prozesse.

Die Lumineszenzmikroskopie des Urins wurde ebenfalls durchgeführt, auch bei bösartigen Tumoren. Trichomonaden wurden mit der Methode von A. B. Deranger (1961) nachgewiesen. Dazu wurde das untersuchte Material (z. B. ein Abstrich von der Vaginalwand) auf den Rand eines sauberen Objektträgers aufgetragen, ein dünner Abstrich gemacht und getrocknet. Das Präparat kann an einem trockenen, dunklen Ort lange Zeit aufbewahrt werden. Vor der Untersuchung wurden einige Tropfen AO (Acridinorange)-Arbeitslösung auf den Abstrich gegeben. Ein Deckglas wurde auf das Präparat gelegt, überschüssiger Farbstoff wurde mit Filterpapier abgesaugt und die Untersuchung durchgeführt. Trichomonaden sind kleiner als

Plattenepithelzellen und größer als Leukozyten. Der Zellkern der vaginalen Trichomonaden ist länglich, oval und leuchtend grün oder gelb-orange gefärbt. Das Zytoplasma ist ziegelrot, manchmal gelb-braun. Die Lumineszenzmikroskopie von Trichomonaden ermöglichte deren Nachweis häufiger als herkömmliche zytologische Untersuchungsmethoden. (*Heutzutage sind vegetative Formen von Trichomonaden in der Vagina einer Frau fast nicht mehr anzutreffen: Unter dem Einfluss der reichlich vorhandenen pathogenen Mikroflora gehen sie in kaum erkennbare geißelfreie Formen über oder verschwinden ganz, insbesondere bei Soor, der durch Candida-Pilze verursacht wird.*)

Die Experten jener Zeit beschäftigten sich auch mit dem Nachweis des Erregers der Tuberkulose und führten zytologische Diagnosen von bösartigen Tumoren durch. Die Kerne von Krebszellen, die nach der Bertalanffy-Methode mit Acridinorange angefärbt wurden, leuchteten weißlich oder leicht grünlich, das Zytoplasma leuchtend orange oder hellrot. Dagegen leuchteten die Kerne normaler Plattenepithelzellen hellgrün und das Zytoplasma dunkelgrün. Bei Leukozyten leuchtet der Zellkern hellgrün und das Zytoplasma stumpfgrün. Wie wir sehen, haben der Zellkern und das Zytoplasma normaler Zellen – Epithelzellen und Leukozyten – die gleiche Farbe, aber mit unterschiedlichen Schattierungen: hell-dunkel-hell und stumpfgrün.

Im Gegensatz zu normalen Zellen haben Trichomonaden und Krebszellen unterschiedliche Farben von Zellkernen und Zytoplasma. Gleichzeitig weist die Farbe der Zellkerne bei Trichomonaden (und Krebszellen) eng beieinander liegende Farbvarianten auf: grün (und leicht grünlich) oder gelb-orange (und hell weißlich). Das Zytoplasma von Trichomonaden (und Krebszellen) weist ebenfalls eng abgestufte Farbvarianten auf: ziegelrot (und hellrot), manchmal gelbbraun (und hellorange). Und all diese Unterschiede zu normalen Zellen und Ähnlichkeiten in der Färbung von Trichomonaden und Tumorzellen hätten bemerkt werden müssen.

Die Lumineszenzdiagnostik wurde ursprünglich für den Nachweis sexuell übertragbarer Infektionen entwickelt. Darüber hinaus, und das ist sehr wichtig, kann sie aber auch zur Analyse von peripherem und venösem Blut eingesetzt werden. Die Lumineszenzdiagnostik wird mithilfe von speziellen Fluoreszenzmarkerpräparaten durchgeführt. Dazu gehören Testsysteme für die Immunfluoreszenzanalyse.

DIREKTE IMMUNFLUORESZENZ-METHODE

Diagnostik-Kits für den Nachweis von Antigenen urogenitaler Infektionen (und Infektionen im Blut) durch direkte Immunfluoreszenz-Methode

- ChlamyScan: Nachweis von Chlamydia trachomatis
- UreaScan: Nachweis von Ureaplasma urealyticum
- MycoScan: Nachweis von Mycoplasma hominis

Prinzip der Methode. Die Methode beruht auf der Wechselwirkung spezifischer Antikörper und FITC-markierter Antikörper mit dem Oberflächenantigen des Erregers.

Im Gegensatz zu anderen Methoden kann mit der Immunfluoreszenzmethode (DIF) nicht nur das Vorhandensein von Antigenen im Untersuchungsmaterial bestimmt werden, sondern auch der Infektionsgrad, die Lokalisierung des Erregers, das Infektionsstadium, das Vorhandensein einer assoziierten Bakterienflora und andere Faktoren, auf deren Grundlage die endgültige, genaue Diagnose gestellt wird.

Der Vorteil der direkten Immunfluoreszenz, die in den Diagnosekits verwendet wird, ist die vereinfachte Ein-Schritt-Analysemethodik, die eine Analyse in 20–30 Minuten ermöglicht.

Die in den Kits enthaltenen diagnostischen Antikörper zeichnen sich durch eine hohe Empfindlichkeit und Spezifizität aus, die durch mehrere Reinigungsstufen und eine strenge Kontrolle von Kultur- und nativem Material in allen Phasen der Herstellung erreicht wird.

Untersuchungsmaterial. Abstriche von der Schleimhaut der Harnröhre und des Gebärmutterhalskanals, fixiert in 96%igem Ethanol. In Ethanol fixierte Blutpräparate können ebenfalls analysiert werden.

Verfahren bei der direkten Immunfluoreszenz-Methode

1. 30 μl der FITC-markierten Antikörperlösung werden auf den Ausstrich aufgetragen.

2. Das Glas in eine feuchte Kammer stellen und bei Raumtemperatur 20–25 Minuten oder in einem Thermostat bei 37 °C 15 Minuten lang inkubieren.

3. Das Glas zwei Minuten lang unter fließendem Leitungswasser abspülen, mit destilliertem Wasser nachspülen und an der Luft trocknen lassen.

4. Ein Tropfen Einbettungsflüssigkeit wird auf den getrockneten Ausstrich aufgetragen, der Ausstrich mit einem entfetteten Deckglas abgedeckt und mit einem Lumineszenzmikroskop oder einem Lumineszenzaufsatz für ein herkömmliches Lichtmikroskop mikroskopiert.

Die Ergebnisse werden unmittelbar nach dem Einsetzen des Präparats aufgezeichnet. Die Reaktionsergebnisse hängen vom Grad der Farbe und der Helligkeit der spezifischen Fluoreszenz der folgenden Krankheitserreger ab:

- Chlamydien-Elementar- und Netzkörper, die sich als zytoplasmatische Einschlüsse oder extrazellulär befinden,
- Ureaplasmen, die sich auf der Zelloberfläche oder extrazellulär in Form von polymorphen Strukturen (Körner, Körnchen, Kokkenstäbchen) befinden,
- Mykoplasmen, die sich auf der Zelloberfläche oder extrazellulär in Form von polymorphen Strukturen (Körner, Granula, Kokkenstäbchen) befinden visuell bewertet nach dem 4-Kreuz-System:

++++	– sehr helle grüne Fluoreszenz;
+++	– helle grüne Fluoreszenz;
++	– schwache grüne Fluoreszenz;
+	– schattige grüne Fluoreszenz;
–	– Fehlen einer spezifischen Fluoreszenz.

Das Ergebnis gilt als ***positiv***, wenn der Abstrich eine hellgrüne Lumineszenz von Punkten (bei Chlamydien: in Form eines Punktes bei Elementarkörpern oder eines Ovals bei netzartigen Chlamydienkörpern) aufweist, die mindestens „+++" sind und sich von den dunkelkastanienbraun oder rot-orange gefärbten Epithelzellen abheben.

Das Ergebnis gilt als ***negativ***, wenn keine spezifische Lumineszenz und mindestens 50 Epithelzellen im Ausstrich vorhanden sind.

Eine zweifelhafte Reaktion liegt vor, wenn einzelne Chlamydienzellen mit einer Färbeintensität von „++" vorhanden sind oder wenn keine Epithelzellen im Sichtfeld vorhanden sind. In diesem Fall empfiehlt es sich, die Analyse zu wiederholen. Im Falle einer wiederholten Reaktion „++" gilt die Probe als negativ. *(Ich halte die Aussage im letzten Absatz für falsch: Jeder Nachweis von Chlamydien, Ureaplasmen, Mykoplasmen sollte als* **positives** *Ergebnis gewertet werden, da es sich nur um einen kleinen urogenitalen Abstrich oder einen Tropfen peripheres Blut handelt. Und wie viele dieser Tropfen und damit Mikroben wohl in 5 Litern Blut des menschlichen Körpers, einschließlich arterieller und venöser, sowie an den Wänden der Blutgefäße, in Gerinnseln sind, wie von ausländischen Wissenschaftlern festgestellt? Außerdem lässt sich die schwache Fluoreszenz derselben Chlamydien durch mindestens zwei Faktoren erklären. Erstens können diese Bakterien durch eine andere begleitende Infektion unterdrückt werden, deren Zerstörung die Chlamydien sofort aktivieren kann, und es kommt zu einer hellen grünen Fluoreszenz. Zweitens kann zum Zeitpunkt der Blutuntersuchung die intrazelluläre Form der Chlamydien vorherrschen, die dann, nachdem sie aus ihren Wirtszellen freigesetzt wurden, ebenfalls hell zu fluoreszieren beginnen).*

INDIREKTE IMMUNFLUORESZENZMETHODE

Diagnostik-Kits für den Nachweis von Antigenen urogenitaler Infektionen (und Infektionen im Blut) durch indirekte Immunfluoreszenz-Methode

- TrichoScan: Nachweis von Trichomonas vaginalis
- VagiScan: Nachweis von Gardnerella vaginalis
- HerpesScan: Nachweis von Herpes simplex Virus Typ II

Prinzip der Methode. Die Methode basiert auf der Wechselwirkung spezifischer Antikörper und FITC-markierter Antikörper mit dem Oberflächenantigen des Erregers.

Im Gegensatz zu anderen Methoden erlaubt die Immunfluoreszenzmethode nicht nur die Bestimmung des Antigens im Untersuchungsmaterial, sondern auch die Bestimmung der Anzahl der Erreger, ihrer Lokalisierung, des Infektionsstadiums, des Vorhandenseins einer assoziierten Bakterienflora und anderer Faktoren, auf deren Grundlage die endgültige, genaue Diagnose gestellt wird.

Diagnosekits, die auf der indirekten Immunfluoreszenzmethode beruhen, zeichnen sich durch eine zweistufige Assay-Methode aus, die einen 45–50-minütigen Test ermöglicht.

Die in den Kits enthaltenen diagnostischen Antikörper zeichnen sich durch eine hohe Sensitivität und Spezifität aus, die durch mehrere Reinigungsstufen und eine strenge Kontrolle von Kultur- und nativem Material in allen Phasen der Produktion erreicht wird.

Untersuchungsmaterial. Abstriche von der Schleimhaut der Harnröhre und des Gebärmutterhalskanals, fixiert in 96%igem Ethanol. In Ethanol fixierte Blutpräparate können ebenfalls analysiert werden.

Verfahren bei der indirekten Immunfluoreszenzmethode

1. 30 μl der spezifischen Antikörperlösung aus Fläschchen Nr. 1 werden auf den Ausstrich aufgetragen.

2. Das Glas in eine feuchte Kammer stellen und bei Raumtemperatur 20–25 Minuten oder in einem Thermostat bei 37 °C 15 Minuten lang inkubieren.

3. Das Glas zwei Minuten lang unter fließendem Leitungswasser abspülen, mit destilliertem Wasser nachspülen und an der Luft trocknen.

4. 30 μl der FITC-markierten Antikörperlösung aus Fläschchen Nr. 2 auf den getrockneten Ausstrich auftragen (FITC-Enzymmarken eines breiten Profils).

5. Das Glas wird wie in Schritt 2 beschrieben inkubiert.

6. Waschen wie in Schritt 3 beschrieben.

7. Ein Tropfen Einbettungsflüssigkeit wird auf den getrockneten Ausstrich gegeben, der Ausstrich mit einem Deckglas abgedeckt und mit einem Lumineszenzmikroskop oder einem Lumineszenzaufsatz für ein herkömmliches Lichtmikroskop mikroskopiert.

Die ***Ergebnisse*** werden unmittelbar nach der Montage des Präparats aufgezeichnet.

1. Trichomonaden werden als polymorphe membran-organische Strukturen mit hellgrüner Lumineszenz nachgewiesen. Bei beweglichen Formen können die Geißeln angefärbt sein.

Unspezifische bakterielle Mikroflora ist orange gefärbt; Epithelzellen, Leukozyten, Spermien sind orange und rotbraun gefärbt. Unspezifische, diffuse, schwach-grüne Lumineszenz des Zytoplasmas von Epithelzellen, Schleim und fremder Mikroflora ist zulässig.

Das Ergebnis gilt als **negativ**, wenn der Ausstrich keine spezifische Lumineszenz aufweist, wobei mindestens 50 Zellelemente vorhanden sein müssen.

2. Gardnerellen werden als Kokkenstäbchen mit einer hellen grünen Lumineszenz nachgewiesen. Gardnerellae befinden sich auf der Oberfläche von Zellen („Schlüsselzellen“) oder auch sich frei bewegend.

Unspezifische Bakterienflora ist orange gefärbt; Epithelzellen, Leukozyten sind orange oder rotbraun gefärbt.

Das Ergebnis gilt als **positiv**, wenn mindestens 5 „Schlüsselzellen“ nachgewiesen werden.

Das Ergebnis gilt als **negativ**, wenn mindestens 50 Zellelemente ohne spezifische Lumineszenz vorhanden sind und keine „Schlüsselzellen" nachgewiesen werden können.

Unspezifische bakterielle Mikroflora ist orange gefärbt; Epithelzellen, Leukozyten, Spermatozoen sind orange und rotbraun gefärbt. Zulässig ist unspezifisches, diffuses, schwaches grünes Leuchten des Zytoplasmas von Epithelzellen, Schleim und fremder Mikroflora.

3. Das Herpes-Virus zeichnet sich durch eine Vielzahl von Lumineszenzmustern aus: von Herden in Form von „Klumpen" in den Kernen und Lumineszenz in der perinukleären Region des Zytoplasmas bis hin zu diffuser Lumineszenz der gesamten Zelle. Es ist möglich, mehrkernige Riesenzellen zu erkennen. (*Bei den mehrkernigen Riesenzellen handelt es sich höchstwahrscheinlich um amöboide Trichomonaden, die bereit sind, sich durch Schizogonie zu vermehren, wenn sie sich in mehrere Zellen auf einmal teilen)*.

Bei der Auswertung der Ergebnisse wird auf die Art und Anzahl der antigenhaltigen Zellen, die Lokalisierung des spezifischen hellgrünen Leuchtens und dessen Intensität geachtet.

Unspezifische bakterielle Mikroflora wird orange gefärbt; Epithelzellen, Leukozyten, Spermien färben sich orange und rotbraun. Ein unspezifisches, diffuses, schwaches grünes Leuchten des Zytoplasmas von Epithelzellen, Schleim und fremder Mikroflora ist zulässig.

Das Ergebnis gilt als **positiv**, wenn mindestens 5 morphologisch unveränderte Epithelzellen mit intensiver hellgrüner spezifischer Lumineszenz mit typischer Lokalisierung vorhanden sind.

Das Ergebnis ist **negativ**, wenn der Ausstrich keine spezifische Lumineszenz aufweist, wobei mindestens 50 Zellelemente vorhanden sein müssen.

❖ ❖ ❖

AUSBLICK

Sie haben meine Intention sicherlich längst erkannt: Die Medizin sollte auf den Weg der Prävention gebracht werden. Um Krampfadern und häufige „kleine Operationen“ zu vermeiden, sollten parasitologisch betreuende Ärzte den Menschen beibringen, wie sie eine Infektion mit Wurmlarven vermeiden können, und ihnen helfen, sich von allen Formen mehrzelliger Parasiten im häuslichen und ambulanten Bereich zu befreien. Gleiches gilt für Herzpatienten, bei denen der einzellige Parasit Trichomonade der Hauptverursacher von koronarer Herzkrankheit, Thrombose oder Herzinfarkt ist. Andernfalls werden Herz- oder Venenoperationen niemals zu einem lebensrettenden Mittel für Patienten werden. Ein eigenes, nicht traumatisiertes Herz und saubere Blutgefäße sind für jeden Menschen der Schlüssel zu bester Gesundheit.

Ausgehend von all dem möchte ich Folgendes betonen: Es ist unabdingbar, die medizinischen Untersuchungen der Bevölkerung zu intensivieren, mit dem Ziel, die biologischen Erreger von Krankheiten verschiedener Lokalisationen zu entdecken, die sich noch nicht mit schmerzhaften Symptomen angekündigt haben. Die Menschen, unabhängig von ihrem Alter, sind sich der langsam in ihnen entstehenden Krankheiten noch nicht bewusst, und die Ärzte beschäftigen sich nicht mit deren Prävention.

Wir sollten auch einige Worte über das „Alter“ verlieren. Nach einer unausgesprochenen Übereinkunft geht man davon aus, dass ältere Menschen selbstverständlich krank sein „müssen“.

Und den kranken Senioren, die noch einen aktiven Lebensstil führen und arbeiten wollen, die aber nicht frühzeitig erkrankt sind und so schnell wie möglich wieder gesund werden wollen, sagen die behandelnden Ärzte ganz einfach: „Was wollen Sie – es ist das Alter!“ In der Tat beginnen die meisten modernen Männer in diesem Alter, Probleme mit der Potenz und dem Urogenitalsystem zu haben, und Frauen „weibliche“ Krankheiten zu entwickeln, von anderen Beschwerden ganz zu schweigen. Als ich Mitte 50 war, wurde ich im Zusammenhang mit einem Sanatoriumsaufenthalt zu einer ärztlichen Untersuchung zum Gynäkologen überwiesen. Dieser konnte, da er keine Pathologien fand, nur eines sagen: „Sie haben gute Gene.“ Ich habe darauf nichts geantwortet, obwohl ich der Meinung bin, die Gene allein sind nicht für unseren gesundheitlichen Zustand verantwortlich. Jeder Mensch kann viel dazu beitragen, auch im hohen Alter eine gute Gesundheit zu haben.

Auch die Qualität bzw. die Effektivität der Behandlungen sollte überdacht werden.

Wenn jemand beim Errichten eines Gebäudes nicht korrekt arbeitet, wird selbstverständlich reklamiert. Das beauftragte Unternehmen muss Nachbesserung leisten oder ein anderes Unternehmen wird auf Kosten des ursprünglichen Auftragnehmers damit beauftragt. Dies ist genau das Kontrollprinzip, das in der Medizin eingeführt werden sollte. Natürlich ist der Mensch ein kompliziertes Wesen und die Genesung geschieht nicht bei jedem auf dieselbe Weise. Und doch sollten wir in Betracht ziehen, die medizinischen Leistungen mehr nach Effektivität zu bewerten, als dies heute geschieht.

Gleichzeitig ist es notwendig, bei Patienten, deren Krankheiten erneut aufgetreten sind, ernsthaft zu untersuchen und zu fragen: ob sie über mögliche Wege der Wiederansteckung gewarnt wurden, die vermieden werden sollten, und inwieweit sie die Empfehlungen des behandelnden Arztes missachtet haben. Stellt sich heraus, dass ein Patient wiederholt erkrankt ist, ohne die Empfehlungen seiner Ärzte umzusetzen, sollte man über ein Konzept nachdenken, bei dem er einen Teil der Behandlungskosten selbst trägt. Oder man setzt finanzielle Reize, die die Menschen dazu bringen, mehr für ihre Gesundheit zu tun. Kurz gesagt, die Gesundheit eines Menschen sollte in der Verantwortung des Menschen selbst und seines behandelnden Arztes liegen, damit eine solche Anzahl von Bürgern wie heute weder für den Staat noch für ihre eigenen Familien zu einer vorzeitigen Belastung wird.

Eine Reform der Medizin ist nur dann sinnvoll, wenn sie auf die Verbesserung der Gesundheit der Bevölkerung abzielt.

Nun möchte ich darlegen, wie ich die Reform der Medizin verstehe, um sie wirklich effektiv zu machen. Ich werde meine wichtigsten Vorschläge, die auf positive Veränderungen in der Medizin abzielen, in Form von mehreren Thesen vorstellen:

1. Die wissenschaftliche Medizin muss die Ansichten über die Kontamination des menschlichen Blutes und die somatische Natur von Krebs, Herz-Kreislauf-Erkrankungen und anderen unheilbaren Krankheiten aus dem 20. und 21. Jahrhundert überdenken.

2. Es muss damit begonnen werden, die Studenten der medizinischen Fakultäten zu ganzheitlich arbeitenden Allgemeinmedizinern auszubilden, damit sie die parasitär-infektiöse Natur der modernen Krankheiten kennen und lernen, sie zu diagnostizieren und zu behandeln. Dadurch werden sie in der Lage sein, effektiv zu arbeiten, weil dann ihre Aufgabe nicht in der schablonenhaften Ausstellung von Rezepten für Chemopräparate besteht, sondern in einer individuellen Behandlung jedes Patienten.

3. Allgemeinmediziner und Hausärzte sollten informiert und befähigt sein, eine umfassende mikroskopische Diagnostik durchzuführen, um Krankheitserreger bei ihren Patienten zu identifizieren. Auf der Grundlage der Ergebnisse ihrer eigenen Untersuchung und Laboranalysen sollten sie in der Lage sein, für jeden Patienten individuelle Genesungsmethoden auszuarbeiten sowie das allgemeine Management von Reinigungskuren unter häuslichen und ambulanten Bedingungen durchzuführen, die von spezialisiertem Personal in Form von zusätzlichen Dienstleistungen erbracht werden können. Eine ordnungsgemäß durchgeführte gezielte Diagnostik wird eine breitere Einführung der ambulanten Behandlung ermöglichen, die zudem in vielen Fällen eine teure und oft unnötige stationäre Behandlung in

spezialisierten Krankenhäusern ersetzen kann, bei der heute einzelne Organe und nicht der gesamte Organismus behandelt werden.

4. Für Spezialisten, die zuvor in Krankenhäusern gearbeitet und sich dann für eine eigene Praxis entschieden haben, ist es notwendig, zumindest beschleunigte Kurse zur Umschulung zum Hausarzt zu organisieren. Dort sollten sie die Techniken der Mikroskopie beherrschen lernen und sich neue Kenntnisse aneignen, die sie befähigen, als medizinische Mentoren oder Hausärzte tätig zu werden.

5. Es ist notwendig, das neue Wissen über die Kontamination des menschlichen Körpers, die Erreger moderner Krankheiten und mögliche Infektionswege, die vermieden werden sollten, sowie über die Vorbeugung von Krankheiten durch die Massenmedien unter der Bevölkerung zu verbreiten. Es ist wünschenswert, Beratungszentren für die Reinigung des Organismus von Helminthen und anderen Parasiten einzurichten, Vorträge für Patientengruppen zu organisieren über Möglichkeiten der inneren Reinigung des Organismus und Methoden zur Vorbeugung von Parasitenbefall. Solche Beratungszentren könnten auch über eine gesundheitsfördernde Ernährung informieren und hierzu wertvolle Anregungen geben.

Das Endziel der Veränderungen in der Medizin ist also der Übergang zur Krankheitsvorbeugung, die auf der Verbesserung der medizinischen Kenntnisse der gesamten Bevölkerung und der rechtzeitigen Vorsorgeuntersuchungen der Menschen zur Früherkennung biologischer Erreger moderner Krankheiten beruht. Und wenn der neue Prozess der Gesundung vor dem Hintergrund partnerschaftlicher Beziehungen zwischen Arzt und Patient erfolgt, ohne vertrauenszerstörende Ungleichheit, die heutzutage oft unausgesprochen existiert – nach dem Motto: „Ich bin der Fachmann – du hast keine Ahnung“, dann kann man darauf vertrauen, dass wir alle gesünder und glücklicher leben werden.

In der Tat müssen Wissenschaftler und Ärzte erkennen, dass es ohne die Bestimmung der biologischen Natur der Krankheit eines Patienten, der zum ersten Termin kommt, und ohne das Verständnis der Prozesse, die im Körper des Patienten ablaufen, sowie ohne die regelmäßige Identifizierung möglicher Veränderungen bei den Erregern der Krankheit und ohne eine angemessene individuelle Auswahl der therapeutischen Mittel unmöglich ist, eine Person qualitativ zu heilen. Das sollten die besten Allgemeinmediziner tun – ärztliche Mentoren, die neue Behandlungsmethoden für die gesamte Hausarztmedizin ausarbeiten. Und an dieser kreativen Arbeit sollten Wissenschaftler beteiligt sein, um die Verhaltensmuster der Endoparasiten und ihre Beziehungen untereinander, zu den Blutzellen und zum Körper als Ganzes zu ermitteln, je nach Art der Krankheit, der verwendeten Medikamente und der Komplexität der Behandlungsmethoden, die heute völlig ignoriert wird. Mit anderen Worten: Ärzte sollten Menschen nicht blindlings behandeln, sondern mit dem Wissen um ihre Arbeit und einem kreativen Ansatz für jeden Patienten. Natürlich ist eine solche Aufgabe schwierig, aber lösbar. Jetzt arbeiten die Ärzte „nach Schema F", aber es ist belastend für ihre Patienten, deren Leiden in Zusammenhang mit der symptomatischen Behandlung oft noch verschlimmert wird, und die Krankheit entwickelt sich stetig weiter, was leider oft genug zum Tod führt. Und dabei verlieren alle: die Familien ihre Angehörigen, der Staat wertvolle Bürger, die Medizin das Ansehen und Vertrauen der Menschen. Es ist an der Zeit, das System einer solchen Behandlung zu ändern, sodass die Arbeit von Ärzten und Wissenschaftlern kreativ und effektiv wird und uns Patienten Nutzen sowie den Ärzten ein Gefühl tiefer Zufriedenheit bringen wird.

❖ ❖ ❖

Glossar

Adhäsion: Verwachsungen

Adhäsivität: Fähigkeit der Haftung an Oberflächen

Adenomyosis, Adenomyose: Geschwulst im Muskelgewebe der Gebärmutter.

Agam: ohne vorausgegangene Befruchtung zeugend

Agglutination: Zusammenklebung der roten Blutkörperchen, die den Beginn der Blutgerinnung kennzeichnet.

Reaktion der Bakterien auf die Zufügung eines agglutinierenden Antikörpers (Gruber-Widal-Reaktion). Die Krankheitserreger werden zu Klumpen zusammengeballt, wobei sie aber nicht immer absterben. Man kann die Reaktion mit bloßem Auge an der Trübung der Flüssigkeit erkennen, in der die Bakterien enthalten sind. Man setzt sie ein, um festzustellen, ob im Blut des Patienten Antikörper gegen bekannte Bakterien enthalten sind, oder ob unbekannte Bakterien mit einem Serum agglutinieren, das gegen bekannte Erreger wirksam ist.

Akanthozyten: Akanthozyten sind eine pathologische Formvariante von Erythrozyten, bei der man spitze irreguläre Ausziehungen des Zellkörpers sieht.

Amöboid: Amöboid bedeutet „mit wechselnder Form“ oder „Amöben-ähnlich“.

Anämie: Mangel an roten Blutkörperchen. Äußeres Zeichen ist Blässe der Gesichtshaut sowie der Lippen und Bindehaut der Augen.

Anaerob: bedeutet „ohne Sauerstoffverbrauch“

Angina pectoris: Anfallweise heftiges Gefühl der Beklemmung über der Brust mit Atemnot, Todesangst und Schmerzen im Brustbereich (überwiegend hinter dem Brustbein), die in den linken Arm, den linken Unterkiefer oder in den Magen ausstrahlen.

Anisozytose: Eine Anisozytose liegt bei ungleicher Größenverteilung von normalerweise gleich großen Zellen vor. Der Begriff Anisozytose wird in den allermeisten Fällen gleichbedeutend für eine Anisozytose von Erythrozyten verwendet. Es handelt sich um die häufigste Erythrozytenanomalie.

Antigene: Stoffe, die den Körper zur Erzeugung von Antikörpern veranlassen. Es handelt sich um eine Vielzahl unterschiedlicher, kleiner Eiweißmoleküle, die an der Oberfläche aller Zellen in unterschiedlichen Kombinationen vorkommen. Dabei besitzen alle Zellen eines Körpers (eines Lebewesens) die gleichen Kombinationen, anhand derer sie von den Zellen der Abwehr als körpereigen erkannt werden. Fremde Zellen mit fremden Antigenmustern werden im Gegensatz dazu schnell durch Antikörper und Abwehrzellen zerstört.

Arthritis: Athritis ist laut offizieller Lehrmeinung eine entzündliche Gelenkerkrankung.

Askariden: Spulwürmer (Ascaris lumbricoides) oder gelegentlich Schweinespulwürmer (Ascaris suum), durch die eine Infektion, eine Askariose, verursacht wird.

Aszites: Bei Bauchwassersucht (Aszites) sammelt sich proteinhaltige (aszitische) Flüssigkeit in der Bauchhöhle an. Viele Erkrankungen können zu Aszites führen; die häufigste ist allerdings ein Bluthochdruck in den Venen, die das Blut in die Leber transportieren (portale Hypertonie), meist aufgrund einer Zirrhose.

Atherosklerose, Arteriosklerose: mit Ablagerungen in den Blutgefäßwänden einhergehende Erkrankung; landläufig auch als Arterienverkalkung bekannt.

Ätiologie: Die Ätiologie beschäftigt sich mit den Ursachen von Krankheiten und ihren auslösenden Faktoren.

Autolyse: Autolyse beschreibt den Vorgang der Selbstauflösung abgestorbener Körperzellen ohne die Beteiligung von Bakterien.

Axostil: Ein Axostil ist eine Schicht von Mikrotubuli, die in bestimmten mikrobiellen Eukaryoten gefunden wurden. Es entsteht aus den Basen der Flagellen, die manchmal über das Ende der Zelle hinausragen, und ist häufig flexibel oder kontraktil.

Azidose: Übersäuerung, Zustand einer unnormalen Vermehrung der Säuren im Blut

azurophil: Azur färbend

Bacteroides: Bacteroides ist eine Gattung von Bakterien, die zu den Bacteroidaceae zählen. Es handelt sich um anaerobe, pleomorphe, gramnegative Stäbchenbakterien, die zur Normalflora der Schleimhäute des menschlichen Intestinaltraktes gehören.

Basophile: Basophile Granulozyten gehören laut offizieller Lehrmeinung zur Gruppe der weißen Blutkörperchen (Leukozyten) und sind demnach Teil der körpereigenen Immunabwehr. *S. hierzu die Erklärung der Autorin auf S. 89.*

Bikonkav: Bikonkav bedeutet zweifach konkav bzw. zweiseitig eingedellt und wird meistens in der Optik im Zusammenhang mit Zerstreuungslinsen verwendet.

Biliburinämie: in der Leber gebildeter Gallenfarbstoff als Produkt des Hämoglobinabbaus

Bioresonanzdiagnostik: Das Verfahren der Bioresonanz leitet sich aus der Radionik ab. Mithilfe eines elektronischen Geräts (z. B. Mora-Gerät, Bicom) werden über mindestens zwei Elektroden körpereigene Schwingungen erfasst. Ziel ist es, mit dieser Methoden krankmachende Schwingungen wahrzunehmen und den Patienten darauf hin zu behandeln.

Biozönose: Eine Biozönose ist die Lebensgemeinschaft von Organismen verschiedener Tier-, Pflanzen- und Pilzarten, die in einem Biotop (abiotischer/unbelebter Lebensraum) zusammenleben.

Blasten: Blasten sind Vorläuferzellen der weißen Blutkörperchen, die normalerweise nur im Knochenmark zu finden sind.

Candida: Candida ist ein Hefepilz, der auf den Schleimhäuten im Genitalbereich, im Mund-Rachen-Raum oder auch im Darm vieler Menschen zu finden ist. Solange der Pilz sich nicht übermässig ausbreitet, stellt er für unsere Gesundheit noch keine Gefahr dar. Kommt es jedoch zu einer Candida-Infektion, die sich als Scheidenpilz, Darmpilz oder Pilzerkrankung des Mund- und Rachenraums äussern kann, hat dies sehr unangenehme und teilweise auch gefährliche Folgen für unseren Körper.

Chlamydien: Chlamydien sind Bakterien, die Entzündungen verursachen: am häufigsten in den Schleimhäuten von Harnröhre, Gebärmutterhals und Enddarm. Sie können auch im Rachen auftreten. Infektionen mit Chlamydien gehören zu den häufigsten Geschlechtskrankheiten.

Cholezystitis: Die Cholezystitis ist eine Entzündung der Gallenblase.

Choriomeningitis: Lymphozytäre Choriomeningitis, auch Armstrong-Krankheit genannt, ist eine in Europa vorkommende Erkrankung des Gehirns und der Hirnhäute. Überträger sind Nager, sogenannte Kuscheltiere, wie Hamster und Meerschweinchen. Das natürliche Reservoir ist die graue Hausmaus.

Chromatin: Substrat der Chromosomen

Chromosom: Chromosome sind Gebilde im Zellkern von Pflanzen, Tieren und Menschen, in denen das Erbgut (Gene) enthalten ist.

Cobalamin: chemischer Name des Vitamins B_{12}

Codozyten: Als Codozyten werden glockenförmige Erythrozytenformen bezeichnet. Die Zellwand von Codozyten ist dünn, der Hämoglobingehalt niedrig.

Colibazillen oder Colibakterien: Ein für die Darmtätigkeit wichtiges Bakterium, das außerhalb des Darms, z.B. in den Harnwegen, krankheitserregend wirken kann. Da Colibakterien überall vorkommen (z.B. auf Türklinken, Möbeln) ist man ihnen ständig ausgesetzt und mit dem Stamm, der in der eigenen Heimat vorkommt, vertraut. Auf Reisen in fremden Ländern wird man mit den dortigen Colibakterien konfrontiert, die dann den unbeliebten aber harmlosen Reisedurchfall hervorrufen.

Cytomegalievirus: Das Cytomegalievirus (CMV) ist ein Virus, das zur Familie der Herpesviren gehört. Zu dieser Familie gehören auch das Varizella-, das Herpes-simplex- und das Mononukleose-Virus.

Dakryozyten: Ein Dakryozyt besitzt die Form eine Birne oder Träne. Diese pathologische Sonderform von Erythrozyten entsteht bei der Blutbildung außerhalb des Knochenmarks.

Drepanozyten: Drepanozyten sind sichelförmige rote Blutkörperchen (bei Sichelzellenanämie). Sichelzellenanämie ist eine schwere, erblich bedingte Anämie.

Dysbakteriose: Es wird von einer Dysbiose oder Dysbakteriose gesprochen, wenn die Besiedelung des Darms mit nützlichen Bakterien krankhaft gestört ist. Die Art der Bakterien und ihre Anzahl haben sich verändert. Symptome sind: Blähungen und Blähbauch, Bauchschmerzen und Krämpfe, Unwohlsein, Übelkeit und Erbrechen, Chronischer Durchfall (Diarrhoe), Schwächegefühl und Koordinationsstörungen, Kopf-, Gelenk- und Muskelschmerzen, Milchzucker-Unverträglichkeit.

Diskozyten: Als Diskozyten bezeichnet man die im strömenden Blut auftretenden Erythrozyten, die eine reguläre bikonkave Form aufweisen.

Döderlein-Stäbchen: Als Döderlein-Bakterien oder Döderlein-Stäbchen bezeichnet man jene Milchsäurebakterien, die normalerweise die Vagina (Scheide) der Frau im gebärfähigen Alter besiedeln. Sie sind nach dem deutschen Frauenarzt Albert Döderlein (1860-1941) benannt.

Dysplasie: Nach allgemeinem medizinischen Verständnis ist die Dysplasie eine Abweichung der Gewebestruktur vom normalen Bild oder Fehlbildung eines Organismus, Körperteils oder Organs.

Dystrophisch: Dystrophisch bedeutet „an Dystrophie erkrankt“, „von Dystrophie betroffen“. Dystophie ist eine mangelhafte Versorgung von Organen oder Geweben mit Nährstoffen.

EAV: Elektroakupunktur nach Dr. Voll, Voll-Methode

Echinozyten: Echinozyten sind Formvarianten von Erythrozyten, die eine sogenannte Stechapfelform mit zackig nach außen vorstehenden Zytoplasmaausläufern besitzen. Ihnen fehlt die für rote Blutzellen charakteristische bikonkave Form.

Elektrophoretisch: Elektrophoretische Verfahren oder Elektrophorese gehört zu den elektrochemischen Analysemethoden. Sie ist ein analytisches Trennverfahren, das auf der Wanderung geladener Teilchen (Migration) in einer Elektrolytlösung unter Einwirkung eines elektrischen Feldes beruht. Die geladenen Teilchen können in gelöster oder in disperser Form vorliegen.

Elliptozyten: Als Elliptozyt wird eine elliptische Formvariante von Erythrozyten bezeichnet.

Endokarditis: Entzündung von Herzinnenhaut und vor allem der Herzklappen

Endometritis: Entzündung des Gebärmutterkörpers

Endometriose: Bei der Endometriose handelt es sich um gutartige, meist schmerzhafte Wucherungen von Gewebe der Gebärmutterschleimhaut (Endometrium), das sich außerhalb der Gebärmutter in benachbarten Organen ansiedelt.

Endometriumhyperplasie: Bei einer Endometriumhyperplasie unterliegt – lt. offizieller Lehrmeinung – die Uterusschleimhaut einer krankhaften, d. h. unregulierten Produktion bzw. einem ständigen Wachstumsreiz und wird damit hyperplastisch.

Endoparasiten (dt. Innenschmarotzer): Organismen, die im Innern anderer Organismen (im Extrem im Zellinnern) über längere Zeit oder während ihres ganzen Lebenszyklus leben und parasitisch Nahrung entnehmen.

Enuresis: Mit Enuresis wird das unwillkürliche Einnässen bei Kindern nach dem 3. bzw. 4. Lebensjahr bezeichnet, ohne dass eine körperliche Ursache vorliegt.

Enzephalomyelitis: Der Begriff Enzephalomyelitis beschreibt allgemein eine

Entzündung des Gehirns (Enzephalitis) und des Rückenmarks (Myelitis), ohne einen Hinweis auf die Ursache zu geben.

Eosin: Eosin ist ein saurer Farbstoff, der in der Medizin unter anderem bei der Anfärbung von histologischen Präparaten eingesetzt wird.

Eosinophile: Die Eosinophilen sind laut offizieller Lehrmeinung Leukozyten, die an der Abwehr von Parasiten (z. B. Würmern und Läusen) sowie bei Allergien und Autoimmunreaktionen beteiligt sind. *Erklärung der Autorin hierzu auf S. 89.*

Erythrozyten: Rote Blutkörperchen

Erythrozytopoese: Als Erythropoese bezeichnet man die Bildung und Entwicklung der Erythrozyten (rote Blutkörperchen). Sie erfolgt vor der Geburt in Dottersack, Leber, Milz und Knochenmark, nach der Geburt nur noch im roten Knochenmark der platten und kurzen Knochen.

Fibrin: Fibrin ist ein hochmolekulares, nicht wasserlösliches Protein, das bei der Blutgerinnung durch enzymatische Einwirkung von Thrombin aus Fibrinogen (Gerinnungsfaktor I) entsteht. Alle Blutkrusten, auch solche, die sich aus Ausschwitzungen von serösen Häuten und Schleimhäuten (z.B. Nase) bilden, bestehen aus Fibrin.

Fibromatose: Unter einer Fibromatose wird eine gutartige, aber sehr aggressiv und ulzerierend wachsende Wucherung verstanden, die an verschiedenen Stellen im bzw. am Organismus auftreten kann.

Fibromyome: Gutartiger Tumor auf glatter Muskulatur (Myom). Fibromyome finden sich häufig in der Gebärmutter.

Flagellaten: Die Flagellaten sind zur Gattung der Protozoen gehörige, einzellige Lebewesen. Sie besitzen typische Geißeln (Flagellen), mit denen sie sich fortbewegen können.

Fluoreszenzmikroskop: Die Fluoreszenzmikroskopie ist eine lichtmikroskopische Methode, die auf der Fluoreszenz basiert. Sie wird vor allem in der Biologie, Biochemie, Biophysik und Medizin für morphologische Untersuchungen sowie dynamische Analysen auf molekularer Ebene eingesetzt. Unter Fluoreszenz versteht man die Eigenschaft von Stoffen, kurzwelliges Licht (Anregungslicht) zu absorbieren und längerwelliges Licht (Emissionslicht) wieder abzugeben. Daher kann man mit dieser Methode nur Proben untersuchen, die von Natur aus fluoreszieren oder in die fluoreszierende Stoffe eingebracht wurden.

Fluorochrom: Fluorochrom, spezielles Farbstoffmolekül, das eingestrahlte Energie in Form von Fluoreszenzlicht wieder abgibt und meist zur spezifischen Kontrastierung oder Markierung ausgewählter Einheiten in biologischen Objekten verwendet wird (Fluoreszenzmarkierung).

Follikel: Der Begriff des Follikels wird in der mikroskopischen Anatomie synonym für bläschenförmige Hohlraumstrukturen oder Zellkonglomerate verwendet. Zu den Follikeln gehören u.a. die Lymphfollikel (Folliculi lymphatici) der Lymphknoten und des mukosaassoziierten lymphatischen Gewebes.

Folsäure: Folsäure gehört zur Gruppe der B-Vitamine. Sie ist wasserlöslich und an Wachstumsprozessen, der Zellteilung und Blutbildung beteiligt. Schwangere und Frauen mit Kinderwunsch sollten etwas mehr davon zu sich nehmen.

Fornix (lat. Bogen, Gewölbe, Dach): Der Begriff wird in der Anatomie verwendet, um gewölbeförmige Strukturen zu benennen, wie z.B. fornix vaginae (Scheidengewölbe).

Fusobazillus oder Fusobakterium: Fusobakterien gehören zu einer Gattung von obligat anaeroben, gramnegativen Bakterien. Bei den Fusobakterien handelt es sich um spindelförmige, unbewegliche und nicht sporenbildende Stäbchenbakterien, die man häufig als Teil der normalen Mund- und Darmflora des Menschen findet. Fusobakterien gewinnen ihre Energie durch Fermentierung von Kohlenhydraten und Aminosäuren.

Gangrän: Eine Gangrän kann entstehen, wenn die Blutversorgung dauerhaft eingeschränkt oder unterbrochen wird. Dadurch kommt es im betroffenen Areal zum Absterben und Autolyse der Zellen, das Gewebe zerfällt und verfärbt sich. Die Verfärbung entsteht durch den Abbau des Blutfarbstoffs Hämoglobin.

Gastroduodenitis: Unter einer Gastroduodenitis (zusammengesetzt aus Gaster = Magen und Duodenum = Zwölffingerdarm) versteht man eine Entzündung der Magenschleimhaut – oft vergesellschaftet mit einer Infektion durch das Bakterium Helicobacter pylori –, die sich auf den Zwölffingerdarm ausgebreitet hat. Eine Gastroduodenitis kann sowohl einen akuten als auch chronischen Verlauf haben.

Gardnerella: Das Bakterium gehört in geringer Zahl zur natürlichen Vaginalflora. Wenn das natürliche Scheidenmilieu jedoch aus dem Gleichgewicht gerät, kann es zu einer Vermehrung von Gardnerella kommen. Die Erkrankung wird als bakterielle Vaginose bezeichnet.

Geißeln (Flagellen): spiralige, relativ starre Zellfortsätze, die man u. a. auf beweglichen Bakterien (prokaryotische Geißeln) und Spermien (eukaryotische Geißeln) findet.

Giardia: Giardien sind eine Gattung von mikroskopisch kleinen Dünndarm-Parasiten. Sie werden, ähnlich wie Kokzidien, traditionell zu den Protozoen gezählt.

Glomerulonephritis: Schwere, akute oder chronische Entzündung der Nierenkörperchen beider Nieren, oft mit unbekanntem Auslöser. Manchmal ist eine Glomerulonephritis die Spätfolge einer bakteriellen Entzündung wie Scharlach oder Mittelohrentzündung, manchmal ist sie Bestandteil einer schweren rheumatologischen Erkrankung.

Gonorrhö: Die Gonorrhö ist eine durch Infektion mit Neisseria gonorrhoeae hervorgerufene sexuell übertragbare Erkrankung. Der Erreger wurde 1879 von Albert Neisser entdeckt. Die Gonorrhö war bis zur Einführung der Antibiotika in die Therapie eine gefürchtete Geschlechtskrankheit.

Gonokokken: Gonokokken sind Bakterien, die fast ausschließlich in den Harn- und Geschlechtsorganen des Menschen leben und dort die Gonorrhö auslösen. Die Gonorrhö ist nach den Chlamydien-Infektionen weltweit die zweithäufigste sexuell übertragene Erkrankung.

Gram-Färbung: Die Gram-Färbung ist eine Differentialfärbung, die zur Darstellung von Bakterien in der Lichtmikroskopie dient. Nach ihrem Färbeverhalten in der Gram-Färbung werden Bakterien in grampositiv und gramnegativ klassifiziert. Die Gram-Färbung ist eine der wichtigsten Färbungen in der medizinischen Mikrobiologie.

Granulozyten: Granulozyten gehören laut offizieller Lehrmeinung zur Gruppe der weißen Blutkörperchen (Leukozyten) und sind Teil der zellulären Immunabwehr. Granulozyten sind zur aktiven Migration fähig. Infektionen, Vergiftungen und Allergien bewirken einen Anstieg der Granulozytenwerte. *S. Erklärung der Autorin hierzu auf S. 89.*

Hämatoxylin: Hämatoxylin ist ein basischer Farbstoff, der im Blauholz (Haeomatoxylon campechianum) enthalten ist. Er hat eine große Bedeutung bei histologischen Färbeverfahren.

Hämoglobinopathie: Als Hämoglobinopathien bezeichnet man Erkrankungen, die durch eine gestörte Struktur, Funktion oder Bildung des Blutfarbstoffs Hämoglobin entstehen

Hämolytisch (Adjektiv zu Hämolyse): Hämolyse ist definiert als ein verfrühter Abbau der Erythrozyten durch Zerstörung der Zellmembran und die dadurch verkürzte Lebensdauer (< 120 Tage).

Hämospermie: Hämospermie (Synonyme: Hämatospermie; Blut im Sperma) bezeichnet die Blutbeimengung im Sperma. Das Sperma färbt sich daraufhin rosa bis dunkelrot oder auch bräunlich. Häufig wird die Hämospermie nicht bemerkt.

Helminthen: Hellminthen ist eine Sammelbezeichnung für mehrzellige endoparasitäre Organismen, die im Deutschen meist als Würmer bezeichnet werden.

Herpes-Simplex-Virus: Das Herpes-simplex-Virus ist ein DNA-Virus aus der Familie der Herpesviren. Das Virus verursacht beim Menschen eine Infektion, die als Herpes simplex bezeichnet wird und in der Mehrzahl der Fälle mit bläschenartigen Haut- und Schleimhautausschlägen einhergeht.

Hyalomer: Das Hyalomer ist ein peripherer, granulumfreier Zytoplasmabereich der Thrombozyten. In ihm liegen v.a. Mikrofilamente und Mikrotubuli.

Hybridologisch: verschiedenartig zusammengesetzt

Hyperchromie: Es handelt sich um eine Erkrankung, die mit zunehmendem Alter häufiger auftritt. Hyperchromien, auch dunkle Flecken genannt, sind durch eine Zunahme des Farbtons der Haut gekennzeichnet.

Hyperkoagulabilität: Als Hyperkoagulabilität bezeichnet man eine pathologisch erhöhte Gerinnbarkeit des Blutes mit erhöhter Neigung intravasaler Thrombenbildungen (Thrombophilie). Sie gilt als einer der Hauptrisikofaktoren der Phlebothrombosen (Virchow-Trias).

Hyper-nephrotisch: Das nephrotische Syndrom ist eine Erkrankung der Glomeruli (Knäuel mikroskopisch kleiner Blutgefäße der Nieren, durch deren kleine Poren das Blut gefiltert wird) bei der übermäßige Mengen an Eiweiß über den Urin ausgeschieden werden. Eine übermäßige Ausscheidung von Eiweiß hat typischerweise eine Ansammlung von Flüssigkeit im Körper zur Folge (Ödem) sowie geringe Werte des Eiweißes Albumin und erhöhte Fettwerte im Blut. Das nephrotische Syndrom kann primär oder sekundär sein.

Hypertensiv: Hypertensiv bedeutet „den erhöhten Blutdruck (Hypertension) betreffend" bzw. „durch eine Hypertonie (Bluthochdruck) bedingt".

Hypertrophie: Als Hypertrophie bezeichnet man die Vergrößerung eines Gewebes oder Organs durch Zellvergrößerung bzw. Zunahme des Zellvolumens bei – im Gegensatz zur Hyperplasie – gleichbleibender Zellzahl. Eine Hypertrophie entwickelt sich beispielsweise bei erhöhter funktioneller Belastung (z. B. Vergrößerung von Muskeln durch regelmäßige Muskelarbeit) oder unter hormoneller Stimulation.

Hypochromie: Hypochromie bezeichnet Erythrozyten mit einem im Vergleich zum normalen Erythrozyten erniedrigten Hämoglobingehalt.

IMEDIS-Methode: Bioresonanz beruht auf den Erkenntnissen der modernen Quanten- und Biophysik und ist eine energetische Schwingungstherapie. Mithilfe des Multiresonanzgerätes „Imedis-Expert" ist es möglich, die körpereigenen harmonischen, Schwingungen zu verstärken und gleichzeitig Disharmonien abzuschwächen. Körper und Multiresonanzgerät bilden dabei einen geschlossenen Kreislauf, der den Organismus dabei unterstützt, seine Abwehr- und Selbstheilungskräfte energetisch zu aktivieren.

Immersionsöl: Immersionsöl wird beim Mikroskopieren mit Immersionsobjektiven verwendet. Das Immersionsöl wird benötigt, um die Auflösung bei Mikroskopen mit hoher Vergrößerung zu steigern. Das Öl verschließt den Luftspalt zwischen Objektivlinse und Deckglas.

Immunfluoreszenz: Die Immunfluoreszenz ist eine Standardtechnik für den Nachweis von Autoantikörpern und Infektionsantikörpern.

Induktion: wissenschaftliche Methode, vom besonderen Einzelfall auf das Allgemeine, Gesetzmäßige zu schließen.

Inokulation: Als Inokulation wird in der Mikrobiologie das Animpfen einer Zellkultur oder einer Kultur mikrobieller Stämme (z.B. einer Gewebekultur oder Bakterienkultur) bezeichnet. Dabei wird – meist von einer Startkultur ausgehend – ein größeres Volumen (siehe auch Nährmedium/Kulturmedium) inokuliert. Die Größe bzw. das Volumen des Inokulums ist für die erfolgreiche Kultur in Großansätzen entscheidend.

Instillation: Als Instillation bezeichnet man in der Medizin die Verabreichung flüssiger Arzneimittel.

Interkostalneuralgie: Bei einer Interkostalneuralgie treten die Nervenschmerzen im Bereich der Zwischenrippennerven gürtelförmig im Brust- oder Rückenbereich auf und werden durch Husten oder Pressen verstärkt.

Interstitiell: in den Zwischenräumen liegend (z. B. von Gewebe, Gewebeflüssigkeiten o. Ä.).

Intertrigo: Die Intertrigo oder der „Hautwolf“ ist eine entzündliche Hauterkrankung, die auf gegenüberliegenden Hautoberflächen in Hautfalten entsteht, z. B. im Genitoanalbereich, an der Leiste, in Bauchfalten und unter den Brüsten.

Inzidenz: Die Inzidenz ist eine epidemiologische Maßzahl und damit Fachausdruck aus der medizinischen Statistik. Sie gibt die Anzahl der neu auftretenden Erkrankungen innerhalb einer Personengruppe von bestimmter Größe während eines bestimmten Zeitraums an.

Iridologie (auch Irisanalyse, Irisdiagnostik oder Augendiagnose) ist eine alternativmedizinische Diagnosemethode, die davon ausgeht, dass Erkrankungen des Menschen durch Analyse der Gewebsstrukturen der Iris festgestellt werden können.

Ischämie: Als Ischämie bezeichnet man die pathologisch verminderte oder aufgehobene Durchblutung eines Gewebes infolge mangelnder arterieller Zufuhr von Blut.

Karzinogen: Ein Karzinogen ist eine Substanz, ein Organismus oder eine Strahlung, die die Krebserzeugung fördern kann.

Karzinom: Ein Karzinom ist eine Krebserkrankung im Deckgewebe von Haut oder Schleimhaut (Epithel). Karzinome machen circa 80 % aller bösartigen Tumoren aus.

Karyolyse: Auflösung des Zellkerns

Karyorrhexis: Eine Karyorrhexis taucht im Verlauf des programmierten Zelltods (Apoptose) oder der Zellnekrose auf. Ihr geht in der Regel eine Kernpyknose (Karyopyknose) voran.

Kolitis (Hämokolitis, Enterokolitis): Der Begriff der Kolitis (Darmentzündung) ist ein Oberbegriff für verschiedene akut oder chronisch verlaufende Entzündungen des Dickdarms (Kolon), die meist mit Durchfall einhergehen.

Kolpitis: Kolpitis ist der Fachbegriff für eine Entzündung im Bereich der Vagina, also dem Eingang zur Gebärmutter.

Kolposkopie: Die Kolposkopie (griech. „Kolpo”=Scheide und „skopie”=betrachten) dient zur Erkennung von Erkrankungen des Gebärmutterhalses und zur Früherkennung des Gebärmutterhalskrebses. Sie sollte im Verdachtsfall ergänzend zum Zellabstrich durchgeführt werden.

Konjunktivitis: Bindehautentzündung

Lactobacillus: Lactobacillus ist eine Gattung von grampositiven, meist stäbchenförmigen Bakterien aus der Familie der Lactobacillaceae. Lactobacillus gehört zusammen mit anderen Bakteriengattungen zu den Milchsäurebakterien; sie alle erzeugen durch Gärung Milchsäure.

Leptotrichia: Gehörte früher zur Gattung der Bacteroidaceae, wird heute in die Abstammungslinie Fusobacteria gestellt. Die wichtige Art *Leptotrichia buccalis* ist ein anaerobes, gramnegatives, unbewegliches Stäbchenbakterium; die Zellen sind gerade oder leicht gekrümmt. Im Gärungsstoffwechsel werden Kohlenhydrate abgebaut, Glucose hauptsächlich zu Milchsäure (im Unterschied zu Bacteroides und Fusobacterium). *Leptotrichia buccalis* findet sich fast ausschließlich im Mundraum (Mundflora) des Menschen, besonders in den Zahnplaques (Zahnkaries).

Leukogenese: Zellentwicklung

Leukoplakie: Leukoplakien entstehen durch chronische Reizungen von Haut oder Schleimhaut. Die Reizung führt zu einer Verdickung der Hornschicht, was zur Folge hat, dass die unter dem Epithel liegenden Kapillargefäße nicht mehr erkennbar sind.

Leukozyten: weiße Blutkörperchen

Leukozytose: vermehrte Bildung von Leukozyten (weiße Blutkörperchen) im Blut; Leukozyten spielen eine wichtige Rolle bei der Abwehr von Krankheitserregern.

Lipoproteinfilm: Als Lipoproteine bezeichnet man makromolekulare Komplexe aus Proteinen (Apolipoproteinen) und Lipiden (Cholesterin, Triglyzeriden, fettlösliche Vitaminen). Große, dichtere Lipoproteinfilme (Fett + Eiweiß), die von den Wänden großer Blutgefäße abgerissen sind, bestehen aus langen, manchmal verzweigten Lipoprotein-Formationen mit kleinem Durchmesser.

Lobus: Als Lobus wird in der Anatomie eine lappenartige Gewebeformation bezeichnet, die ein Segment eines Organs ist (z.B. der Lunge, der Leber oder des Gehirns).

Lumen: Bezeichnung für Hohlräume in inneren Organen

Lymphogranulomatose: Eine bösartige Erkrankung des lymphatischen Systems unbekannter Ursache. Zunächst schwellen einige benachbarte, dann alle Lymphknoten des Körpers an, sind hart und schmerzlos und erreichen schließlich enorme Größen. Typisch sind heftige Schmerzanfälle nach Genuss kleiner Mengen von Alkohol, dazu kommen Durchfälle, unerklärliches Hautjucken, Fieber, Schweißausbrüche, zuletzt starke Abmagerung und Blutarmut, die schließlich zum Tode führt. Die Erkennung ist nur durch mikroskopische Untersuchung des betroffenen Gewebes möglich.

Lymphoid: Lymphoid bedeutet „lymphartig" bzw. „lymphähnlich".

Lymphom: bösartige Vergrößerung von Lymphknoten.

Makrophagen: Makrophagen sind lt. offizieller Lehrmeinung Zellen, die für die Vernichtung von Viren, Bakterien und Toxinen zuständig sind. *S. Erklärung der Autorin zu Makrophagen auf S. 129 ff.*

Makrozytose: Makrozytose bedeutet wörtlich: zu große Zellen einer Zellart. In der Regel werden speziell zu große Erythrozyten (Makrozyten) so bezeichnet.

Marker: Immunhistochemische **Marker** sind Antigene, die im Rahmen der Diagnostik von Gewebeproben nachgewiesen werden. Anhand ihrer Expression kann das untersuchte Material identifiziert und einem bestimmten Ursprungsgewebe zugeordnet werden.

Mastopathie: Mastopathie (auch fibrozystische Mastopathie) ist eine gutartige Brustdrüsenveränderung. Sie gilt nach heutigem Verständnis als unheilbar. Es wird lediglich versucht, die Symptome, in erster Linie geschwollene Brüste, zu lindern.

Megakaryoblasten: Ein **Megakaryoblast** ist lt. offizieller Lehrmeinung ein Zellstadium der Thrombozytopoese, das die Vorläuferzelle der Promegakaryozyten darstellt. *Erklärung der Autorin zu Makrophagen auf S. 135.*

Megakaryozyten: Megakaryozyten sind 70-120 μm große Riesenzellen, die sich vor allem im Knochenmark finden. *Erklärung der Autorin hierzu auf S. 45, 103.*

Megalozytose: Megalozyten sind eine spezielle Form von Makrozyten mit ovaler Form und Hyerchromie. Sie sind oval, hyperchrom und haben keine Aufhellung in der Mitte. Sie treten bei Anämie auf, bei Anämie von Schwangeren sowie bei einer Helminthen-Invasion. *Erklärung der Autorin hierzu auf S. 41-42.*

Meningoenzephalitis: Eine Meningoenzephalitis ist eine kombinierte Entzündung des Gehirns (Enzephalitis) und der Hirnhäute (Meningitis).

Metamyelozyt: Der Metamyelozyt ist lt. offizieller Lehrmeinung eine Vorläuferform der Granulozyten, die im Rahmen der Granulopoese nach dem Myelozyten und vor dem stabkernigen Granulozyten im Knochenmark vorkommt. *Erklärung der Autorin hierzu auf S. 41-42 und 103.*

Mikrosphärozyten, Mikrosphärozytose: Mikrosphärozyten sind kleine, kugelfömige Erythrozyten mit einem Durchmesser von weniger als 6 μm. Mikrosphärozyten kommen als pathologische Formvariante bei der Kugelzellenanämie (Sphärozytose) vor.

Mikrozytose: Der Begriff Mikrozytose bezeichnet das Phänomen von abnorm kleinen Erythrozyten (Mikrozyten). Das mittlere korpuskuläre Volumen (MCV) der roten Blutzellen ist vermindert.

Mimikry: Als molekulare Mimikry wird der Umstand bezeichnet, dass Moleküle auf der Oberfläche von Krankheitserregern körpereigenen Molekülen ähneln oder mit ihnen identisch sind. Dies stellt für den Erreger eine Tarnung gegenüber immunkompetenten Zellen dar, denen das Erkennen der Keime als Fremdstruktur somit erschwert wird.

Mitose: Als Mitose, auch indirekte Kernteilung genannt, wird die Teilung des Zellkerns bezeichnet, bei der zwei Tochterkerne mit gleicher genetischer Information entstehen.

Mobiluncus: Mobiluncus ist eine Gattung von grampositiven, anaeroben, stäbchenförmigen Bakterien.

Mononukleose: Die infektiöse Mononukleose, auch Pfeiffersches Drüsenfieber genannt, ist eine Infektionskrankheit, die durch das Epstein-Barr-Virus (EBV) verursacht wird.

Mononukleär: Der Begriff „mononukleär“ bezieht sich auf Zellen und bedeutet „mit einem Zellkern ausgestattet“ bzw. „einen Zellkern enthaltend“ oder „einkernig“.

Monozyten: Monozyten sind laut offizieller Lehrmeinung weiße Blutkörperchen, die bestimmte Infektionen bekämpfen und die andere weiße Blutkörperchen unterstützen, totes oder geschädigtes Gewebe zu beseitigen. *Die Autorin: Es gibt Anzeichen dafür, dass Monozyten in Wirklichkeit Trichomonaden sind, das müsste noch untersucht werden (S. Seite 92).*

Morbus Basedow: Nach dem deutschen Arzt Karl von Basedow (1799-1854) benannte Sonderform einer Schilddrüsenüberfunktion.

Morphologie: Formenlehre, Gestaltlehre, eine Disziplin der Biologie, die sich mit der Körper-Gestalt, dem Aufbau und den Lageverhältnissen der Organe von Lebewesen befaßt (Bauplan, Typus).

Mukoid: Mukoid bedeutet „schleimig" bzw. „schleimähnlich" oder „schleimbildend".

Mycoplasma, Mykoplasmen, Mycoplasmose: Der Begriff „Mykoplasmen" bezeichnet eine Gruppe von Bakterien, die sich von anderen Bakterien durch das Fehlen einer Zellwand unterscheidet.

Myeloblasten: Myeloblasten sind frühe Vorläuferformen der Granulozyten. *Erklärung der Autorin zu Myeloblasten auf S. 40 ff. und 103.*

Myelomleukämie: bösartige Erkrankung des blutbildenden Systems

Myeloproliferativ: Unter myeloproliferativen Erkrankungen, kurz MPE, versteht man eine Gruppe von malignen hämatologischen Erkrankungen.

Myelozyten (s. auch Metamyelozyten): Der Myelozyt ist eine Vorläuferform der Granulozyten. *Erklärung der Autorin zu Myelozyten auf S. 40 ff.*

Myzel (auch Mycel): Die Gesamtheit aller Hyphen, der fadenförmigen Zellen eines Pilzes. Im allgemeinen Sprachgebrauch werden als Pilze nur die sichtbaren Fruchtkörper bezeichnet. Der eigentliche Pilz ist jedoch das feine, meist unsichtbare Geflecht aus Hyphen im Boden oder – bei Baumpilzen – im Holz.

Myxödem: Eine Schilddrüsenunterfunktion, vom Mediziner als Hypothyreose und in sehr schweren Fällen als Myxödem bezeichnet, macht sich anfangs mit Müdigkeit, Abgespanntheit oder auch ständigem Frieren bemerkbar. Der Puls wird langsamer, eine Blutarmut tritt auf. Oft kommt es zur Stuhl-Verstopfung und einer Erhöhung der Blutfette. Diese Symptome sind typisch, weil alles im Körper auf Sparflamme läuft.

Nasopharynx: Unter dem Nasopharynx versteht die Medizin den dreigliedrigen Nasenrachenraum, der sich aus Nasenrachen, Kehlkopfrachen und Mundrachen zusammensetzt. Die Muskulatur des Nasenrachenraums trennt die Speisewege von den Atemwegen.

Neonatal: Neugeborene betreffend

Neoplasma, Neoplasie: Mit dem Begriff Neoplasie oder Neoplasma bezeichnet man die Neubildung von Körpergeweben. Damit kann sowohl die physiologische Regeneration eines Gewebes (z. B. von Epithelgewebe) gemeint sein, als auch das autonome, pathologische Wachstum eines Tumors.

Neutrophile: Die Neutrophilen stellen laut offizieller Lehrmeinung den größten Anteil der weißen Blutkörperchen (Leukozyten) dar. Ihre Hauptaufgabe ist demnach die Abwehr von Krankheitserregern (wie z. B. Bakterien und Viren). *Erklärung der Autorin zu Neutrophilen auf S. 162.*

Nosologisch: Nosologisch bedeutet „die Nosologie betreffend" oder „die Wissenschaft von der Beschreibung der Krankheiten betreffend".

Nukleolus: Kernkörperchen

Nukleotidsequenz: Die Nukleotidsequenz oder Basensequenz ist in der Genetik die Abfolge der Nukleotide einer Nukleinsäure.

Oophoritis: Chronische Entzündung des Ovariums (Eierstocks)

Orthophosphorsäure: Die normale oder Ortho-Phosphorsäure ist die wichtigste Säure des Phosphors. Die wasserfreie Substanz ist stark hygroskopisch.

Osmose: Osmose bezeichnet die Diffusion einer Flüssigkeit bzw. eines Lösungsmittels durch eine semipermeable Membran. Die Flüssigkeit bewegt sich dabei immer zu der Seite, auf der die höhere Konzentration gelöster Teilchen vorliegt.

Osteochondrose: Mit Osteochondrose bezeichnet man eine Überlastungsreaktion der Knorpel- und Knochenzellen an der Grenze der Bandscheiben zu den Wirbelkörpern.

Oxophil: Als oxyphile Zelle bezeichnet man einen neben den Hauptzellen bestehenden Zelltyp der Nebenschilddrüse.

Papillom: Das Papillom ist ein gutartiger Tumor, in den obersten Haut- oder Schleimhautschichten eines Organismus. Papillome werden zum Beispiel an der Haut der Körperoberfläche, in den ableitenden Harnwegen, in den Ausführungsgängen der weiblichen Brust und anderer Drüsen oder an den Schleimhäuten von Mund, Nase, Nebenhöhlen oder im Magen-Darm-Trakt gefunden.

Pathogen: krankheitsverursachend

Perinukleär: Perinukleär bedeutet „um den Zellkern herum" bzw. „den Zellkern umgebend".

Phagozytose, phagozytiert: Phagozytose (engl. phagocytosis) ist ein aktiver Transportprozess, bei dem eine Zelle feste Partikel oder andere Zellen aus dem Extrazellulärraum aufnimmt, indem sich die Zellmembran einstülpt. Die Partikel werden dann in Vesikeln in die Zelle transportiert. Phagozytose ist eine Form der Endozytose.

Phosphoglyceratkinase: Die Phosphoglyceratkinase, kurz PGK, ist ein Enzym, das Teilschritte der Glykolyse und der Gluconeogenese katalysiert.

Pinozytose: Unter Pinozytose versteht man die Aufnahme flüssiger oder gelöster Bestandteile in das Zytosol von Zellen.

Plasmazellen: Plasmazellen sind – laut offizieller Lehrmeinung – eine besondere Form der weißen Blutkörperchen, eine Untergruppe der Lymphozyten (B-Lymphozyten). *Erklärung der Autorin zu Plasmazellen auf S. 103, 119.*

Pneumonie: Lungenentzündung

Poikilozytose: Als Poikilozytose wird das Vorkommen verschieden geformter, nicht runder Erythrozyten im peripheren Blut bezeichnet.

Polychromatophilie: Polychromatophilie oder Polychromasie ist eine Erkrankung, bei der eine ungewöhnlich hohe Anzahl unreifer roter Blutkörperchen im Blutkreislauf gefunden wird.

Polymerisation/Polymerisieren: Als Polymerisation bezeichnet man den Vorgang, bei der sich Monomere zu langen Ketten, den Polymeren, verbinden.

Polymorphie: Vielgestaltigkeit

Polyposis: Von einer Polyposis spricht man, wenn zahlreiche Polypen innerhalb eines Hohlorgans (z. B. Darm) auftreten.

Posterolateral: Posterolateral setzt sich aus den Begriffen posterior und lateral zusammen und bedeutet "hinten und seitlich". Der Begriff stammt aus der topografischen Anatomie und wird in der Medizin dazu benutzt, Lageangaben zu machen, bzw. Strukturen räumlich zueinander in Beziehung zu setzen.

Präeklampsie: Die Präeklampsie (früher: EPH-Gestose) ist eine ernste Erkrankung schwangerer Frauen. Sie zählt zu den sogenannten hypertensiven Schwangerschaftserkrankungen. Dabei handelt es sich um Erkrankungen mit Bluthochdruck in der Schwangerschaft. Frauen mit Präeklampsie haben zudem Eiweiß im Urin und Wasseransammlungen im Gewebe (Ödeme).

Promitotisch: mit Bezug zu oder unter Einbeziehung von Promitose, eine primitive intranukleare Mitose bei Protisten.

Prostatitis: Entzündung der Vorsteherdrüse

Proteolytisch: Proteolytisch bedeutet „den Abbau von Eiweiß (Proteolyse) betreffend".

Protozoen: Der Begriff Protozoen bezeichnet eine Gruppe sehr verschiedener einzelliger Organismen. Zusammen mit den einzelligen Algen und Pilzen bilden sie das Unterreich der Protisten. Darunter versteht man alle einzelligen Lebewesen mit einem echten Zellkern. Während die Algen und Pilze dem Pflanzenreich zugeordnet werden, zählen die Protozoa zu den Tieren. Es handelt sich also bei den Protozoa um tierische Einzeller.

Pseudohyphen: Pseudohyphen sind fadenförmig miteinander verbundene Pilzzellen, die aufgrund ihres Aspekts den Hyphen ähneln. Im Gegensatz zu echten Hyphen sind Pseudohyphen jedoch nicht durch Membranenelemente septiert, d.h. sie bestehen nicht aus vollständig abgeschnürten Tochterzellen. Pseudohyphen kommen u.a. bei Candida albicans vor.

Pseudopodien: Als Pseudopodien bezeichnet man armförmige Ausstülpungen von eukaryotischen Zellen, die bei Protozoen oder bestimmten Zellen vorkommen.

Psoriasis: Schuppenflechte

Pulmonologie: Die deutsche Bezeichnung lautet Lungenheilkunde oder Lungen- und Bronchialheilkunde.

Pyelonephritis: Eine Nierenbeckenentzündung (Pyelonephritis, PN) ist eine meist bakterielle Infektion des Nierenbeckens.

Pyruvatkinase: Die Pyruvatkinase ist ein Enzym, das eine wichtige Rolle im Zuckerstoffwechsel der roten Blutkörperchen (Erythrozyten) spielt.

Rad (engl. **r**adiation **a**bsorbed **d**ose, Einheitenzeichen: **rad, auch rd**): Rad ist eine im medizinischen Bereich seit Ende 1985 nicht mehr verwendete Einheit der absorbierten Strahlendosis, genauer: der Energiedosis. Sie wurde von der SI-Einheit Gray abgelöst.

Retikulär: Das Adjektiv retikulär wird vor allem verwendet, um histologische Strukturen zu bezeichnen und bedeutet "netzartig" bzw. "netzartig verzweigt".

Rhinosinusitis: Von einer Rhinosinusitis spricht man, wenn gleichzeitig eine Entzündung der Nasenschleimhaut („Rhinitis") und eine Entzündung der Schleimhaut der Nasennebenhöhlen („Sinusitis") vorliegt.

Rickettsien: Rickettsien sind kleine gram-negative Stäbchenbakterien die ca. 0,3–2 Mikrometer groß sind und sich obligat intrazellulär vermehren.

Salpingo-Oophoritis: Entzündung der Uterusanhänge

Saprophyten: Saprophyten sind Organismen, die weder Chemo- noch Photosynthese betreiben und sich ausschließlich heterotroph ernähren, d.h. von toten, organischen Stoffen. Sie bauen energiereiche Stoffe ab und wandeln diese in anorganische Stoffe um, die wiederum von Pflanzen aufgenommen werden können.

Sarkom: bösartiger Tumor im Weichgewebe oder in den Knochen

Schizogonie: ungeschlechtliche Fortpflanzung bei Einzellern

Schizozyten: Als Schizozyten oder Fragmentozyten bezeichnet man stark verformte und massiv von der bikonkaven Erscheinungsform abweichende Erythrozyten, die im Blutausstrich als inhomogene Gruppe erscheinen. Sie weisen flächige Abrisse von Erythrozytenanteilen auf.

Sepsis: Blutvergiftung

Sphäroide: Ein Sphäroid ist ein kugelähnlicher Körper, der durch Rotation einer Ellipse um eine ihrer Hauptachsen entsteht.

Staphylokokken (lat. Staphylococcus): Staphylokokken gehören zu den klinisch bedeutendsten Erregern und können nahezu in allen Organsystemen Infektionen auslösen. Besonders häufig kommt es zu Manifestationen der Haut und/oder der inneren Organe.

Stomatozyten: Erythrozyten mit einer schlitzförmigen Aufhellung in der Mitte.

Streptokokken (lat. Streptococcus): Streptokokken sind kugelförmige Bakterien, die sich typischerweise in Ketten oder Paaren anordnen. Sie gehören zur Haut- und Schleimhautflora und besiedeln Darm, Mund- und Rachenraum sowie die Scheide (Vagina). Manche Streptokokken können krank machen.

Synovialflüssigkeit: Synovialflüssigkeit, auch als Gelenkschmiere oder Gelenkflüssigkeit bezeichnet, ist eine zäh-viskose fadenziehende Flüssigkeit, die alle Gelenkhöhlen (Gelenk) der Wirbeltiere und des Menschen erfüllt und die knorpeligen Gelenkflächen gleitfähig erhält.

Synzytium: Das Synzytium auch „anatomisches Synzytium" ist eine durch Verschmelzung (Fusion) mehrerer Einzelzellen entstehende mehrkernige Zelleinheit. Ihr Zytoplasma enthält mehrere Zellkerne.

Thrombophlebitis: Thrombophlebitis ist der medizinische Fachbegriff für eine akute Thrombose und Entzündung von oberflächlichen Venen.

Thrombozytose: über den Normalbereich hinaus erhöhte Thrombozytenanzahl

Toxoplasma: Toxoplasmen (Toxoplasma gondii) gehören zu den Einzellern und kommen bei einem breiten Spektrum von Säugetieren aber auch Vögeln vor.

Tracheitis: Eine Tracheitis ist eine Entzündung der Luftröhre (Trachea).

Trematoden: Saugwürmer

Treponema: Treponema pallidum ist eine Spezies von spiralig gewundenen, gramnegativen Schraubenbakterien. Die Subspezies Treponema pallidum ssp. pallidum ist der Erreger, der beim Menschen die Syphilis auslöst.

Trypanosomiasis: Die Schlafkrankheit ist eine durch Trypanosoma brucei ausgelöste Tropenerkrankung und wird durch den Stich der Tsetse-Fliege übertragen. Es kommt zu Symptomen wie z. B. charakteristischen Hautläsionen, intermittierendem Fieber, Kopfschmerzen, Rigor, transienten Ödemen, generalisierter Lymphadenopathie und einer oft tödlich verlaufenden Meningoenzephalitis.

Ureaplasma: Generell finden sich Ureaplasmen extrem häufig auf den Urogenital-Schleimhäuten gesunder Menschen als nicht krank machende Besiedler. Es sind sehr kleine, selbstständig vermehrungsfähige Bakterien.

Urolithiasis: Urolithiasis bezeichnet die Ausbildung bzw. das Vorkommen von Konkrementen (Harnsteinen) in den Harnwegen (Nierenbecken, Ureteren, Harnblase, Urethra).

Vaginitis: Scheidenentzündung

Vakuole: durch eine Membran abgegrenzte Zellräume

Veillonella: Veillonella ist eine Bakteriengattung aus der Familie der Veillonellaceae aus der Mundhöhle und des Darmtraktes von Menschen und verschiedenen Tieren.

Vitiligo: Die Vitiligo (Weißfleckenkrankheit) ist eine nicht ansteckende Erkrankung der Haut. Dabei sind die für die Pigmentbildung verantwortlichen Melanozyten (melaninbildende Zellen der Haut) zerstört. Verliert die Haut ihre Pigmente, wird sie heller, möglicherweise fast weiß.

Volumetrizität/volumetrisch: Die Volumetrie oder auch Maßanalyse ist ein Verfahren der quantitativen Analyse in der Chemie.

Zervix: Gebärmutterhals

Zervixerosion: Eine Zervixerosion (auch Portioerosion genannt) ist laut offizieller Lehrmeinung die Entzündung der Zervixzellen. Die Epithelzellen des Muttermundes verändern sich zu schuppigen Zellen.

Zytologie: Zytodiagnostik einzelner Zellen. Wenn das Gewebe im Verbund betrachtet wird, spricht man von Histologie.

Zytoplasma: Das Zytoplasma ist der gesamte lebende Inhalt einer Zelle, der nach außen hin von der Zellmembran umschlossen wird.

Zytostom: Zellmund

Illustrationen zum Buch

Diagnostische Mikroskopie

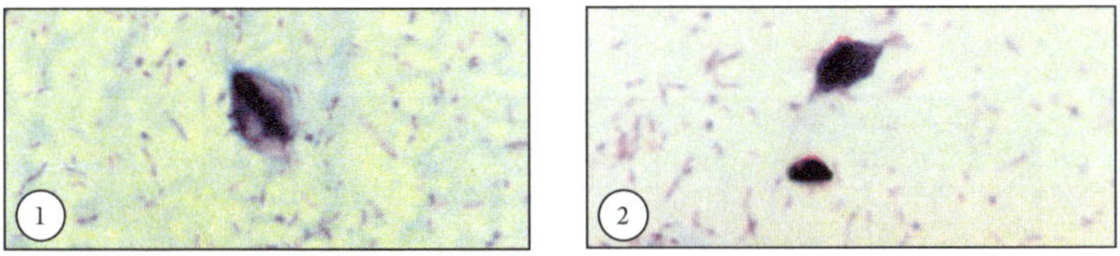

Foto 1 und 2. Darm-Trichomonade in einem mit Bakterien kontaminierten Medium (eine zystoide und zwei begeißelte Trichomonaden)

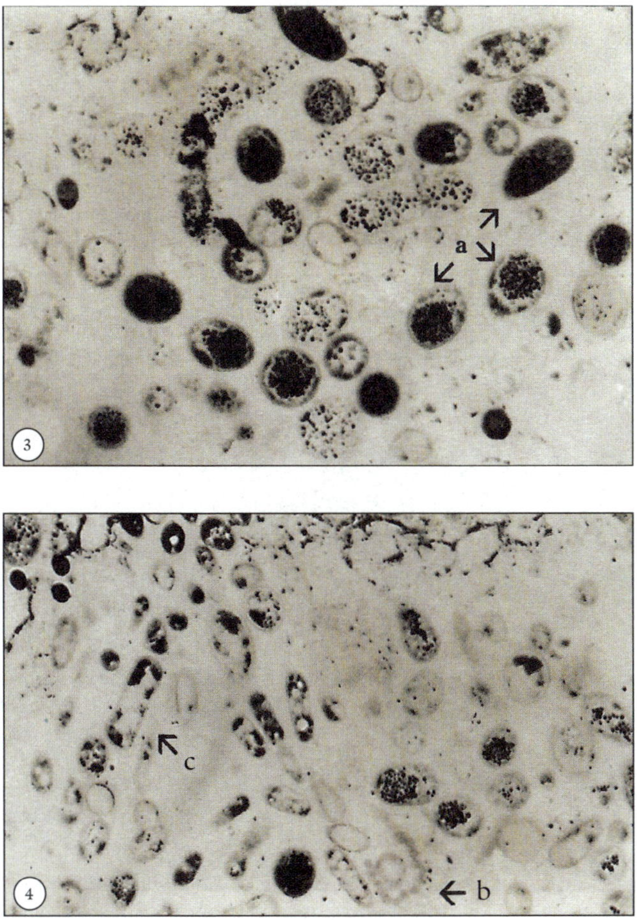

Foto 3 und 4. Inhalt der Zahnfleischtaschen eines Patienten mit Paradontose: Trichomonaden (a), Pilze (b), Bakterien (c). Die Fotos entstanden mithilfe eines Elektronenmikroskops bei 12000-facher Vergrößerung.

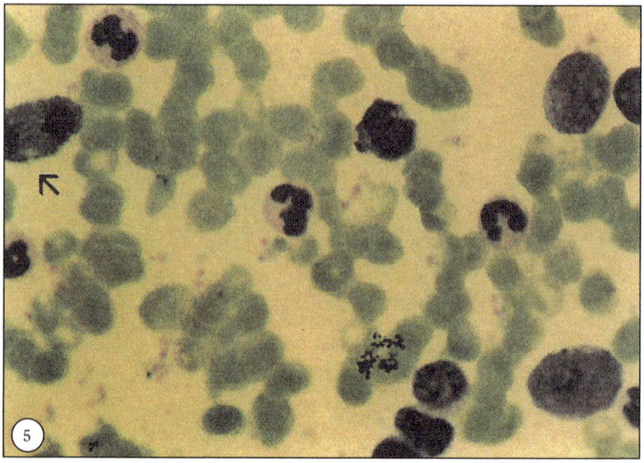

Foto 5. Peripheres Blut des Krebspatienten Sch. aus Novgorod (Promitose der „Tumorzelle" – oben links)

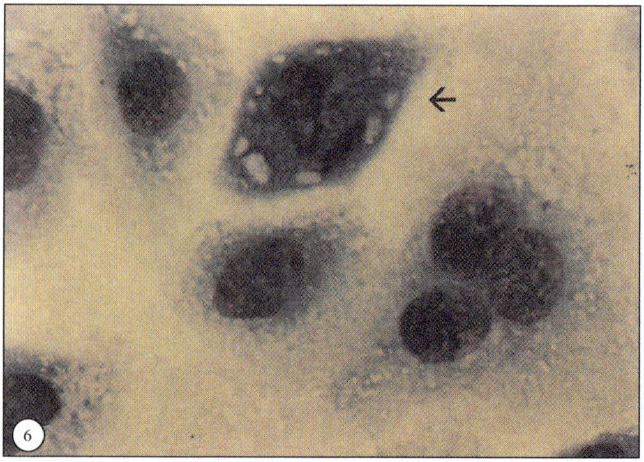

Foto 6. Transplantierte Saiga-Nieren-Kultur, die in Nährmedium Nr. 199 kultiviert wurde (Zellpromytose oben Mitte)

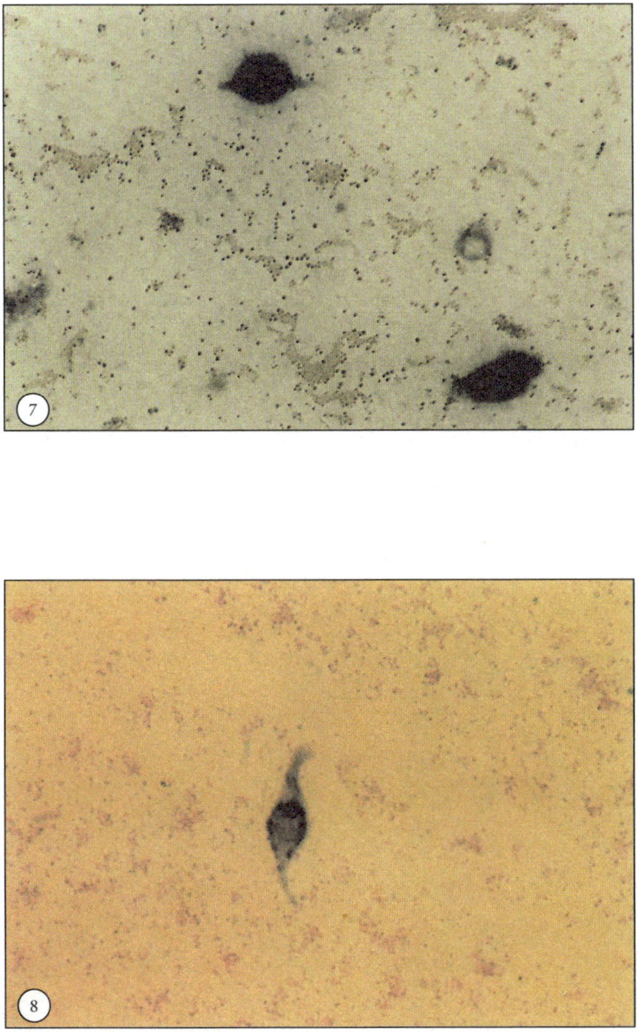

Foto 7 und 8. Tumorzellen mit Flagellen vor dem Hintergrund einzelner Körnchen und Körnchen-Kolonien, die sich als Ergebnis der Zellgranulation des HeLa-Zervixkarzinoms in Nährmedien (Laborbedingungen) gebildet haben.

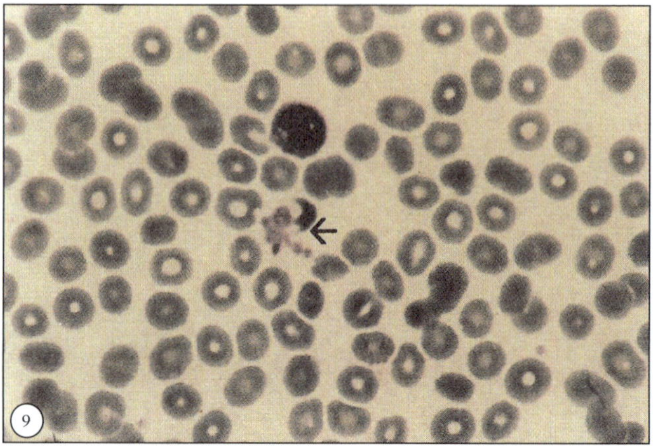

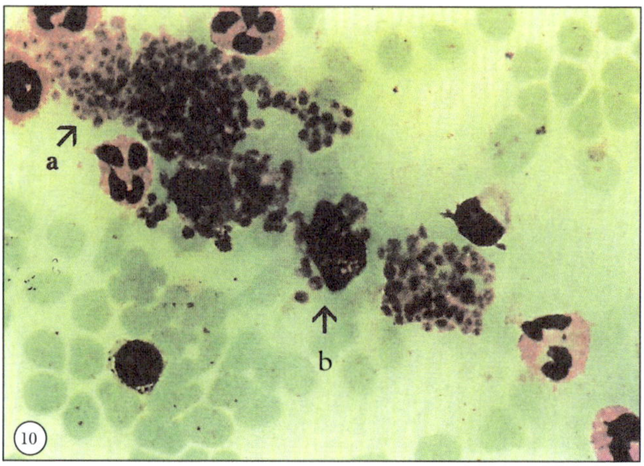

Foto 9-12. Kolonien von „Thrombozyten“ (Mitte), welche mit ihren Enzymen Erythrozyten schmelzen, im Blut einer gesunden Frau (9). Kolonien von „Thrombozyten“, die sich aus Trichomonaden unter Einwirkung von Leukozyten bildeten (a) und ein größerer Harnsäurekristall (b) im Blut einer

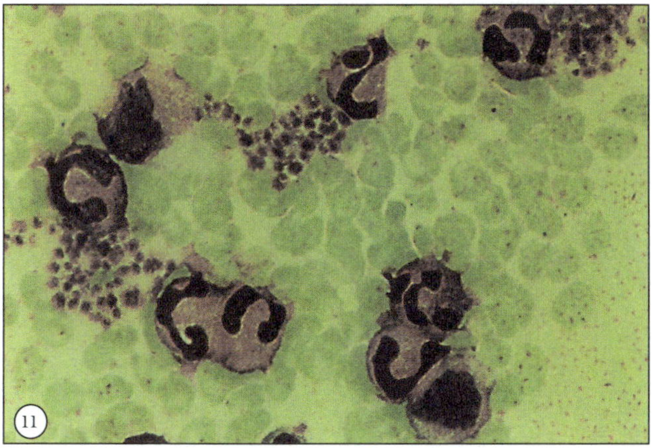

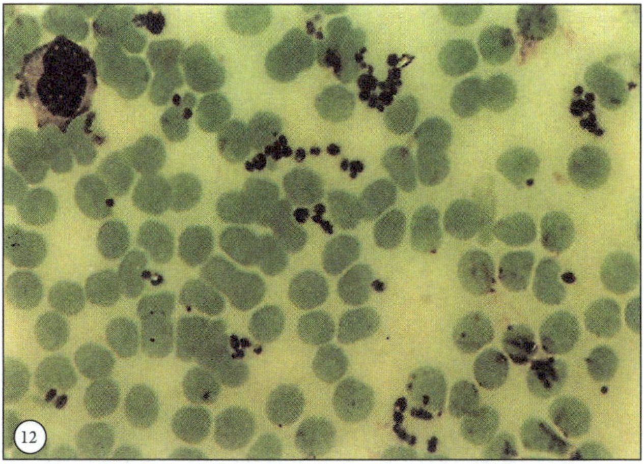

Arthritispatientin (10) und der Brustkrebspatientin M. aus Moskau (11). Einzelne „Thrombozyten“ und deren noch bestehende Kolonien schmelzen mit ihren Enzymen Erythrozyten, das ist eine der Ursachen der Poikilozytose.

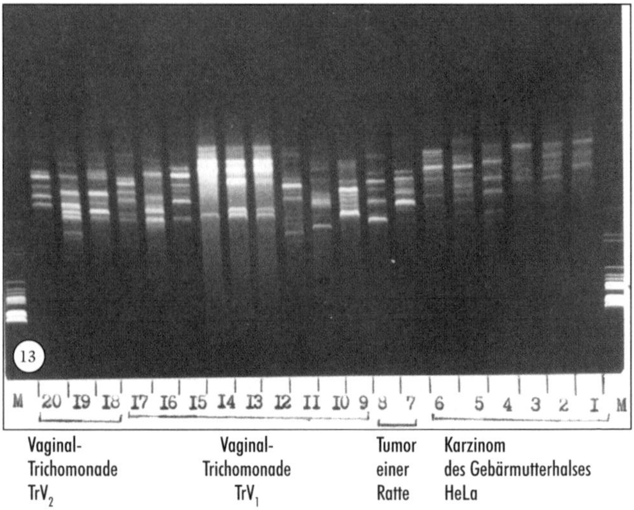

Foto 13. Amplifizierte Sequenzen in den Genomen von einzelligen Trichomonaden und Tumorzellen der Ratte und des Menschen

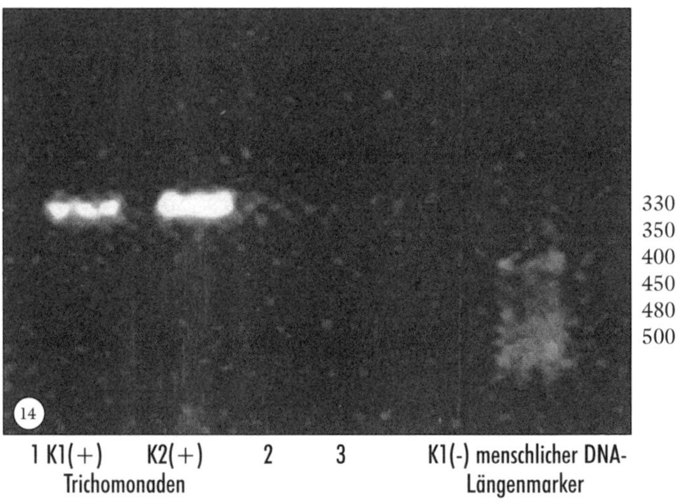

Foto 14. Amplifizierbare Sequenzen: von rechts nach links. Entlang der Ränder der Gelspur-Markierung

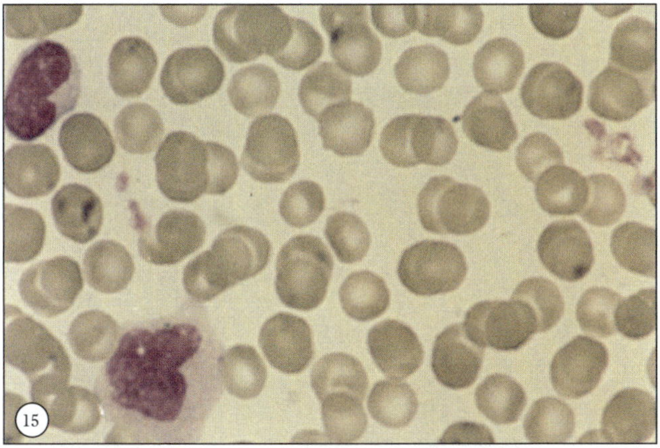

Foto 15. Adhäsion von Erythrozyten, die, nachdem sie ihre negativen Ladungen verloren haben, agglutinieren und „Geldrollen“ bilden. Außerdem sind hier zu sehen: zwei große amöboide Trichomonaden (links), von Hämatologen gemeinhin als Monozyten oder atypische Lymphozyten bezeichnet; „Thrombozyten” einzeln und in Form von Kolonien, die Erythrozyten mit ihren Toxinen schmelzen; hämolytische Streptokokken (in Form von dunklen Punkten im Blutplasma und auf Erythrozyten) – Hämatologen nennen sie Jolly-Körperchen – nach dem Wissenschaftler, der sie entdeckte, aber nicht differenzieren konnte.

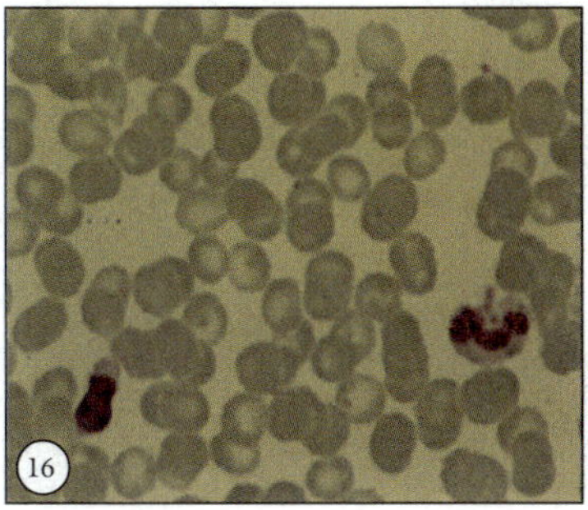

Foto 16. Bild der "Adhäsion und Aggregation" von Erythrozyten, die größere „Geldrollen“ und Aggregate bilden. Zu sehen sind hier eine amöboide Trichomonade (links) und ein Leukozyt (rechts), der eine Kette von drei "Plättchen" phagozytiert, sowie: einzelne „Thrombozyten”, Streptokokken und pathologische Erythrozyten.

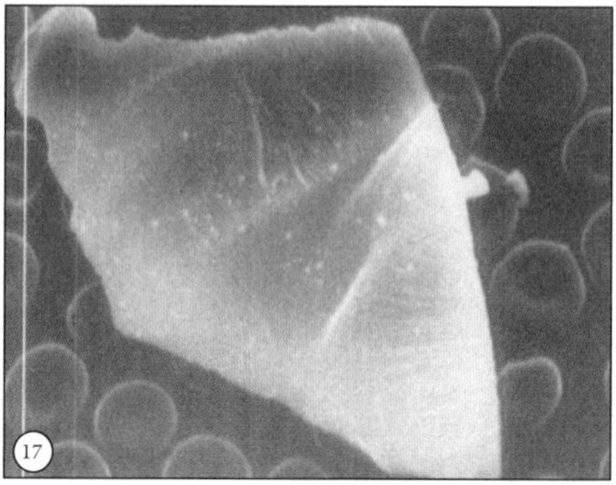

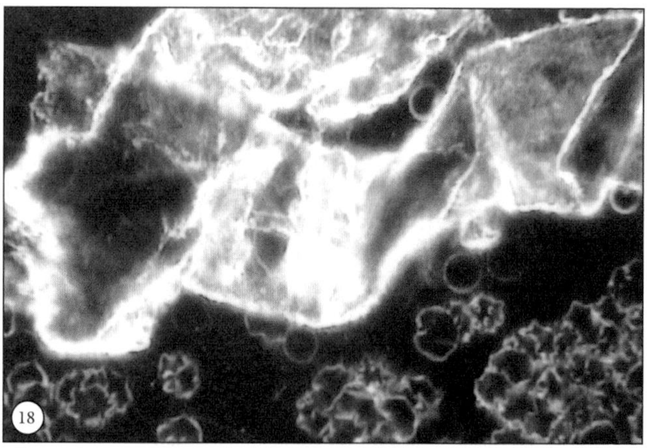

Foto 17 und 18. Lipoproteinfilm. Solche Lipoproteinfilme werden von den Wänden der großen Blutgefäße von Menschen mit Atherosklerose abgerissen, vielleicht noch bevor sie sich dieser Krankheit bewusst sind.

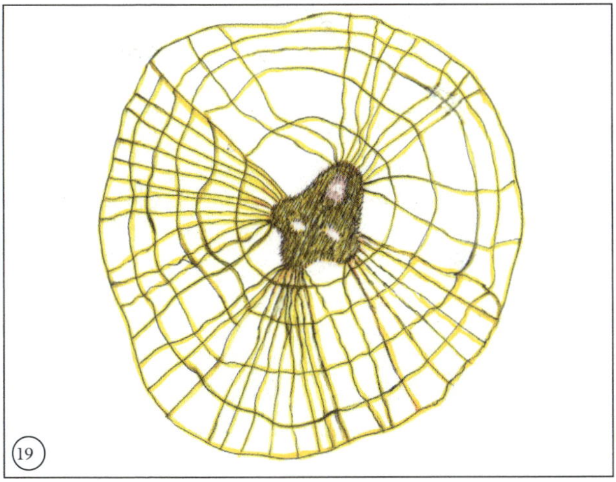

Foto 19: Seltsames Gebilde, gesehen im Mikroskop, dessen Oberfläche mit feinen Härchen bedeckt ist, mit „Metastasenketten", ähnlich der „Muttertrichomonade".

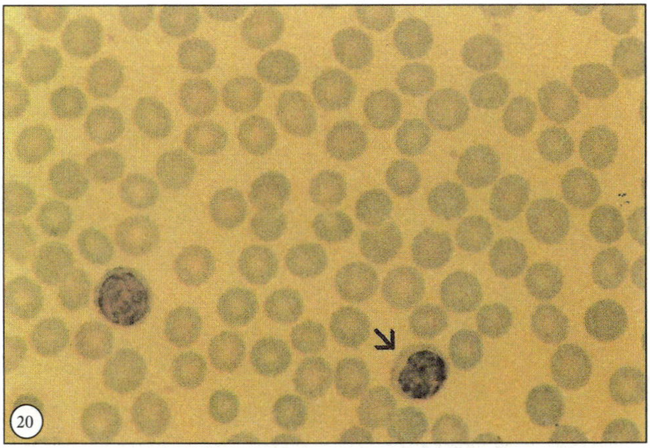

Foto 20. Gesunde Erythrozyten mit einer Aufhellung in der Mitte. Lymphozyt (links), Trichomonade, die Lymphozyten ähnelt: in ihrem aufgelockerten Zytoplasma sieht man Chromatinkörner.

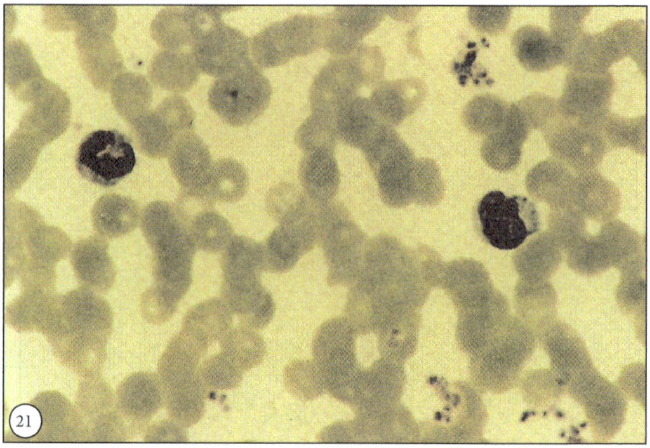

Foto 21. Erythrozyten bilden „Geldrollen" im toxischen Blut (41 Jahre, Geschäftsmann)

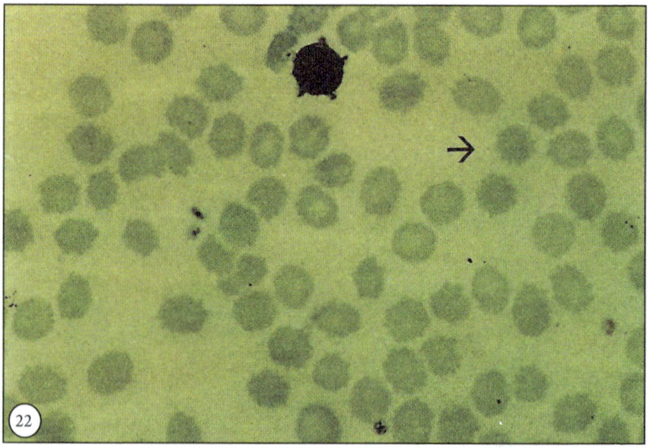

Foto 22. Knospende Trichomonade (oben). Echinozyten im Blut einer jungen, nach medizinischen Merkmalen gesunden Frau: In solchen Erythrozyten parasitieren mukoide Pilze (25 Jahre, Doktorandin des Instituts)

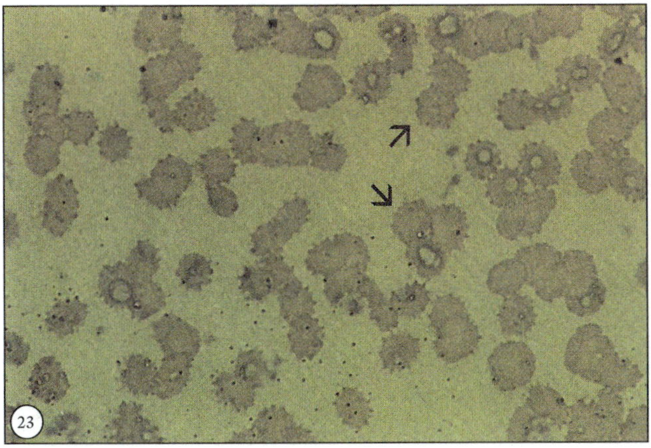

Foto 23. Akanthozyten, Echinozyten im Blut einer Krebspatientin, Poikilozytose und Erythrozyten-Ansozytose, Streptokokken-Sepsis (38 Jahre, Kandidatin der medizinischen Wissenschaften, Psychiaterin). Patientin starb einen Monat nach der Blutuntersuchung.

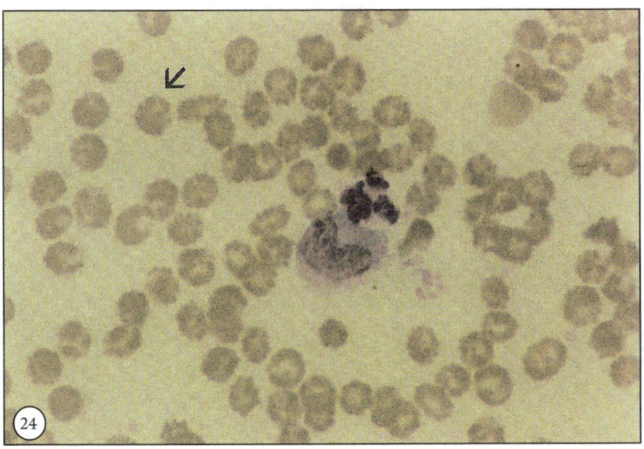

Foto 24. Leukozyt attackiert eine Trichomonade (Mitte).
Zielscheiben-Zellen, deren biologische Entstehungsursache noch festgestellt werden muss, im Blut eines Mannes (35 Jahre, Laborbiologe)

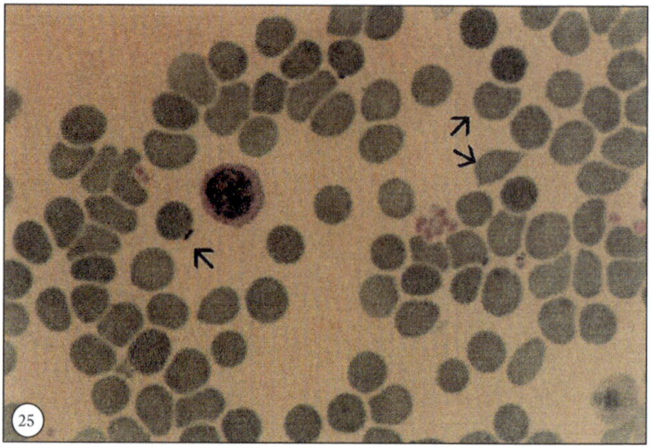

Foto 25. Candida-Pilz dockt am Erythrozyten an, um in ihn einzudringen (links vom Lymphozyt). Tränenförmige Erythrozyten – Dakryozyten: in solchen Erythrozyten parasitieren Candida-Pilze. – Im Blut eines Mannes (58 Jahre, Arzt).

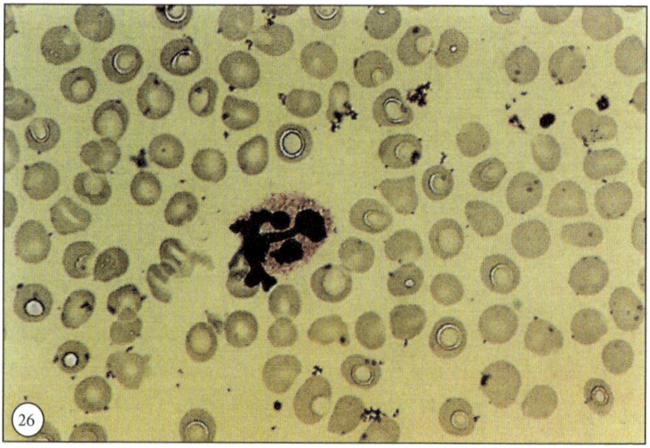

Foto 26. Stomatozyten mit Spalt im Blut eines 35-jähriger Mannes mit Multipler Sklerose. Hämolytische Streptokokken in Erythrozyten. Der Kern eines zerstörten Leukozyten liegt auf einem anderen, halb zerstörten Leukozyt.

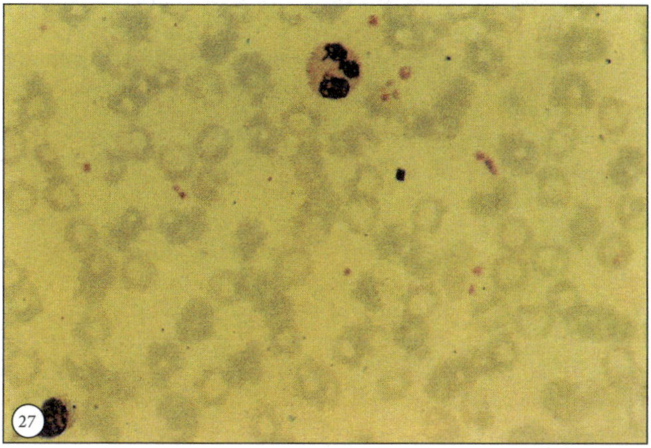

Foto 27. Leukozyt mit Pathologie des Kerns (oben). Hypochromie der Erythrozyten im Blut einer Frau, Poikilozytose, Anämie – Ergebnis einer Steptokokken-Sepsis (56 Jahre, Ärztin).

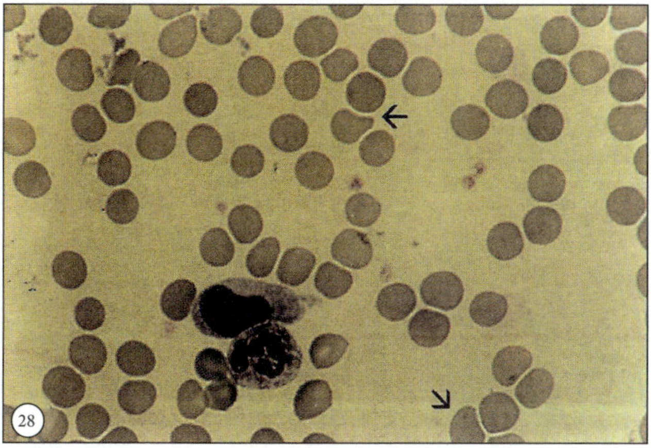

Foto 28. Hyperchromie der Erythrozyten im Blut einer 49-jährigen Patientin mit Polyarthritis, hervorgerufen durch Pilzinvasion: Dakryozyten – Wirte der Candida-Pilze. Leukozyt (unten) attackiert eine amöboide Trichomonade.

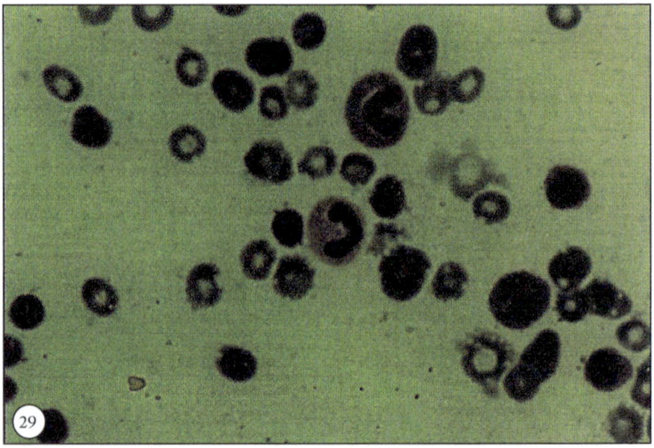

Foto 29. Poikilozytose der Erythrozyten im Blut des Krebspatienten O. aus der Region Nischni Nowgorod nach drei Bestrahlungs- und acht Chemotherapie-Zyklen

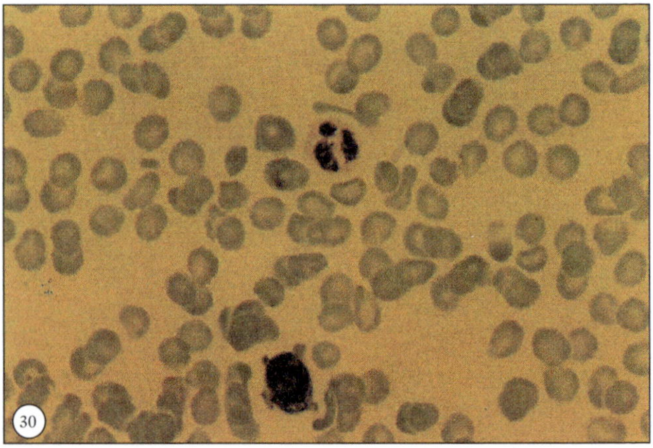

Foto 30. Anisozytose (Veränderung der Größe) und Poikilozytose (Veränderung der Form der Erythrozyten) im Blut eines gesunden Mannes: Echinozyten, Akanthozyten, Codozyten (39 Jahre, Arzt). Ein zerfallender Leukozyt mit Kernsegmenten, die von Toxinen geschwollen sind (Mitte) und eine keimende Amöboid-Trichomonade (unten).

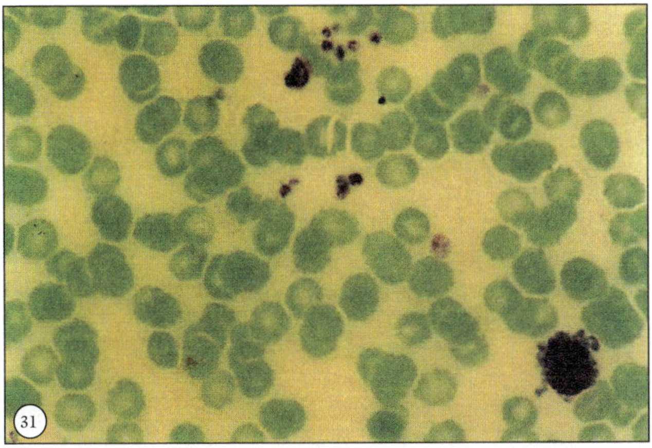

Foto 31. Akanthozyten im Blut einer gesunden Frau (59 Jahre alt, Chemieingenieurin). Gezahnte Erythrozyten verbergen normalerweise intrazelluläre Parasiten, zum Beispiel schleimige Pilze, von denen jeder ein Kopf mit einem langen fadenartigen Gebilde ist. Sie können in einem Lebendblutpräparat nach einer Stunde der Lagerung in einer vor dem Austrocknen geschützten Form nachgewiesen werden. Die keimende Trichomonade (unten rechts) bereitet sich auf die Abschnürung von „Thrombozyten" vor. „Thrombozyten", die durch die Granulation von Trichomonaden gebildet werden, zerstören Erythrozyten mit ihren Toxinen.

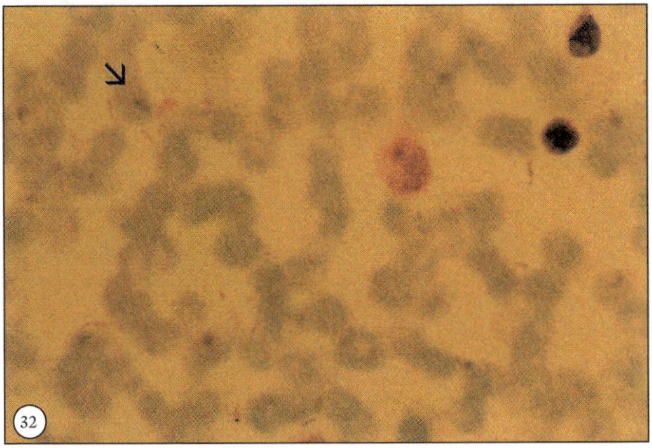

Foto 32. Candida-Pilze, begeißelte, amöboide, zystoide Trichomonaden vor dem Hintergrund von Erythrozyten, die „Geldrollen" gebildet haben, im Blut einer Frau, die über die Bildung von Fettgewebe an den Oberschenkeln klagte (54 Jahre alt, Hämatologin).

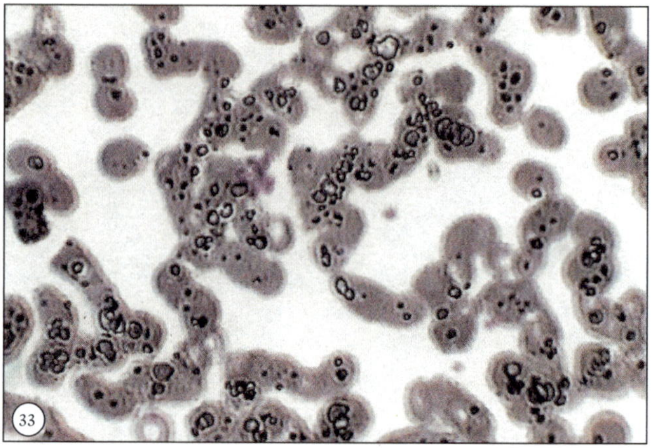

Foto 33. Streptokokken-Sepsis. Hämolytische Streptokokken-Kolonien infizierten die Erythrozyten eines 40-jährigen Mannes (Deutschland). In einem solchen Blut ist es schwierig, weiße Blutkörperchen zu finden, und Trichomonaden zerfallen im toxischen Blut häufig in „Thrombozyten" (Mitte).

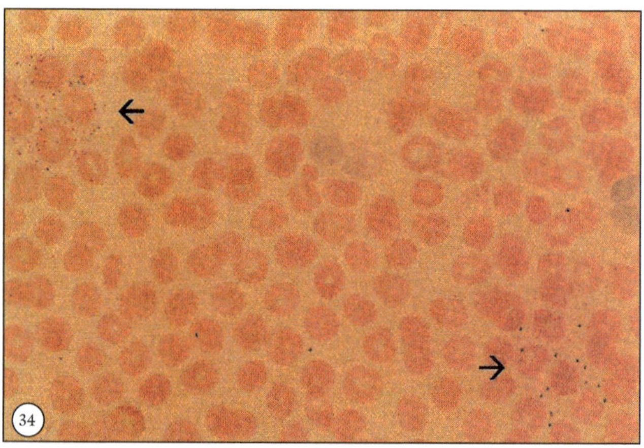

Foto 34. Staphylokokken, in Kolonien und einzeln (35 J, Ingenieur, Udmurtien). Von den Leukozyten (Mitte rechts) sind nur durch Toxine geschwollene Kernsegmente ohne Zytoplasma übrig.

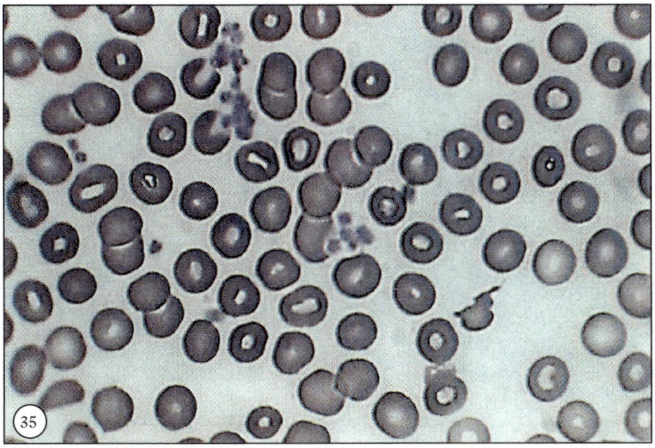

Foto 35. Poikilozytose, verursacht durch hämolythische Streptokokken. Sogenannte Thrombozyten zerstören rote Blutkörperchen mit ihren Toxinen im Blut einer Frau (Deutschland).

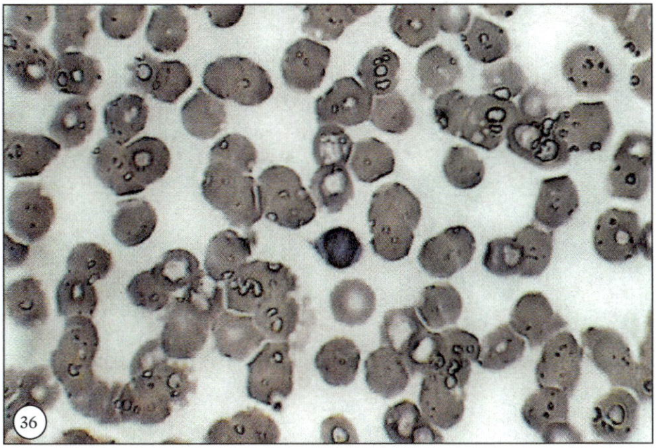

Foto 36. Streptokokken-Sepsis im Blut eines 45-jährigen Mannes (Deutschland). Trichomonade (Mitte), die gerade die begeißelte Form annimmt, nachdem sich ihr Zytoplasma verdichtet hat; gleichzeitig setzt sie vom anderen Ende ihres Körpers zwei Strahlen von Enzymen frei, die Erythrozyten zerstören.

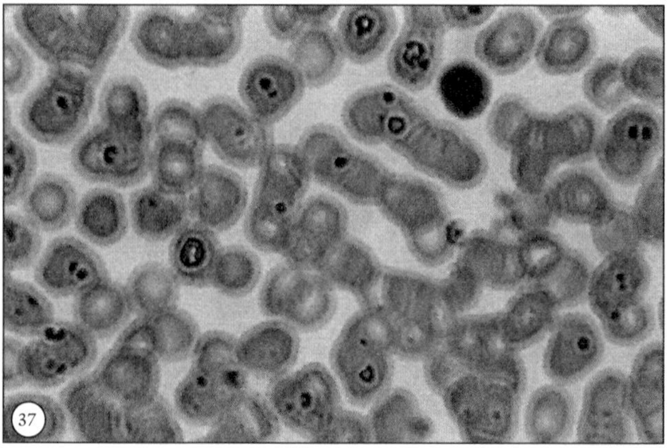

Foto 37. Chlamydien im Blut eines 50-jährigen Mannes (Deutschland). Wenn beim Auf- und Abfokusieren des Objektives ein dunkler Rand um die roten Blutkörperchen festgestellt wird, deutet dies auf das Vorhandensein von Chlamydien hin, insbesondere wenn dies durch Gelenkbeschwerden bestätigt wird (diese vorläufige Diagnose kann durch andere allgemein anerkannte Methoden überprüft werden). Hämolytische Streptokokken auf vielen Erythrozyten, der Rest der Erythrozyten schwoll von Toxinen an und bildete Geldrollen. Zystoide Trichomonade (oben)

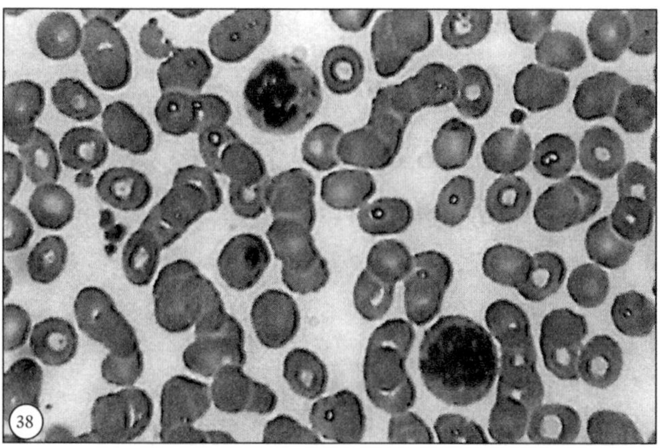

Foto 38. Herpes-simplex-Virus Typ I und Typ II (Cytomegalievirus) im Blut einer 42-jährigen Frau (Deutschland). Wenn beim Auf- und Abfokusieren des Objektives ein leuchtender Rand um die Erythrozyten festgestellt wird, weist dies auf das Vorhandensein des Herpes-simplex-Virus hin, insbesondere wenn dies durch Beschwerden über Ausschläge auf den Lippen oder im Genitalbereich bestätigt wird (diese vorläufige Diagnose kann mit herkömlichen anerkannten Methoden überprüft werden). Ebenfalls gefunden: Streptokokken auf einem Teil der Erythrozyten und Lücken in anderen – dies ist eine Folge des Vorhandenseins von Streptokokkenkolonien auf ihnen; mehrere Thrombozyten, die rote Blutkörperchen mit ihren Toxinen schmelzen (oben); Leukozyten, geschwollen durch Toxine und eine große amöboide Trichomonade (unten).

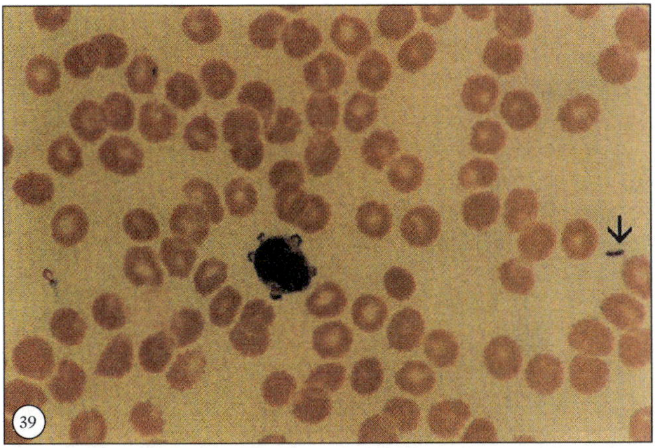

Foto 39. Amöboide Trichomonade, mit knospenden Tochterzellen – sogenannte Thrombozyten – vor dem Hintergrund roter Blutkörperchen mit verschiedenen Pathologien. Eine Mini-Kette von zwei Candida-Pilzen (rechts).

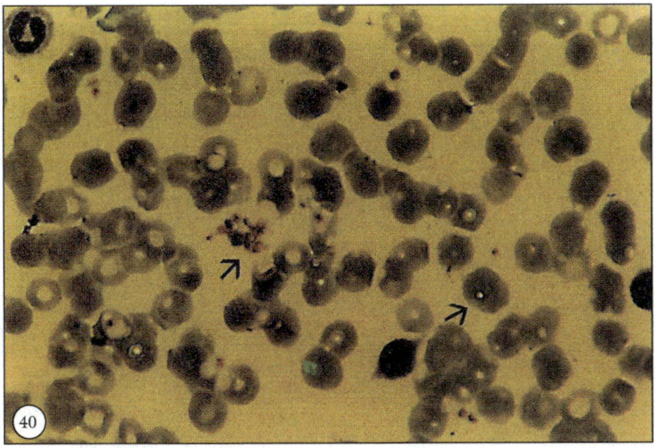

Foto 40. Stabkerniger Neutrophil (oben links), ein Lymphozyt (rechts), eine begeißelte Trichomonade (unten) und „Thrombozyten", die Geldrollen bildende Erythrozyten zerstören: In einigen von ihnen sind Streptokokken sichtbar, in anderen – Lücken, andere sind von Toxinen geschwollen. (Krebspatient S. aus Krasnojarsk).

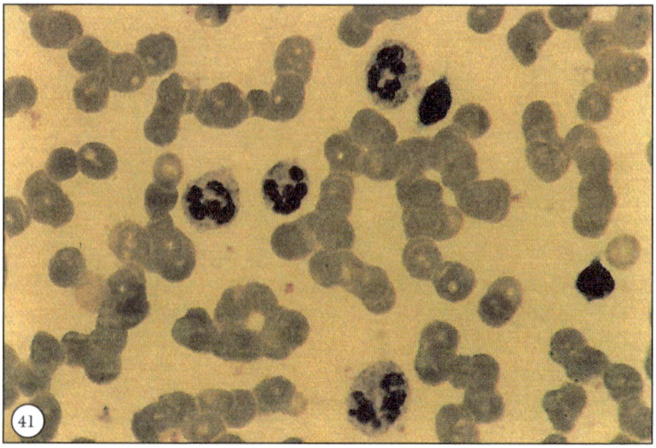

Foto 41. Segmentikernige Neutrophile, von denen einer (oben) einen „Thrombozyten“ phagozytiert und eine begeißelte Trichomonade angreift, vor dem Hintergrund von Erythrozyten, die „Geldrollen” gebildet haben (Patient mit Arthritis, 49 Jahre alt).

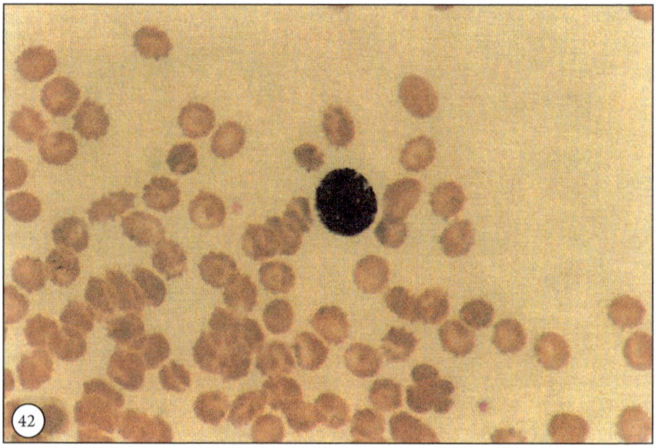

Foto 42. Eosinophiler Leukozyt vor dem Hintergrund zielscheibenformiger Zellen im Blut einer Frau, die sich für gesund hält (57 Jahre, Chemietechnikerin).

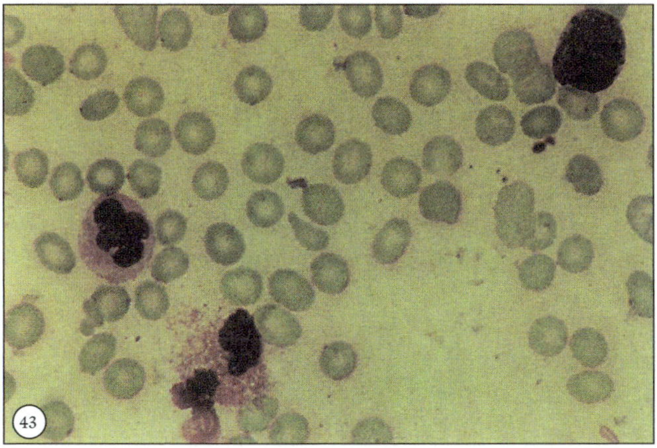

Foto 43. „Basophiler Leukozyt“ (oben rechts) – Tatsächlich handelt es sich um eine riesige amöboide Trichomonade im Stadium der Vorgranulation in kleine „Thrombozyten“; von Toxinen angeschwollene Leukozyten im Blut des Krebspatienten Sch. aus Novgorod, zwei Monate nach Ende der Chemotherapie.

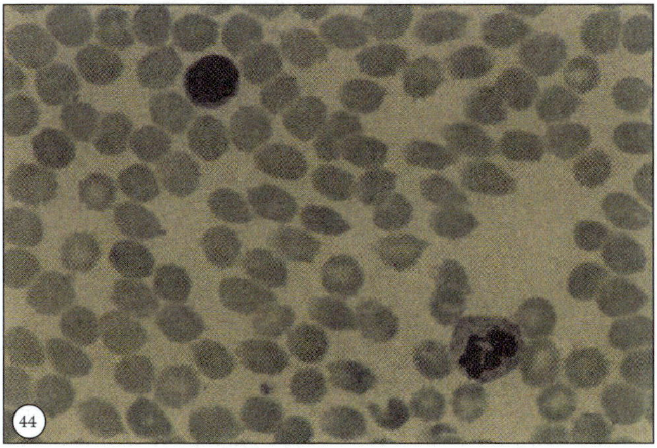

Foto 44. Lymphozyt (oben) und segmentkerniger Leukozyt vor dem Hintergrund von Echinozyten und Dakryozyten im Blut eines Mannes (58 Jahre, Moskau).

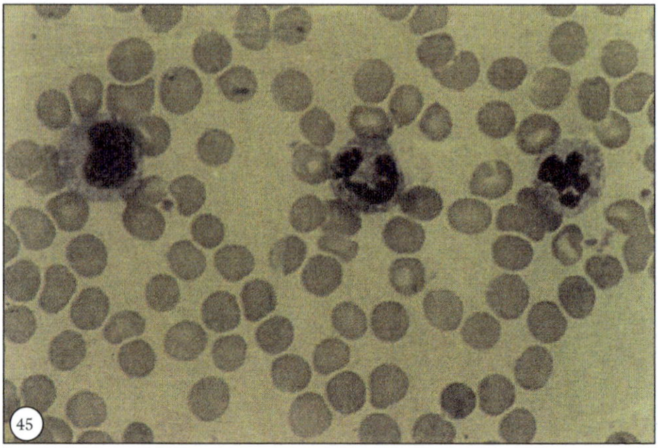

Foto 45. „Monozyt" (links) und zwei segmentkernige Leukozyten vor dem Hintergrund von Erythrozyten, die von hellen Rändern umgeben sind, was ein Hinweis auf das Vorhandensein von Cytomegalieviren ist, im Blut einer Patientin mit Polyarthritis, bei der auch Chlamydien festgestellt wurden (49 Jahre alt, Moskau).

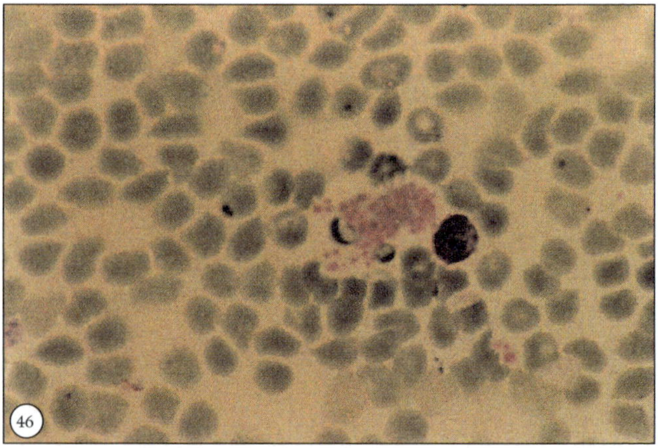

Foto 46. Eine Kolonie von „Thrombozyten", die noch durch ein gemeinsames Zytoplasma verbunden sind, und solitäre „Thrombozyten", die die Erythrozyten mit ihren Toxinen schmelzen, sowie eine Trichomonade, die gerade kleine Trichomonaden hervorgebracht hat, was dazu führt, dass verbleibende Nabelschnüre abstehen, vor dem Hintergrund abnormer roter Blutkörperchen (Makrozytose – große Erythrozyten, Dackyozyten – tränenförmige Zellen, Elliptozyten – Ovalozyten) im Blut des 36-jährigen stellvertretenden Chefarztes der Krankenstation.

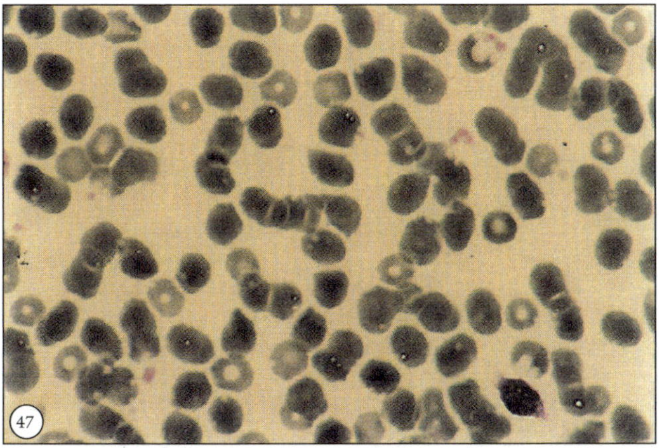

Foto 47. „Thrombozyten", die mit ihren Toxinen rote Blutkörperchen schmelzen, Trichomonade, die gerade die Flagellenform annimmt (unten rechts), und hämolytische Streptokokken im Blut einer jungen Frau (29 Jahre, Uchta).

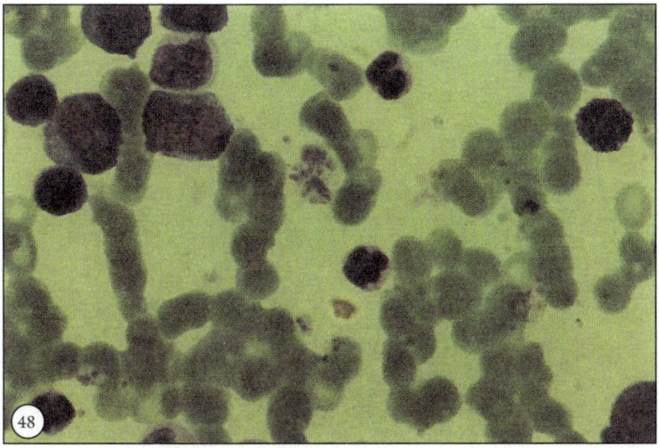

Foto 48. „Myelozyt" (große Zelle links) und rechts daneben „Myeloblasten" sowie ein „Basophiler" (oben rechts) und zwei runde Knospenzellen – sind allesamt polymorphe amöboide Trichomonaden, die während der Chemotherapie aus dem Tumor des Krebspatienten Sch. (Novgorod) hervorgingen.

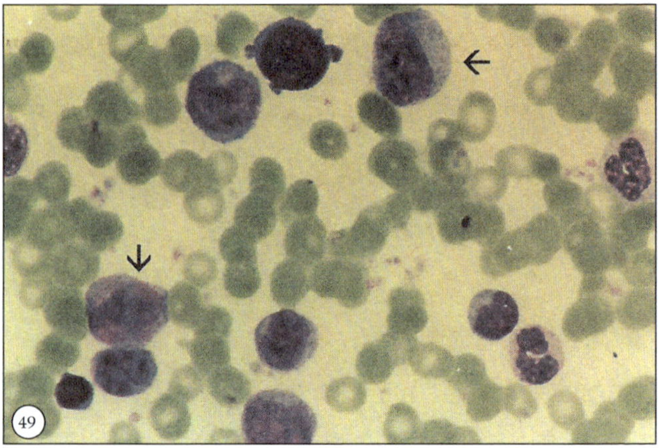

Foto 49. „Promyelozyt" (oben rechts), „Myeloblast" (unten links), „Metamyelozyt" (unten rechts), runde knospende (oben Mitte), und der Rest, abgesehen von Leukozyten –, sind alles Trichomonaden, die aus dem Tumor des Krebspatienten Sch. (Novgorod) während der Chemotherapie stammen.

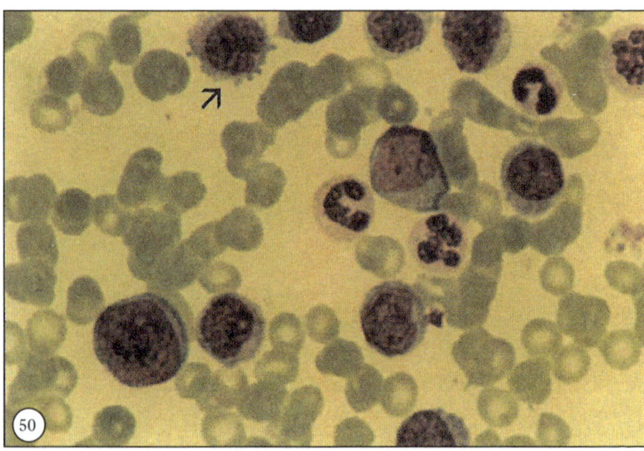

Foto 50. „Megakaryozyten", aus deren Zytoplasma sich „Thrombozyten" abschnüren (oben links) und die verbleibenden Zellen mit Ausnahme von vier Leukozyten – all dies sind amöboide Trichomonaden, die während der Chemotherapie aus dem Tumor des Krebspatienten Sch. (Novgorod) hervorgegangen sind.

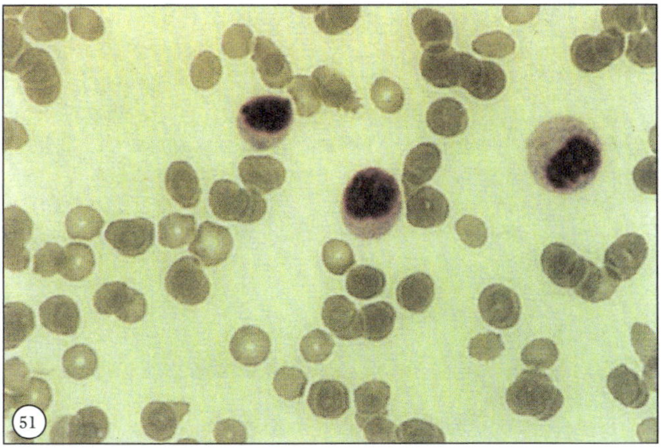

Foto 51. Zwei „Monozyten" und eine „Plasmazelle" mit Vakuolen im Zytoplasma (rechts) – alle drei sind Trichomonaden vor einem Hintergrund aus roten Blutkörperchen mit hell leuchtendem Rand (Cytomegalievirus) im Knochenmarkabdruck eines männlichen Patienten aus der Klinik der Russischen Akademie der Wissenschaften.

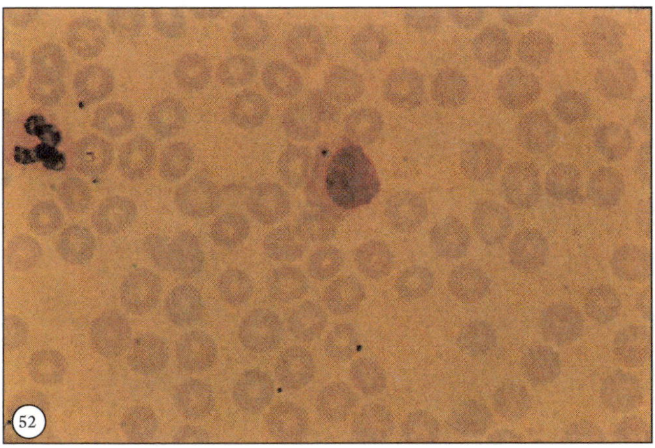

Foto 52. „Atypischer Mononukleus" (Mitte) – tatsächlich handelt es sich um eine amöboide Trichomonade – und ein Leukozyt mit Kernanomalie (links) im Blut einer Frau (Ärztin, 55 Jahre alt).

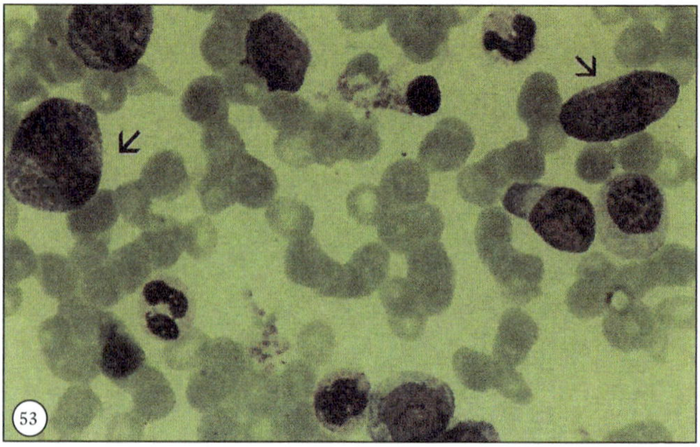

Foto 53. Blutprobe des Krebspatienten Sch. (Novgorod) während einer Chemotherapie im Januar 1996: Es überwiegen amöboide Trichomonaden, die aus dem Tumor in die Blutbahn gelangt sind. Die zelluläre Immunität wurde aktiviert: ein weißes Blutkörperchen (unten in der Mitte) mit einem durch Toxine geschwollenen Zellkern greift eine so genannte Tumorzelle an – eine ziemlich große Trichomonade, die ihre zytoplasmatische Oberfläche zur Verteidigung nach vorne gewendet hat. Man sieht, wie die Trichomonaden zu „Thrombozyten" zerfallen.

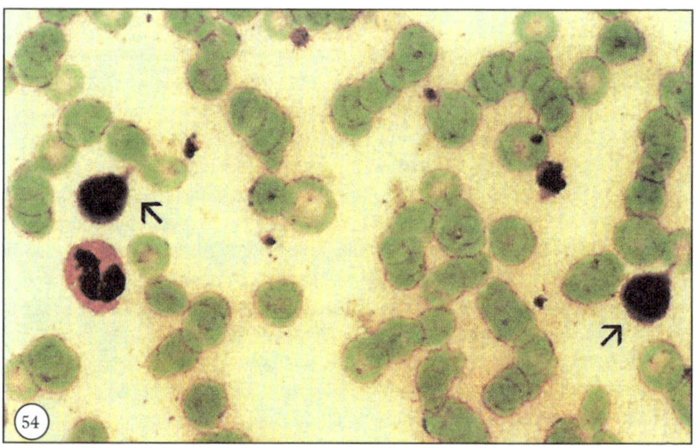

Foto 54. Blutprobe des Krebspatienten Sch. (Novgorod) zwei Monate nach Beendigung der Chemotherapie (März 1996): Trichomonaden, die von der amöboiden zur begeißellten Form übergegangen sind, verschmelzen mit ihren Toxinen Erythrozyten, die im toxischen Blut ihre negativen Ladungen verloren haben und dichte „Geldrollen" bilden. Ein Leukozyt mit Pathologie des Kerns und des Zytoplasmas steht kurz vor der Zerstörung (links unten).

Identifikation der Morphe normaler Zellen, Tumorzellen und Trichomonaden

Differenzierte Zellen

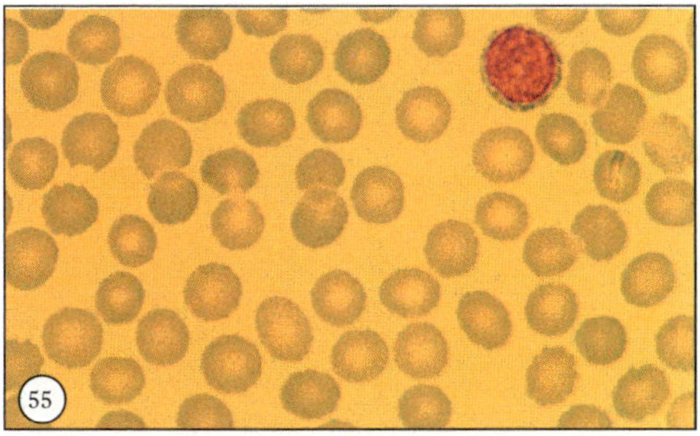

Foto 55. Erythrozyten und ein Leukozyt

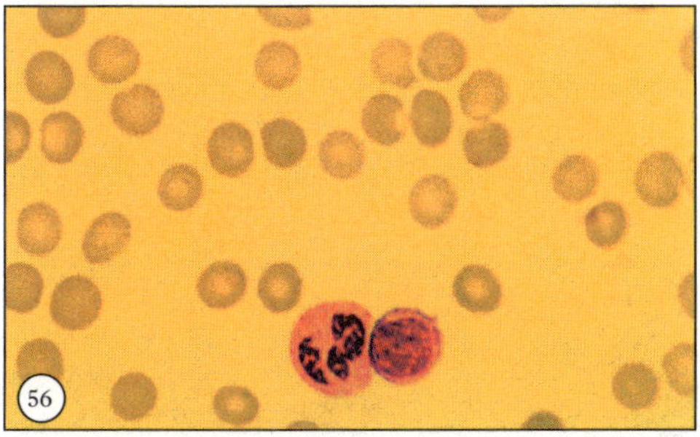

Foto 56. Leukozyt (links) und Lymphozyt (rechts) vor dem Hintergrund von Erythrozyten

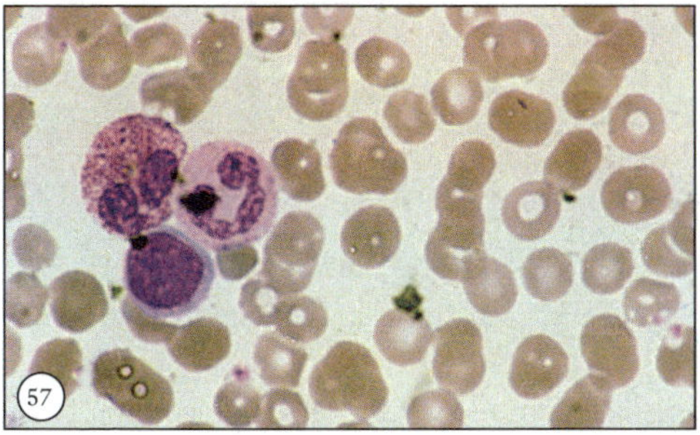

Foto 57. Leukozyt (links), Lymphozyt (unten) und Eosinophil vor dem Hintergrund von Erythrozyten, die von Streptokokken und „Thrombozyten" zerstört werden, was zu Poikilozytose geführt hat

Trichomonaden im zystoiden, amöboiden und begeisselten Existenzstadium

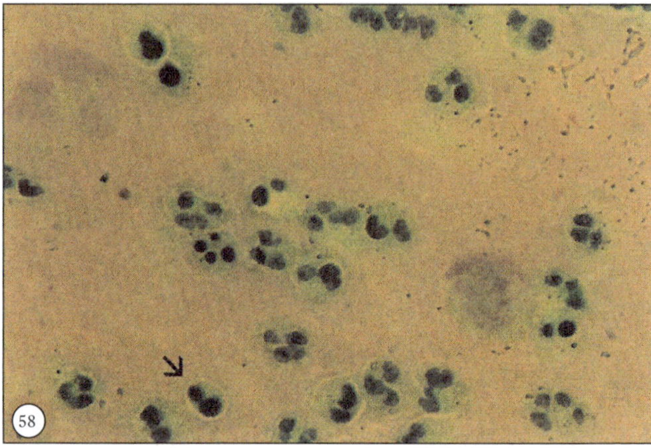

Foto 58. Ausstrich aus der Harnröhre eines Mannes. Trichomonaden im zystoiden Stadium, einschließlich sich teilender Trichomonaden

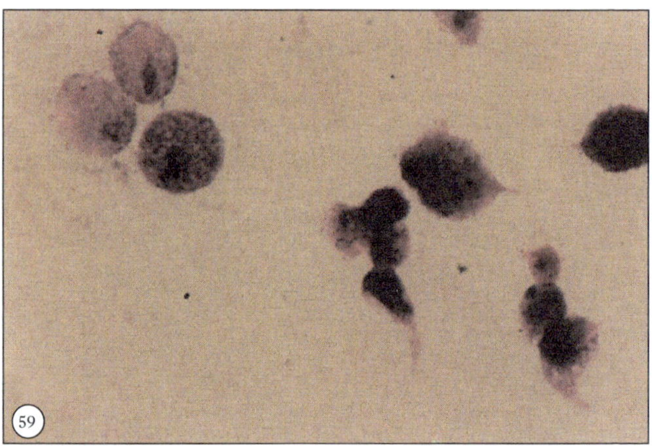

Foto 59. Abstrich aus dem Gebärmutterhalskanal einer Frau (Laborstamm). Vaginale Trichomonaden im zystoiden (Mitte), amöboiden und begeißelten Existenzstadium

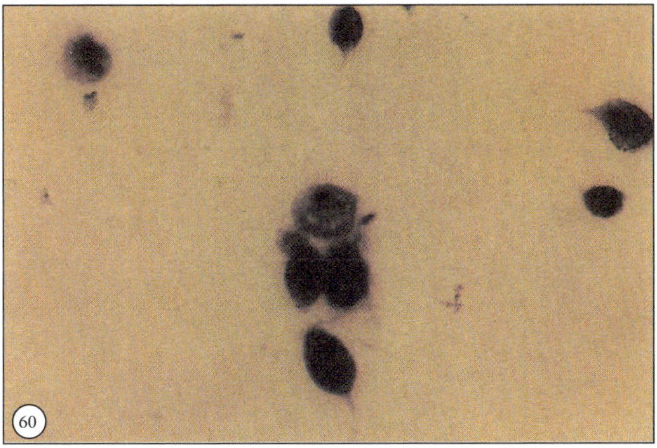

Foto 60. Abstrich aus dem Zervikalkanal einer Frau (Laborstamm). Vaginale Trichomonaden im zystoiden, amöboiden und begeißelten Stadium.

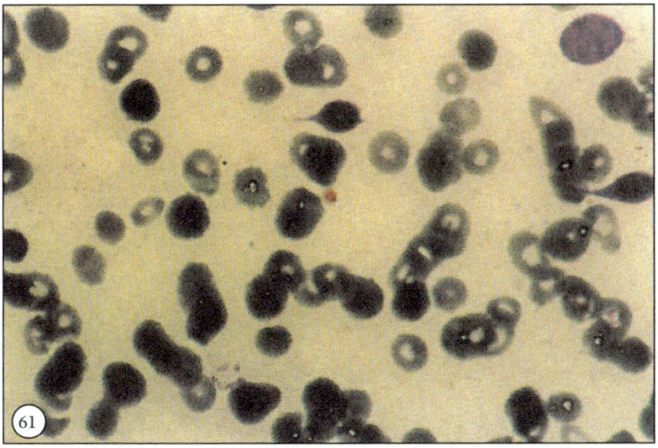

Foto 61. Zystoide, amöboide und begeißelte Trichomonaden vor dem Hintergrund einer Poikilozytose der Erythrozyten und einer Streptokokken-Sepsis im Blut des Krebspatienten O. aus Nischni Nowgorod nach mehreren Bestrahlungen und Chemotherapien

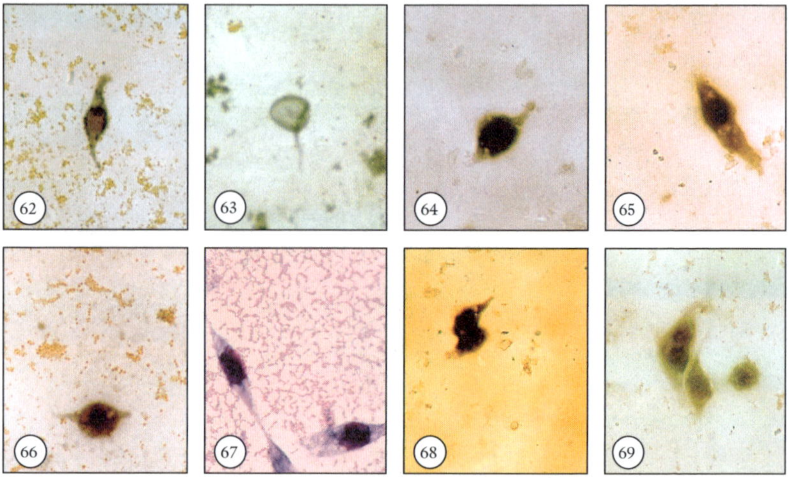

Foto 62-69. Begeißelte Formen von Tumorzellen, die mit Trichomonaden im vegetativen Stadium identisch sind (vgl. Foto 60-61)

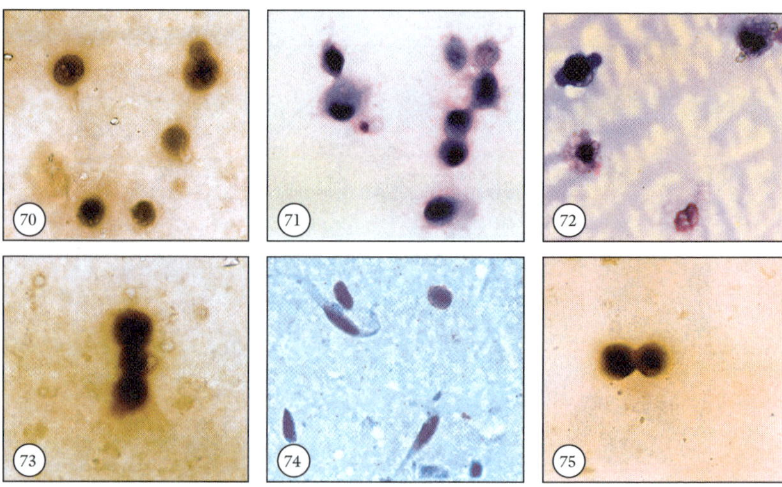

Foto 70-75. Runde Formen von Tumorzellen, die mit Trichomonaden im zystoiden Stadium identisch sind

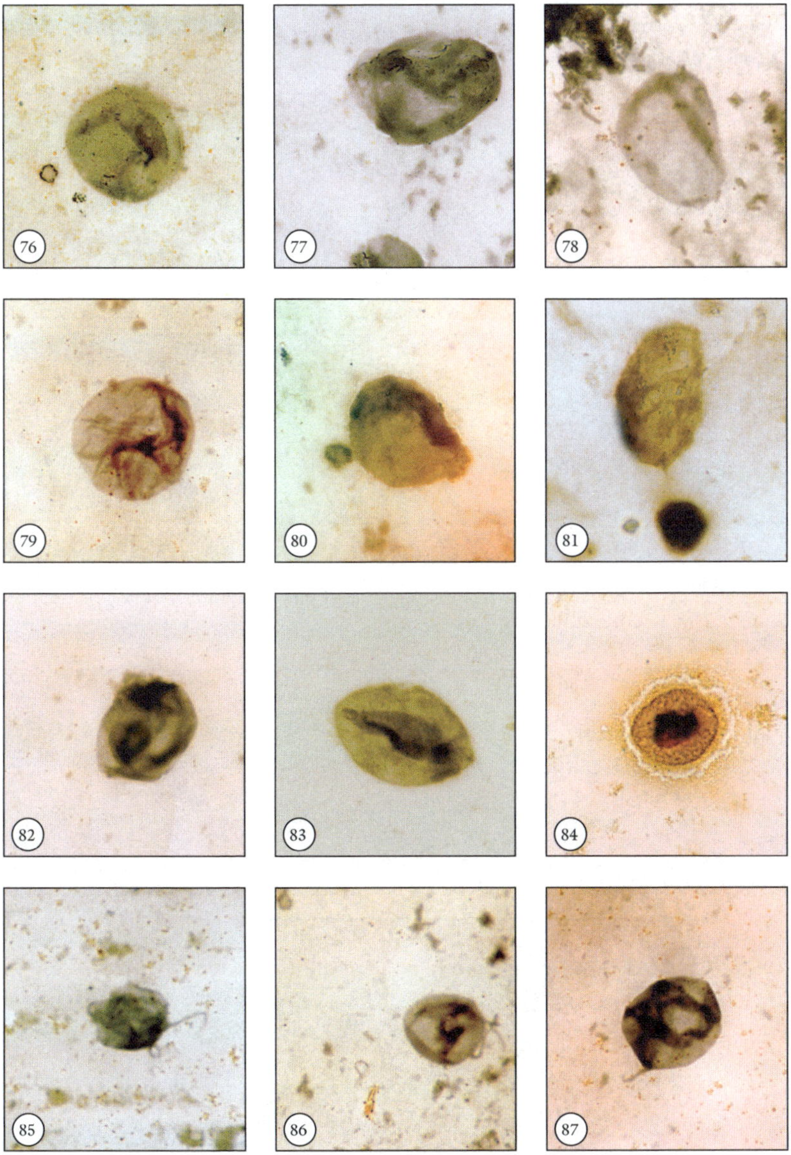

Foto 76-87. Amöbenähnliche Formen von Tumorzellen, die mit Trichomonaden im amöboiden Stadium identisch sind (vgl. Foto 59)

Kolonien aus Tumorzellen und Trichomonaden, die für seßhafte Flagellaten charakteristisch sind

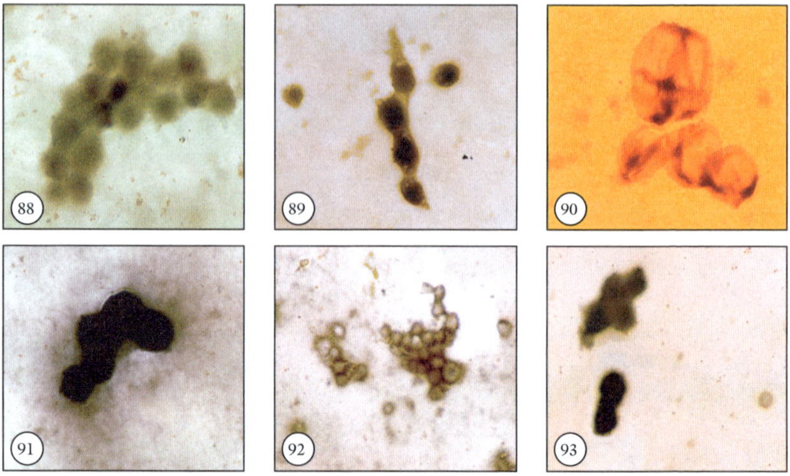

Foto 88-93: Vermehrung von Tumorzellen, die zystoiden Trichomonaden ähneln, mit Kolonienbildung

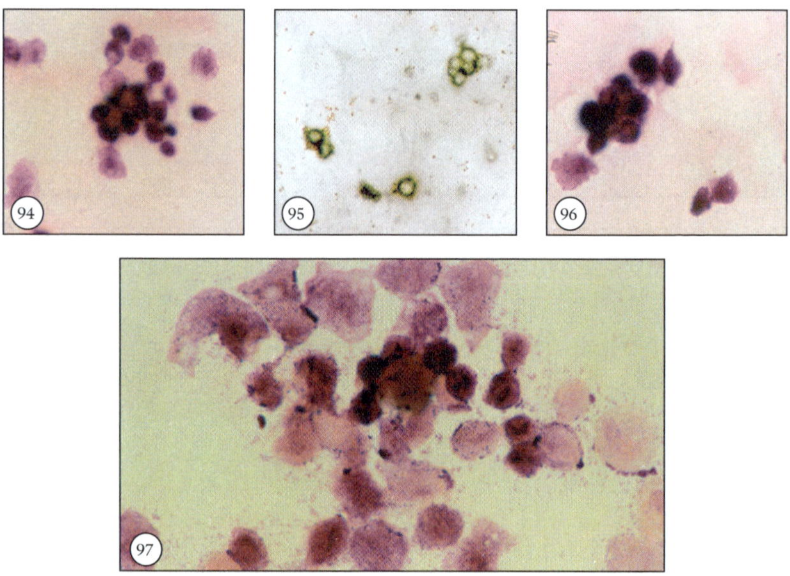

Foto 94-97: Vermehrung zystoider Vaginaltrichomonaden mit Kolonienbildung

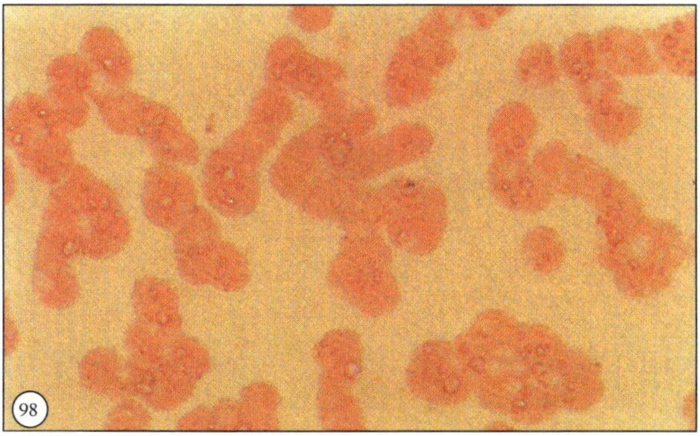

Foto 98. Streptokokken-Sepsis. (Auf der Rückseite dieses Fotos, das mit einem Brief an meine Adresse geschickt wurde, ist vermerkt, dass es im Institut für Zytologie und Genetik, Sibirische Abteilung der Russischen Akademie der Wissenschaften, Nowosibirsk, aufgenommen wurde. Das Ergebnis der Analyse: „Menschliches Blut, Erreger – Protozoen Babesia Spp (Babesien)". Es folgt ein Verweis auf die Referenzliteratur: „Medizinische Mikrobiologie", Chefredaktion V. I. Pokrowvskiy, O. G. Pozdeev – M., GE OTAR Medizin). Eine falsche Diagnose und eine entsprechende Behandlung können den Zustand des Patienten nur verschlechtern.

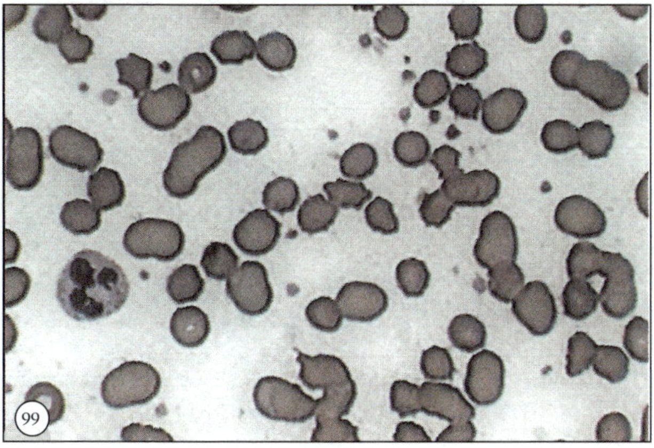

Foto 99. Der Parasit Piroplasma (Babesie) im Blut eines 72-jährigen schwerkranken Mannes, dessen Tochter, von Beruf Ärztin, ihn mit allerlei unkonventionellen Methoden vor dem Tod bewahrt (Deutschland).

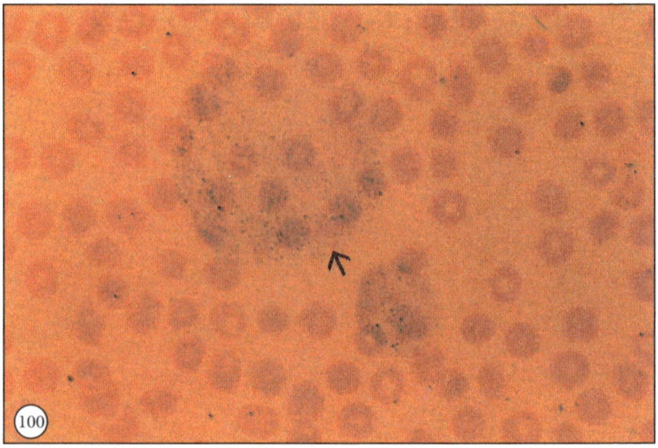

Foto 100. Staphylokokken-Sepsis. Die Bakterien sind kleiner als Streptokokken, aber sehr giftig. Zur Selbstverteidigung scheiden sie eine klebrige Substanz aus und bilden „Sphäroide", die beim Anfärben der Präparate sichtbar werden. Hämatologen halten sie jedoch für ein Artefakt (Laborfehler).

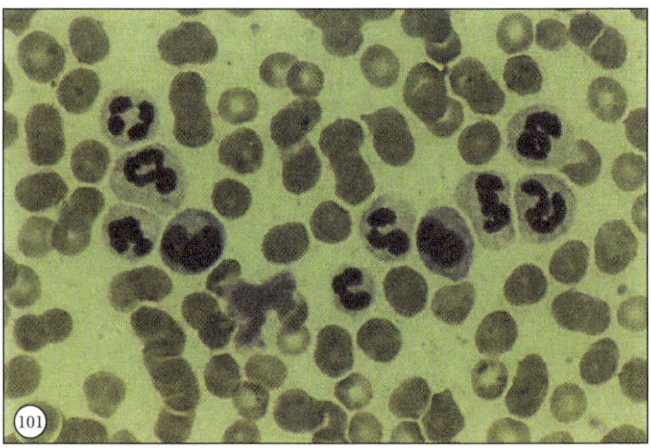

Foto 101. Infolge der Immunaktivierung des Krebspatienten greifen acht Leukozyten zwei Trichomonaden an (die dritte ist bereits zu „Thrombozyten" granuliert, die noch durch ein gemeinsames Zytoplasma verbunden sind). Bei anhaltender Immunstimulation kann die körpereigene Abwehr jedoch erschöpft sein, und die Parasiten werden siegen: Die Behandlung muss komplex und mehrstufig sein.

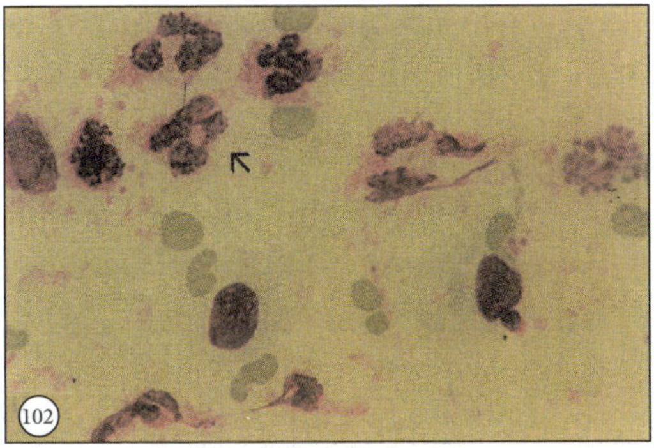

Foto 102. Leukozyten-Friedhof im Blut einer Arthritis-Patientin (63 J., Journalistin)

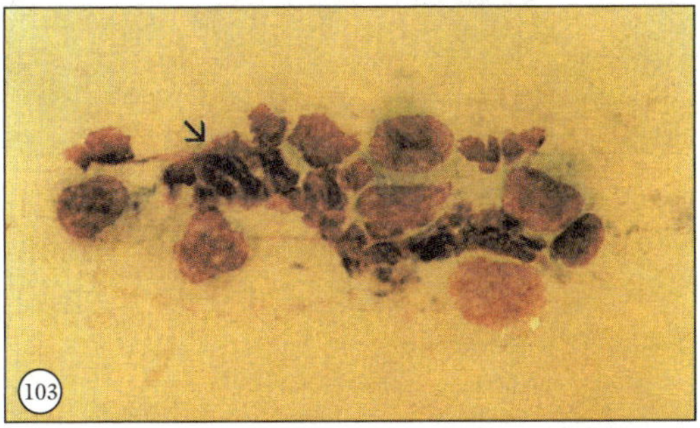

Foto 103. Leukozyten-Friedhof, umrundet von gigantischen amöboiden Trichomonaden, in der Synovialflüssigkeit, die im Rheumatologie-Institut aus dem Kniegelenk einer Arthritis-Patientin entnommen wurde

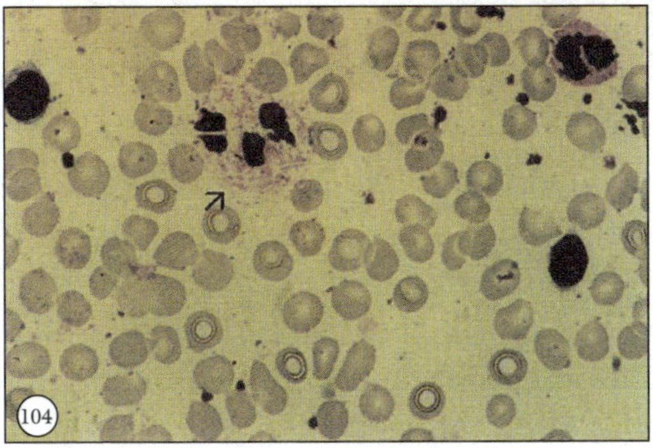

Foto 104. Zerstörte Leukozyten und zwei amöboide Trichomonaden. Erythrozyten, die von hämolytischen Streptokokken zerstört werden, im Blut eines 35-jährigen an Multipler Sklerose erkrankten Patienten

Präparate von Blutzellen und Blutparasiten, erforscht mithilfe eines Dunkelfeldmikroskops

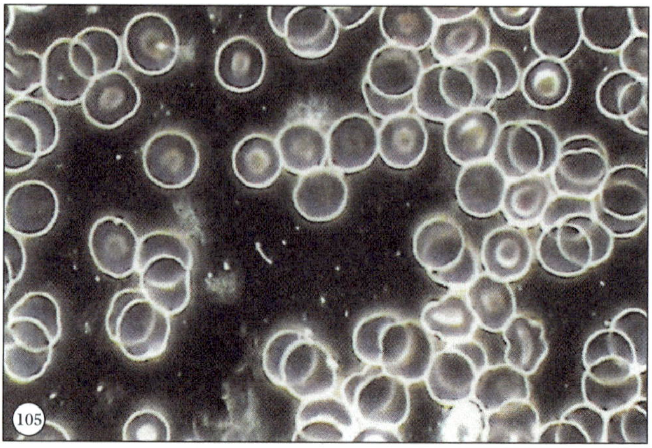

Foto 105. Candida-Pilz (Mitte), Streptokokken-Kolonien auf Erythrozyten, die in ständiger Bewegung sind, wie das Epizentrum eines Wirbelsturms oder ein Trichter im tiefen Wasser. Zwei Leukozyten (unten). Im Zytoplasma sind einzelne Bakterien zu sehen (Deutschland).

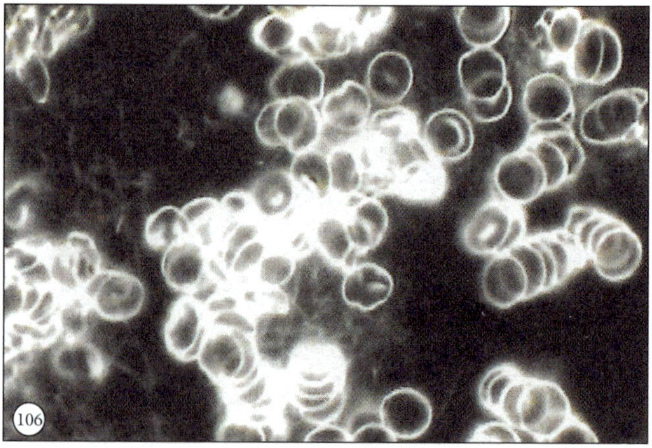

Foto 106. Einige Minuten nach der Blutentnahme begannen Fibrinfäden zu erscheinen, was von einer funktionierenden Blutgerinnung zeugt. Die Erythrozyten bildeten „Geldrollen“ und große Aggregate, was auf Bluttoxizität hinweist, obwohl es wenige Streptokokken gibt und keine Bakterien im Zytoplasma sichtbar sind (Deutschland).

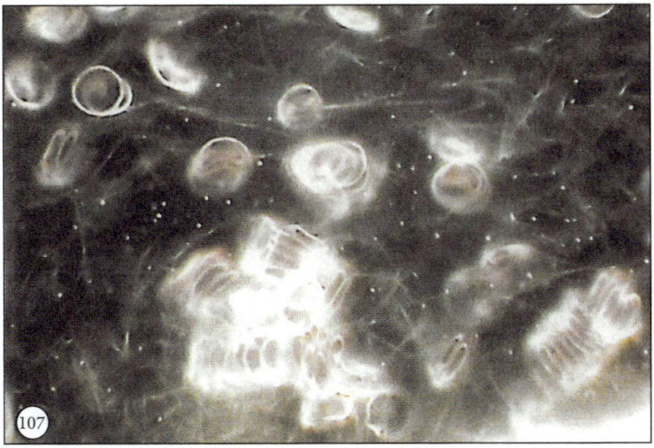

Foto 107. Stark infiziertes, toxisches und „verdicktes" Blut – mit verminderter Fließfähigkeit

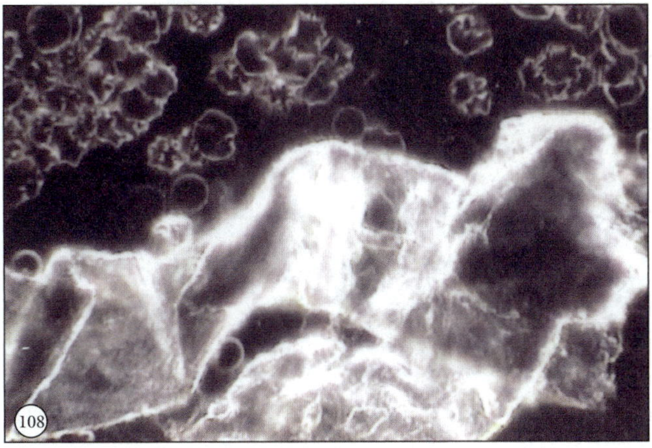

Foto 108. Lipoproteinfilm, abgerissen von der Wand eines großen Blutgefäßes vor dem Hintergrund von Akanthozyten – aus solchen Erythrozyten werden bei einer kurzen Lagerung von lebendem Blut intrazelluläre Parasiten „schlüpfen": Bakterien oder Schleimpilze.

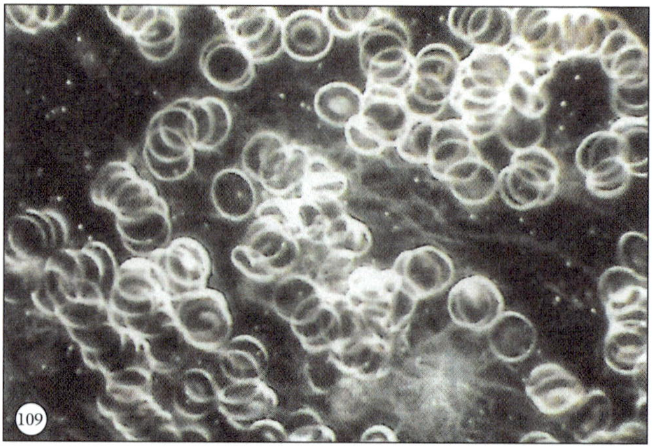

Foto 109. Infolge der von Dr. Keller (Deutschland) durchgeführten Prozedur zur Reinigung der Hirngefäße kam es zur Freisetzung eines kleinen Fibrinpfropfs ins Blut (unten). Es sind auch Bakterien sichtbar, hauptsächlich Streptokokken, sowie Chlamydien, die ich an dem dunklen Rand um die roten Blutkörperchen erkennen kann.

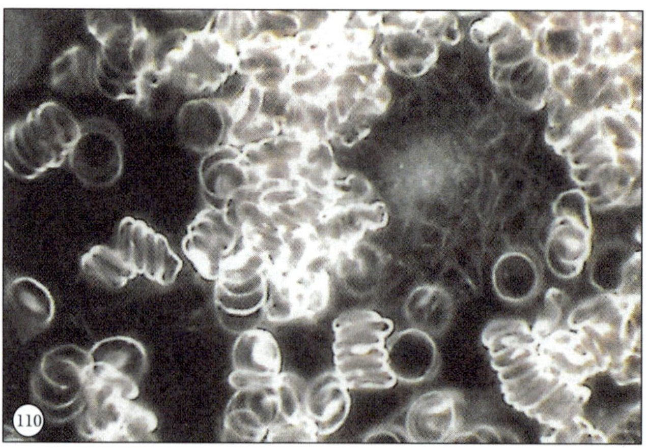

Foto 110. Zystoide Trichomonade auf einem Glassubstrat (oben links), ein größerer Fibrinpfropf vor einem Hintergrund von ziemlich klarem Zytoplasma, aber in einigen Erythrozyten sind Kolonien von Streptokokken sichtbar. Die Erythrozyten haben sich zu „Geldrollen" und großen Aggregaten zusammengeballt.

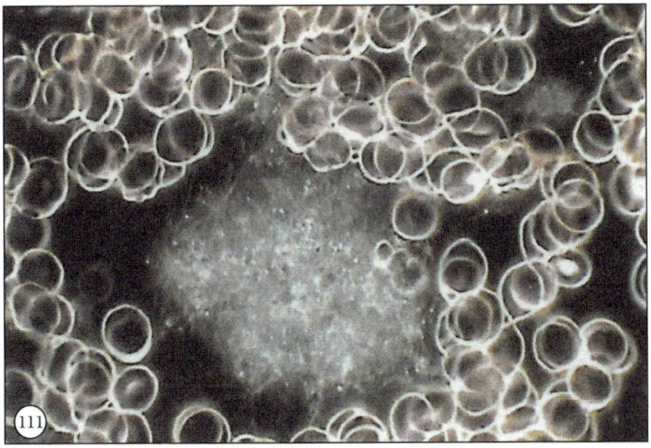

Foto 111. Ein riesiger Fibrinpfropf im peripheren Blut nach der Prozedur zur Reinigung der Hirngefäße durch Dr. Keller (Deutschland), umgeben von gesunden Erythrozyten, da sie in der Masse liegen und nicht zu dichten „Geldrollen" verklumpt sind. In einigen Erythrozyten sind Streptokokken zu sehen, und in dem Fibrinpfropf eine Masse von Bakterien, obwohl das Blutzytoplasma fast ohne Kontamination ist.

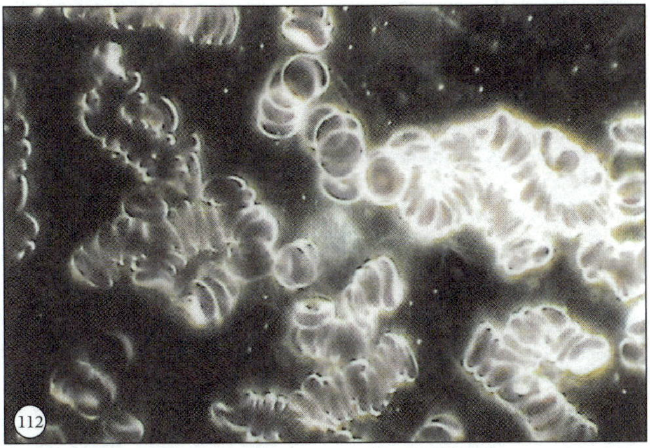

Foto 112. Ein kleiner, aber sehr dichter Fibrinpfropf (in der Mitte), der kürzlich eine große Kapillare verstopft hat, ist von „Geldrollen" umgeben. Das Blut ist mit Bakterien infiziert, die im Dunkelfeldmikroskop sichtbar sind, hauptsächlich Streptokokken, sowie mit dem Cytomegalievirus – helles Leuchten um die Erythrozyten (rechts) und Chlamydien; dunkle Ränder um die Erythrozyten (links).

Mikrofotografien von Blutpräparaten, erstellt mit Hilfe eines Rasterelektronenmikroskops mit Einstellung auf sekundäre Elektronenemission

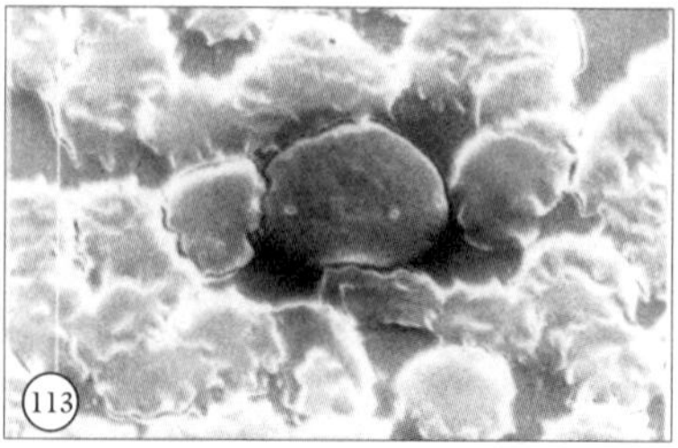

Foto 113. Zystoide Trichomonade (mit zwei „Augen“) zwischen Erythrozyten – Akanthozyten

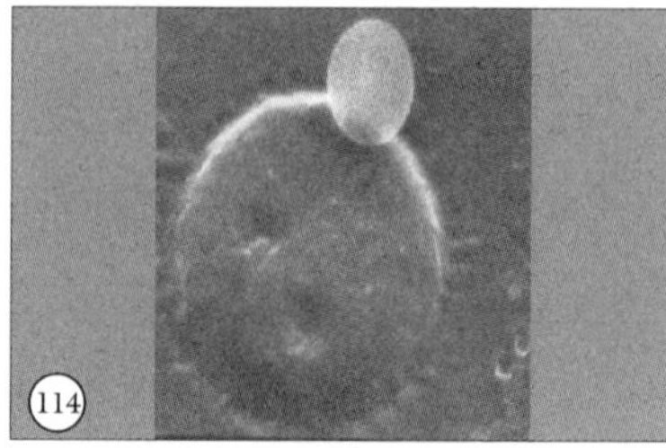

Foto 114. Zystoide Trichomonade (mit zwei „Augen“)

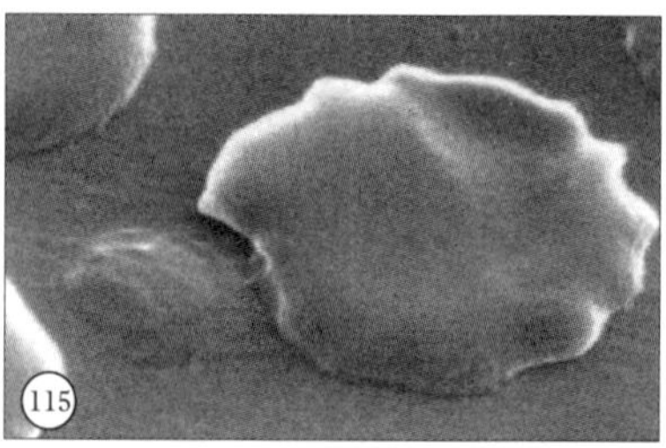

Foto 115. Ein Erythrozyt wird von einem „Thrombozyten” zerstört

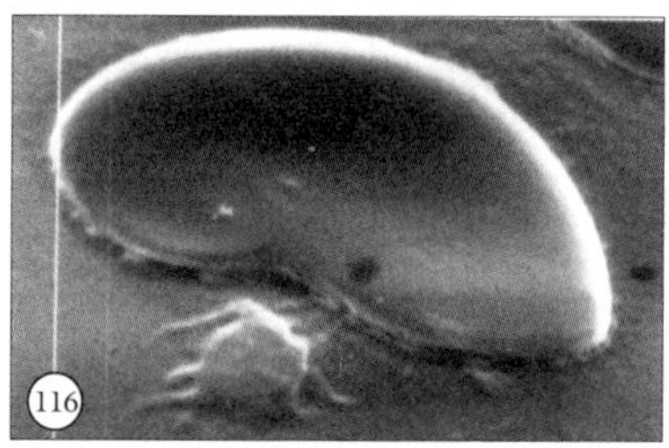

Foto 116. Ein Erythrozyt wird von einem „Thrombozyten” zerstört (Forts.)

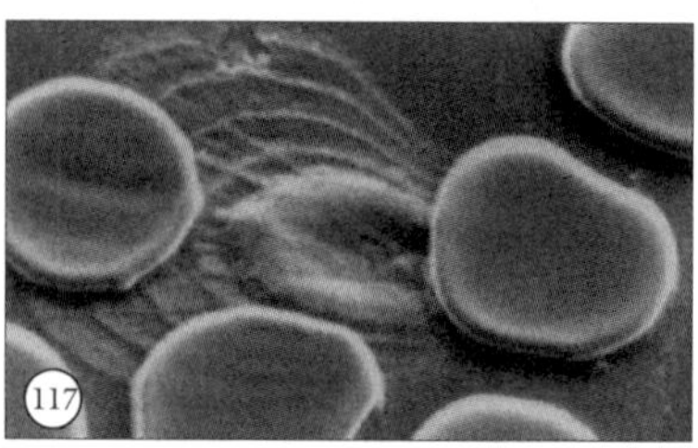

Foto 117. „Merkwürdige“ Zelle (unter den Erythrozyten)

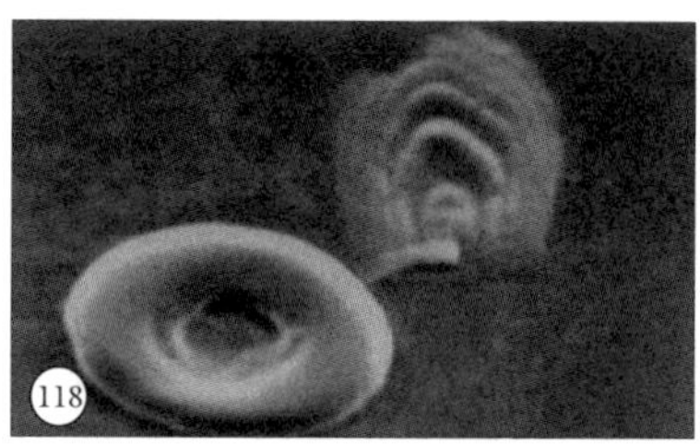

Foto 118. „Merkwürdige“ Zelle (hinter dem Erythrozyten)

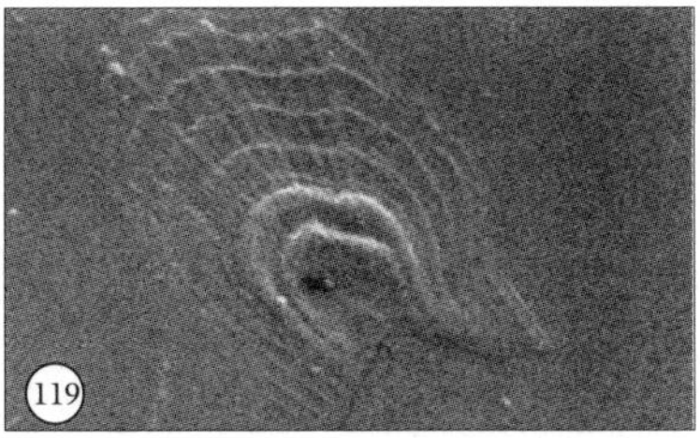

Foto 119. „Merkwürdige“ Zelle, auf der sich Bakterien niedergelassen haben

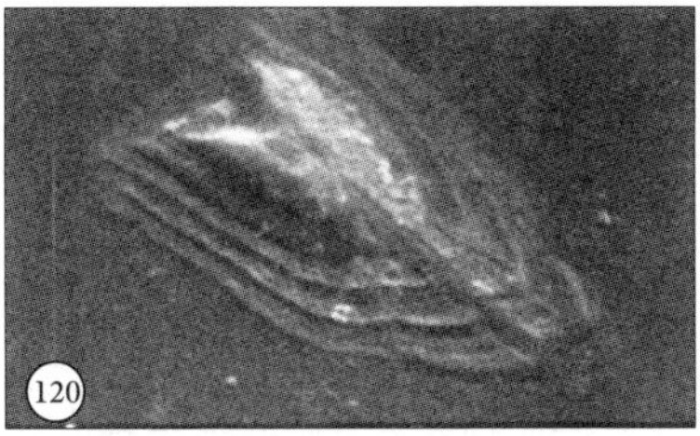

Foto 120. „Merkwürdige“ Zelle

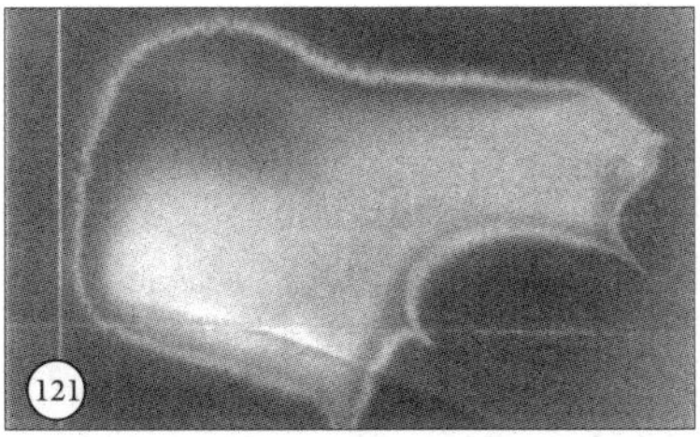

Foto 121. Amöboide Trichomonade (mit Röhrchen), deren Oberfläche mit feinen Härchen bedeckt ist (Anfang Herbst 2000)

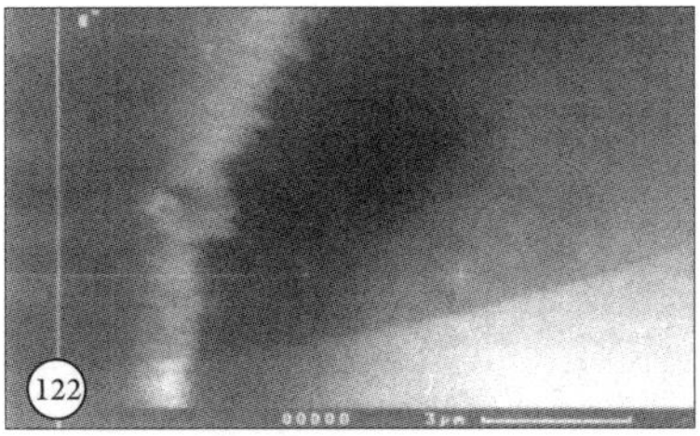

Foto 122. Ausschnitt aus dem Foto 121. Man sieht im Zentrum die Röhrchenöffnung im Körper des Parasiten

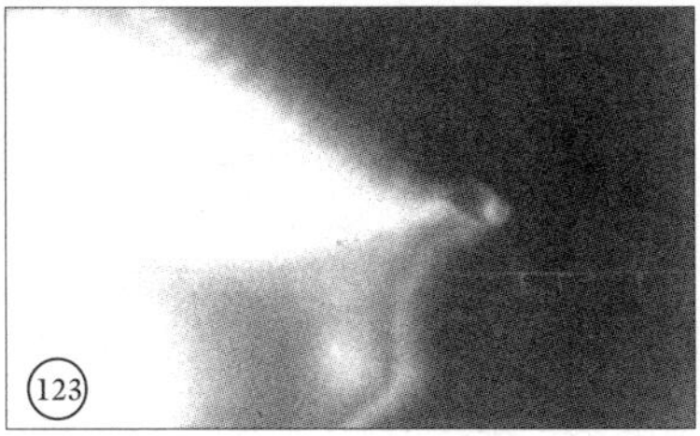

Foto 123. Ausschnitt aus dem Foto 121. Man sieht eines der Röhrchen, durch die Enzyme freigesetzt werden.

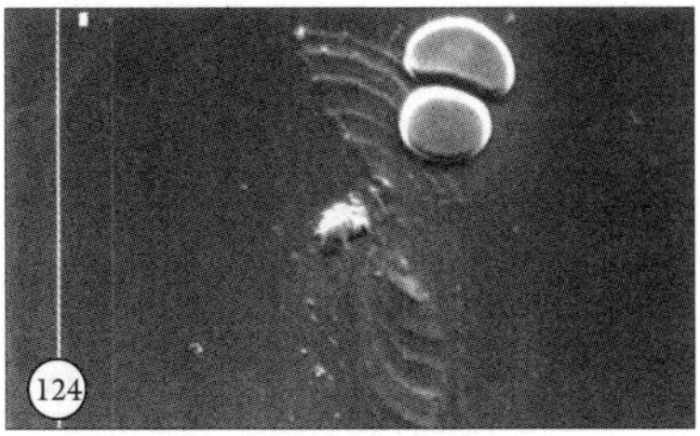

Foto 124. „Thrombozyt“, der eine „seltsame Zelle“ zerstört, und zwei Erythrozyten

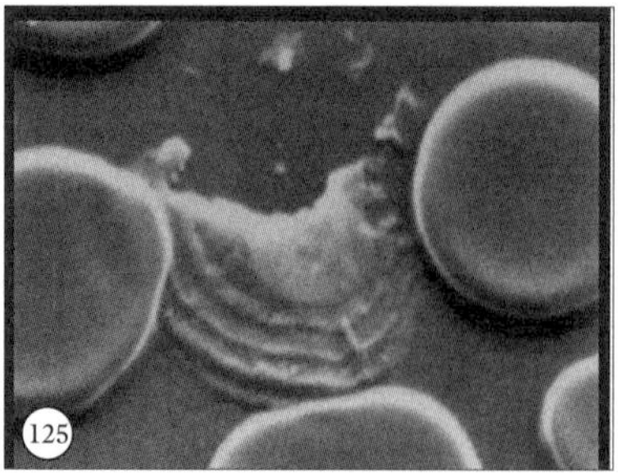

Foto 125. „Merkwürdige“ Zelle, teils vom „Thrombozyten” zerstört, liegt zwischen Erythrozyten mit leuchtendem Rand

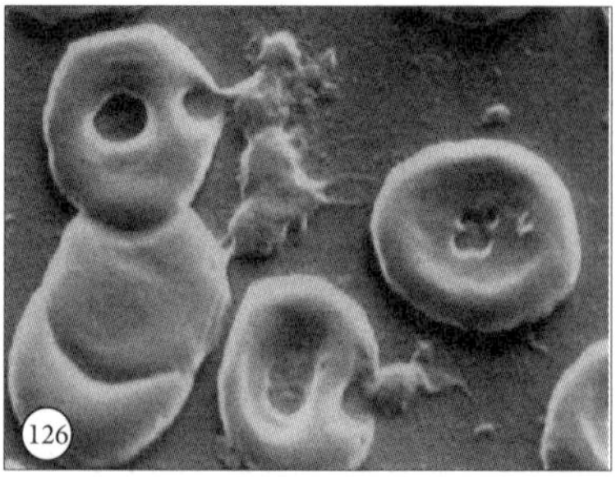

Foto 126. „Thrombozyten” zerstören Erythrozyten mit ihren Enzymen, mithilfe der rohrförmigen Pseudopodien

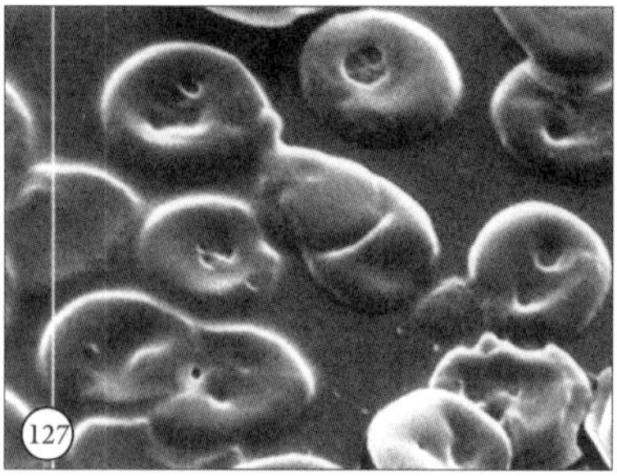

Foto 127. Ein kleiner „Thrombozyt” (Mitte) zerstört einen Erythrozyten. Lücken weisen auf Streptokokken hin.

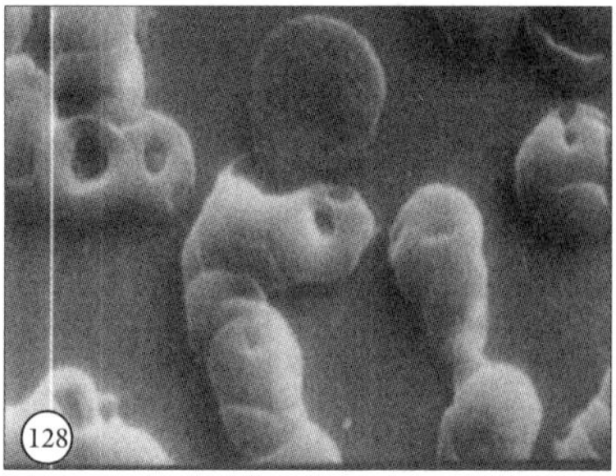

Foto 128. Eine zystoide Trichomonade zerstört „Geldrollen” mit ihren toxischen Enzymen

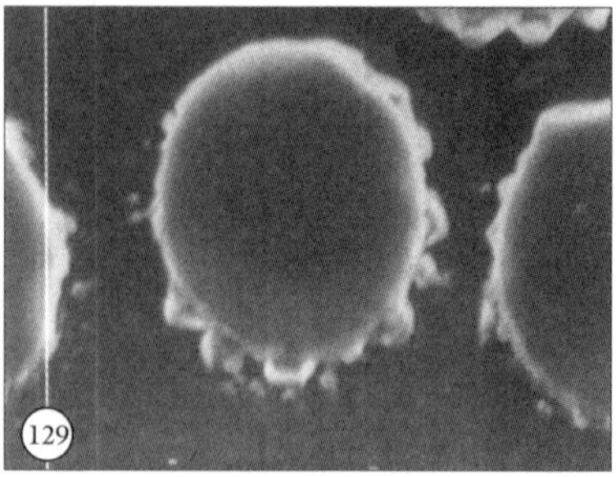

Foto 129. Erythrozyt (Mitte) mit leuchtendem Rand (oben) und etwas dunklerem und ungleichmäßigen Rand unten (Chlamydien)

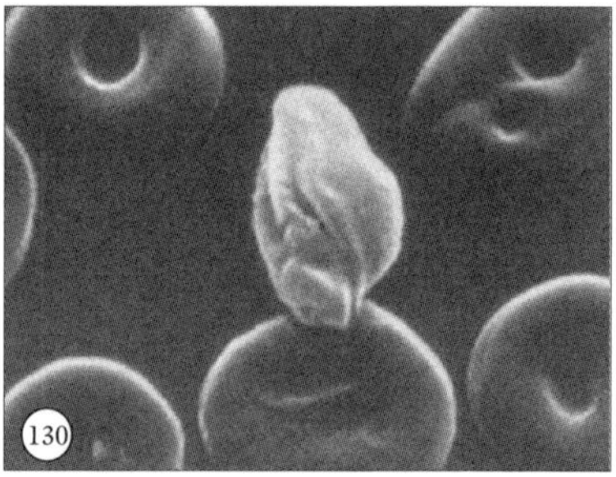

Foto 130. Eine weitere Art „merkwürdiger” Zellen im menschlichen Blut

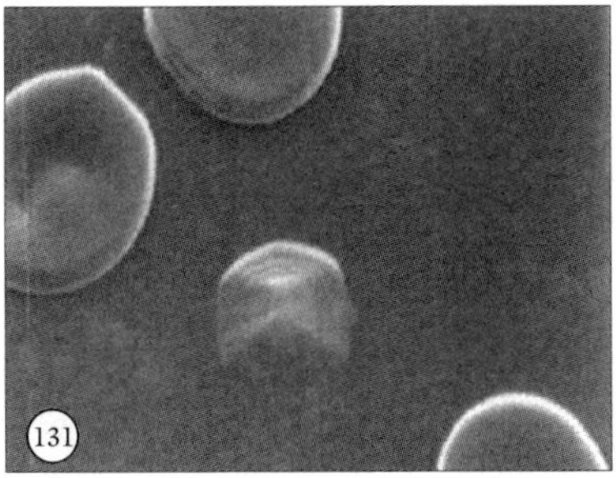

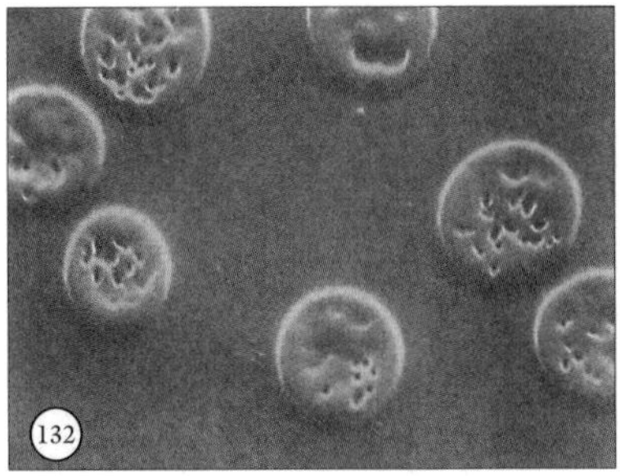

Foto 131. Noch eine Art „merkwürdiger" Zellen vor dem Hintergrund gesunder Erythrozyten

Foto 132. Durchlöcherte Erythrozyten – Ergebnis zerstörerischer Wirkung hämolytischer Streptokokken

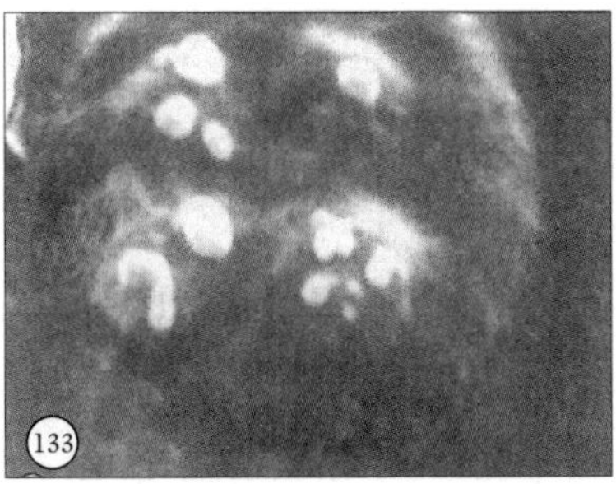

Foto 133. Offensichtlich haben sich Mykoplasmen auf den Härchen einer zystoiden Trichomonade niedergelassen: so gelangen Infektionen gemeinsam mit der Vaginaltrichomonade in die anderen Organe und ins Blut.

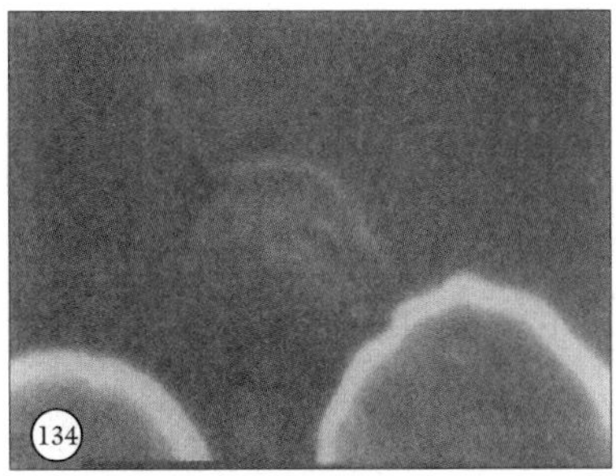

Foto 134. Eine „Thrombozyten"-Kolonie (oben) und eine zystoide Trichomonade (Mitte). Erythrozyten mit hell leuchtendem Rand, Hinweis auf Cytomegalieviren.

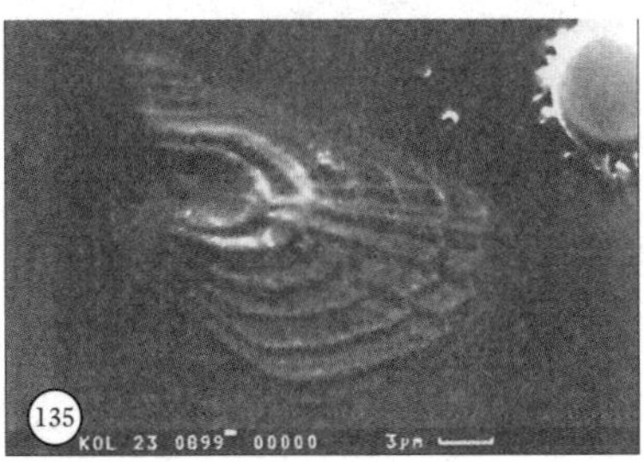

Foto 135. „Merkwürdige" Zelle und ein Erythrozyt mit zerstörtem Rand

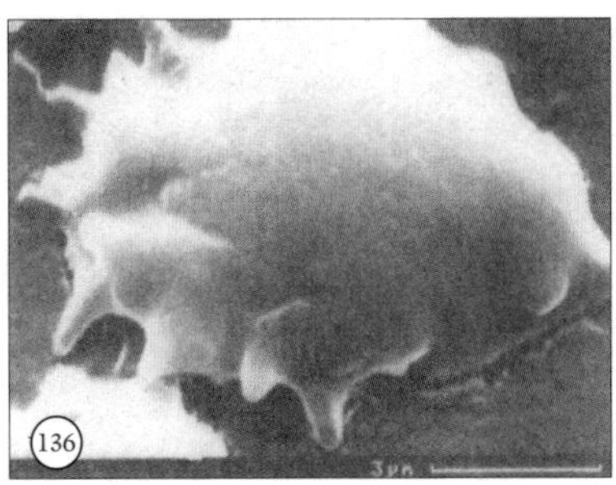

Foto 136. Akantozyt. Spikula auf der Oberfläche des Erythrozyten weisen auf Vorhandensein von Parasiten in ihm, bspw. mukoider Pilze.

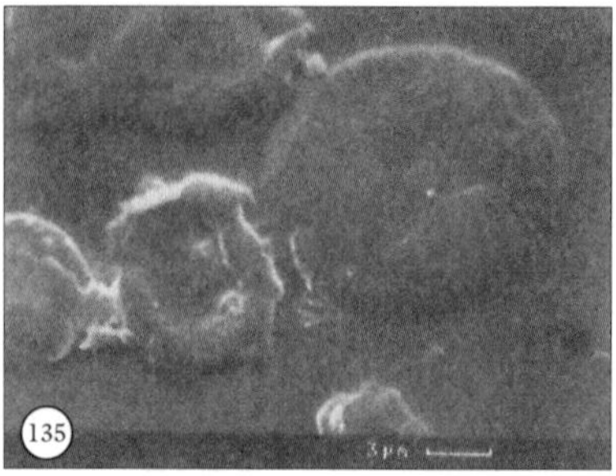

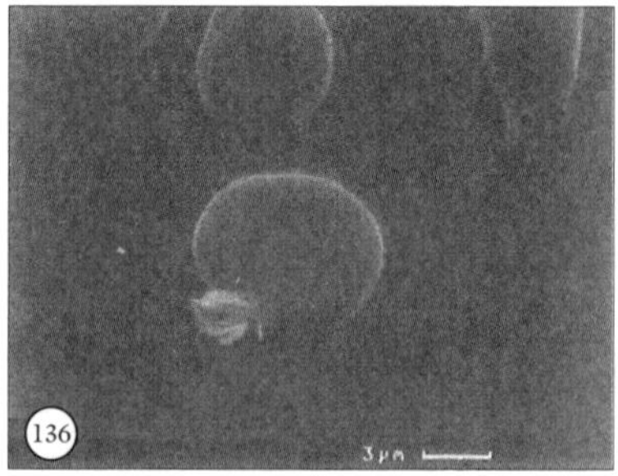

Foto 137. Zystoide Trichomonade schmilzt mit ihren Enzymen einen Erythrozyten (Mitte).

Foto 138. Dakryozyt (oben rechts). Erythrozyt (Mitte), den gerade eine Kolonie Endoparasiten verlässt (vermutlich Pilze)

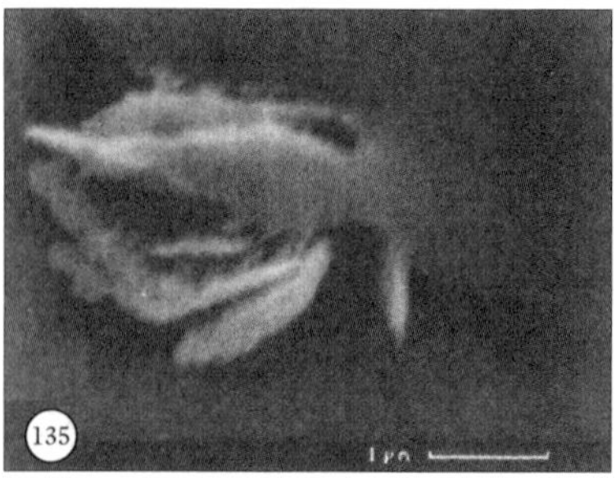

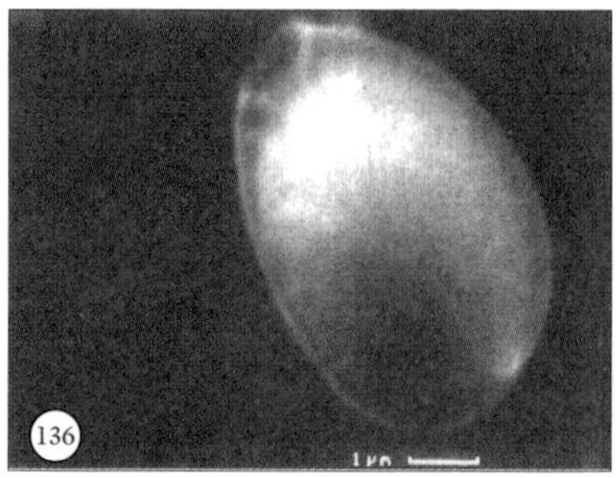

Foto 139. Eine Kolonie von Endoparasiten verlässt einen Erythrozyten (Ausschnitt aus dem Foto 138)

Foto 140. Ein Eierwurm im Blut eines gesunden Menschen

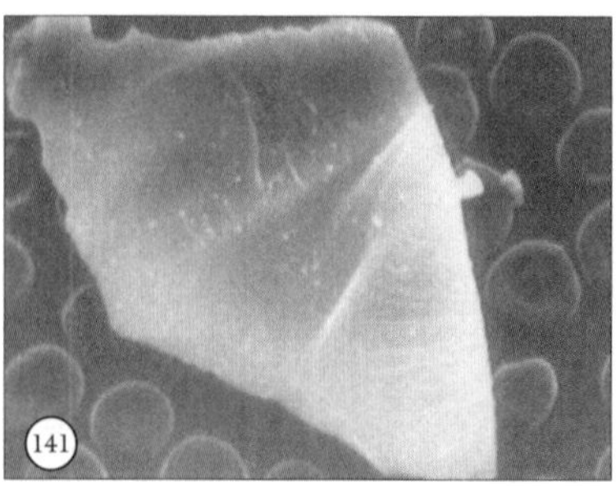

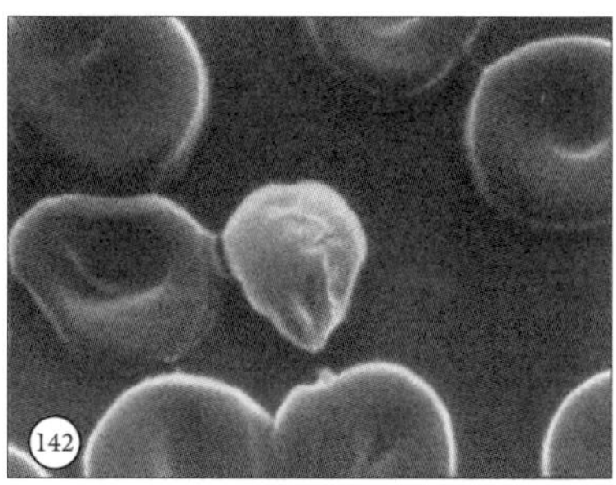

Foto 141. Lipoproteinfilm (besät mit Bakterien), der von der Blutgefäßwand abgerissen wurde

Foto 142. „Merkwürdige" Zelle

Bestandteile von Blutpräparaten aus verschiedenen Blickwinkeln betrachtet – von Hämatologen und der Autorin des Buches

Knochenmarkzellen im Blut

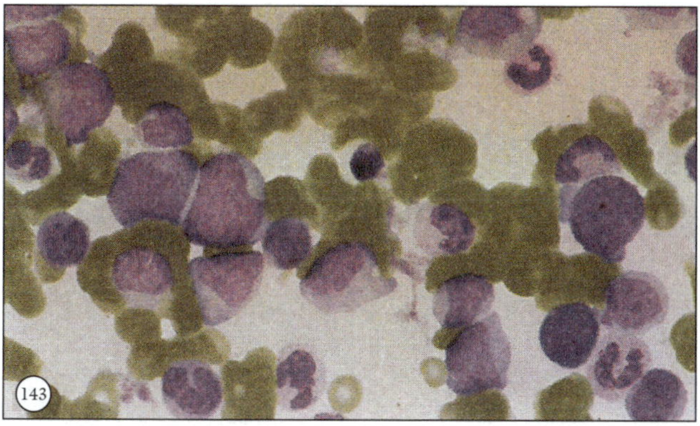

Foto 143. ***Hämatologen***: Myelozyten, Myeloblasten, atypische mononukreare Zellen, Schmalplasma-Lymphozyten
Die Autorin: „Myelozyten", „Myeloblasten", „atypische mononukreare Zellen", „Schmalplasma-Lymphozyten" – sind in Wirklichkeit amöboide Trichomonaden. Stabkernige Leukozyten attackieren Trichomonaden.

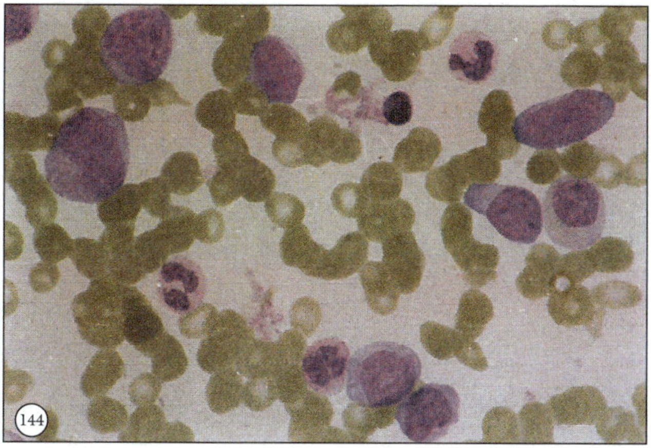

Foto 144. ***Hämatologen***: Myelozyten (oben links), Myeloblasten (mit 2 Kernen)
Die Autorin: „Myelozyten" und „Myeloblasten", die infolge der Desintegration der Geschwulst ins Blut des Krebspatienten Sch. gelangten – sind in Wirklichkeit amöboide Trichomonaden. Zystoide Trichomonade (oben Mitte). Drei segmentkernige Leukozyten.

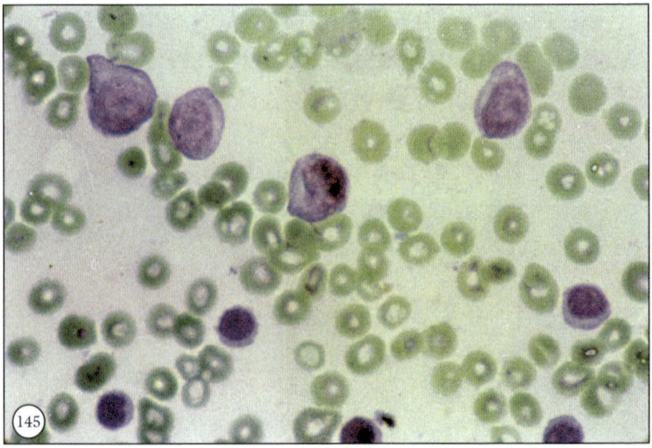

Foto 145. ***Hämatologen***: Promyelozyten (oben) und Schmalplasma-Lymphozyten (unten). Jolly-Körperchen in den Erythrozyten.
Die Autorin: „Promyelozyten" und „Schmalplasma-Lymphozyten", die infolge der Desintegration der Geschwulst ins Blut des Lymphogranulomatose-Patienten O. nach drei Bestrahulungs- und acht Chemotherapie-Zyklen gelangten – sind in Wirklichkeit amöboide und zystoide Trichomonaden. Poikilozytose der Erythrozyten.

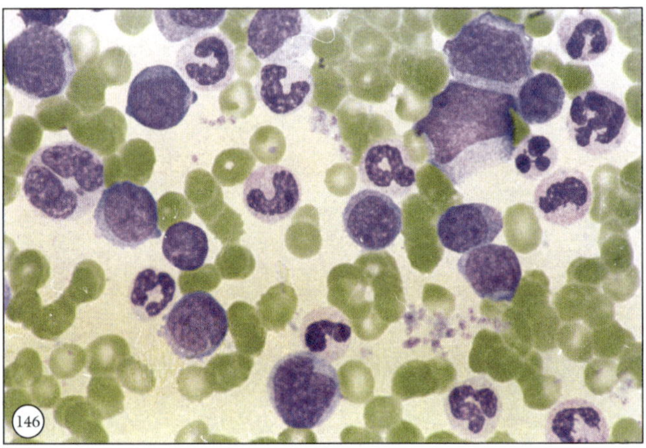

Foto 146. ***Hämatologen***: Promyelozyten (oben rechts) und Schmalplasma-Lymphozyten
Die Autorin: „Promyelozyten" und „Schmalplasma-Lymphozyten", die infolge der Desintegration der Geschwulst während der Chemotherapie ins Blut des Krebspatienten Sch. gelangten – in Wirklichkeit amöboide Trichomonaden. Stabkernige und segmentkernige Leukozyten attackieren Trichomonaden.

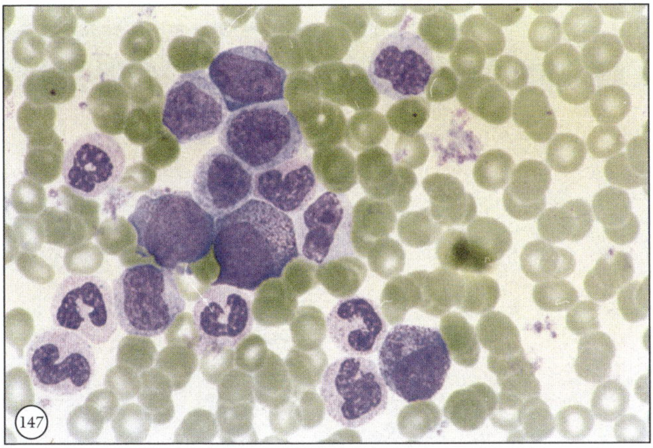

Foto 147. ***Hämatologen*****:** Promyelozyten und Myeloblasten.
Die Autorin**:** „Promyelozyten" und „Myeloblasten", die infolge der Desintegration der Geschwulst während der Chemotherapie ins Blut des Krebspatienten Sch. gelangten – sind in Wirklichkeit amöboide Trichomonaden. Stabkernige und segmentkernige Leukozyten attackieren Trichomonaden.

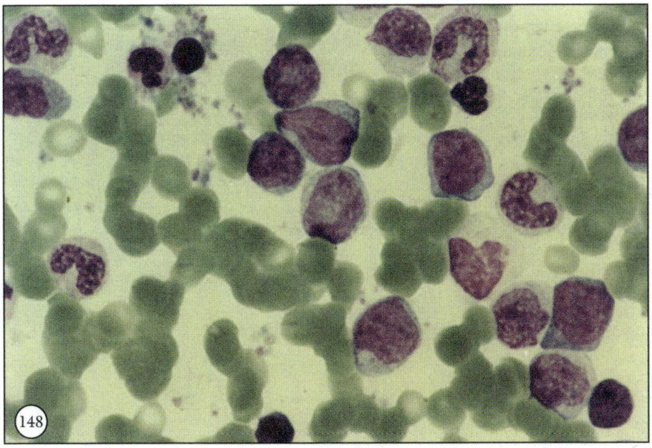

Foto 148. ***Hämatologen*****:** Promyelozyten, Myeloblasten und Schmalplasma-Lymphozyten.
Die Autorin**:** „Promyelozyten", „Myeloblasten" und „Schmalplasma-Lymphozyten", die infolge der Desintegration der Geschwulst während der Chemotherapie ins Blut des Krebspatienten Sch. gelangten – in Wirklichkeit amöboide Trichomonaden. Stabkernige Leukozyten attackieren Trichomonaden.

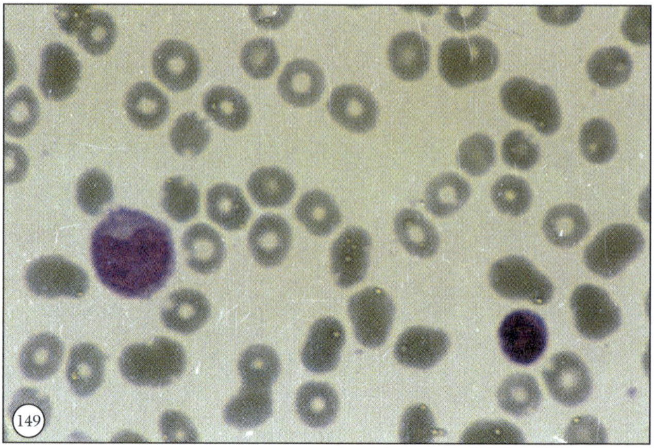

Foto 149. ***Hämatologen***: Myelozyt (links) und Schmalplasma-Lymphozyt. Hypochromie der Erythrozyten. Jolly-Körperchen in den Erythrozyten.
Die Autorin: Amöboide Trichomonade (links), deren Zytoplasma gelockert ist, fährt Pseudopodien aus und schmilzt einen Erythrozyten mit ihren Toxinen. Zystoide Trichomonade. „Jolly-Körperchen" – in Wirklichkeit Streptokokken, die die Ursache von Hypochromie und Poikilozytose sind.

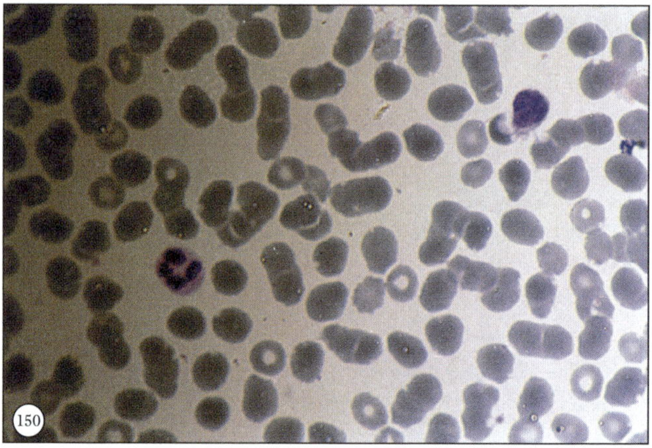

Foto 150. ***Hämatologen***: Myelozyt (rechts) und ein Neutrophiler. Hypochromie der Erythrozyten. Jolly-Körperchen in den Erythrozyten.
Die Autorin: Amöboide Trichomonade (rechts), deren Zytoplasma gelockert ist, fährt Pseudopodien aus und schmilzt einen Erythrozyten mit ihren Toxinen. Segmentkerniger Leukozyt. Streptokokken („Jolly-Körperchen") in den Erythrozyten.

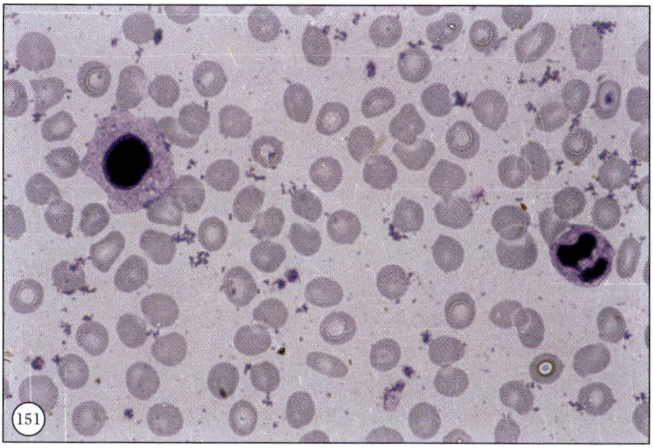

Foto 151. ***Hämatologen***: Plasmazelle (links) mit Vakuolisierung im Zytoplasma. Jolly-Körperchen in den Erythrozyten.
Die Autorin: Amöboide Trichomonade mit Vakuolen im Zytoplasma, was auf Vorhandensein von Mikroben im Blut hinweist. Segmentkerniger Leukozyt mit von Toxinen geschwollenem Kern und granuliertem Zytoplasma, kurz vor seiner Zerstörung. Streptokokken („Jolly-Körperchen") in den Erythrozyten.

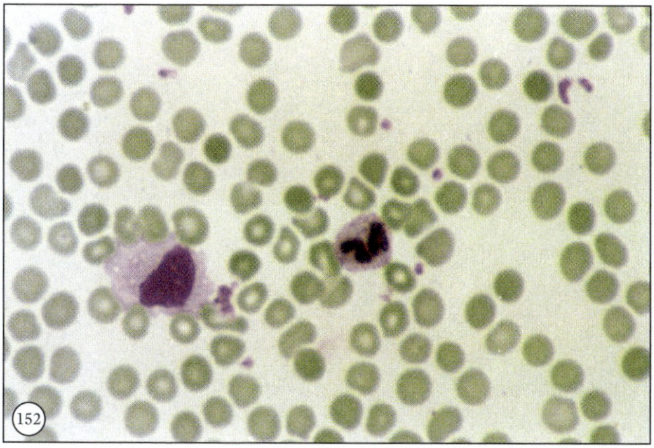

Foto 152. ***Hämatologen***: Plasmazelle (links) mit Vakuolisierung. Segmentkerniger Leukozyt.
Die Autorin: Amöboide Trichomonade mit Vakuolen im Zytoplasma, was auf Vorhandensein von Mikroben im Blut hinweist. Segmentkerniger Leukozyt mit von Toxinen geschwollenem Kern. Eine Kolonie von „Thrombozyten" zerstört mit ihren Toxinen Erythrozyten.

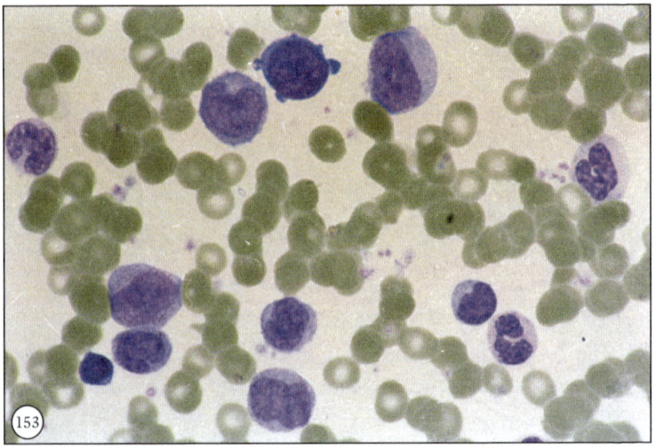

Foto 153. ***Hämatologen*****:** Megakaryoblast (oben Mitte) zwischen einem atypischen Nuklearen und einem Myeloblasten.
Die Autorin**:** „Megakaryoblast", „atypischer Nuklearer" und „Myeloblast", die infolge der Desintegration der Geschwulst während der Chemotherapie ins Blut des Krebspatienten Sch. gelangten – in Wirklichkeit eine knospende und amöboide Trichomonaden. Stabkernige und segmentkernige Leukozyten attackieren Trichomonaden. „Geldrollen"-Bildung aufgrund von Übersäuerung des Blutes.

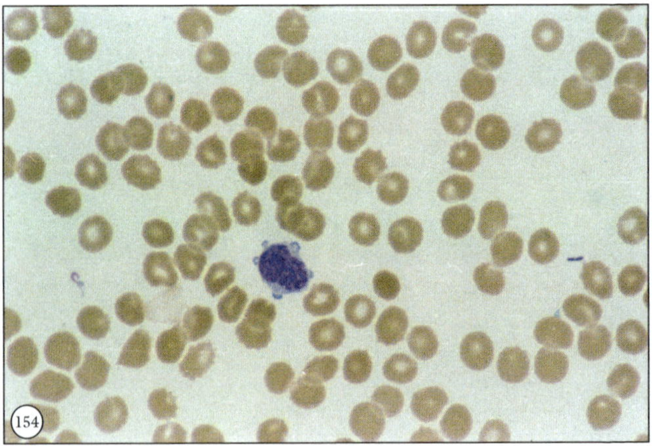

Foto 154. ***Hämatologen*****:** Megakaryoblast
Die Autorin**:** Amöboide Trichomonade kurz vor der Teilung in zwei Zellen. Poikilozytose der Erythrozyten: mit Spikula, großen Aufhellungen und Lücken oder ohne Aufhellung in der Mitte – das alles zeugt von der Übersäuerung des Blutes.

„Atypische Leukozyten"

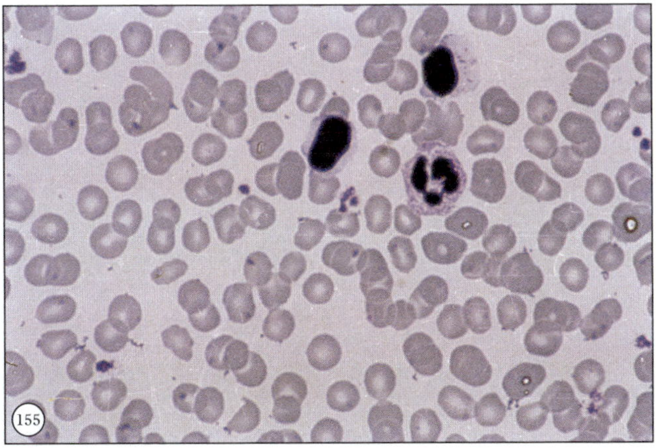

Foto 155. *Hämatologen*: Breitplasma-Lymphozyt mit azurophiler Granularität (oben) und ein Mittelplasma-Lymphozyt. Neutrophiler. Jolly-Körperchen in den Erythrozyten.
Die Autorin: Amöboide Trichomonaden. Im breiten Zytoplasma einer Trichomonade (oben) sieht man Chromatinkörner. Segmentkernige Leukozyten mit von Toxinen angeschwollenen Kernen und granuliertem, im Prozess der Zerstörung befindlichen Zytoplasma. Streptokokken („Jolly-Körperchen") in den Erythrozyten.

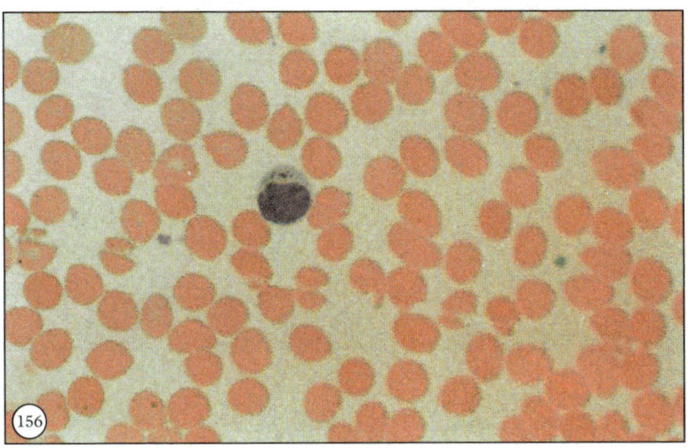

Foto 156. *Hämatologen*: Mittelplasma-Lymphozyt mit azurophiler Granularität. Hypochromie der Erythrozyten.
Die Autorin: Zystoide Trichomonade mit teils aufgelockertem Zytoplasma, in dem die Chromatinkörner zu sehen sind. Erythrozyten ohne Aufhellung, in einigen von ihnen sind Streptokokken („Jolly-Körperchen") erkennbar.

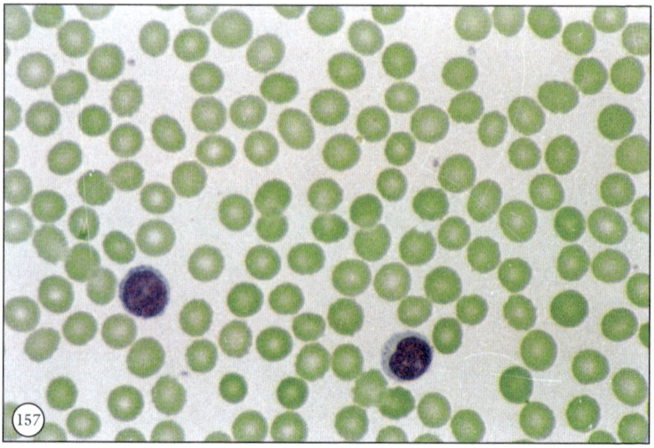

Foto 157. ***Hämatologen***: Schmalplasma-Lymphozyten, einer von ihnen mit azurophiler Granularität (rechts)
Die Autorin: Lymphozyten mit schmalem dunklen Rand (links) und eine zystoide Trichomonade, in deren Zytoplasma zwei Chromatinkörner zu sehen sind.

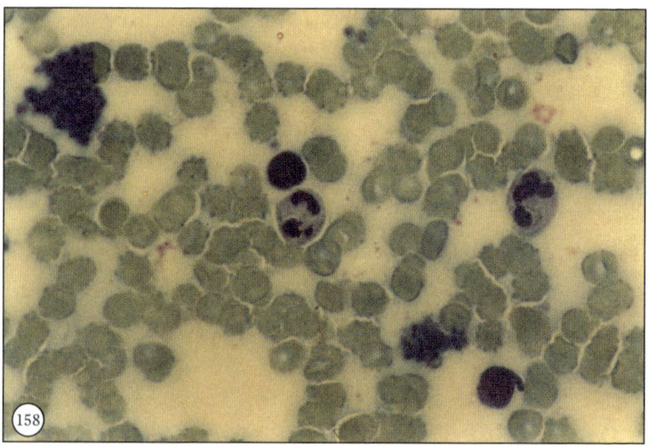

Foto 158. ***Hämatologen***: Kleine Schmalplasma-Lymphozyten. Thrombozyten. Akanthozyten und Stomatozyten. Neutrophile.
Die Autorin: Zystoide Trichomonaden. Trichomonaden, die zu „Thrombozyten" zerfallen sind, noch verbunden durch das gemeinsame Zytoplasma (oben links). Pathologie der Erythrozyten, verursacht von Endoparasiten und Streptokokken: gezahnte Kontur, Lücken in der Mitte. Segmentkernige Leukozyten, einer von ihnen attackiert eine Trichomonade (Mitte).

Pathologie der Erythrozyten

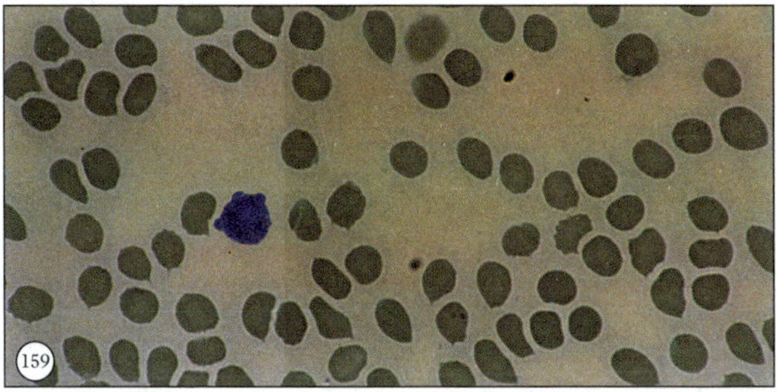

Foto 159. ***Hämatologen***: Proerythroblast (Mitte). Ovalozyten. Hyperchromie. ***Die Autorin***: Knospende zystoide Trichomonade vor dem Hintergrund von Erythrozyten, die aufgrund der Einwirkung von Toxinen und Endoparasiten geschwollen sind. Um die Erythrozyten herum sind gleichmäßige leuchtende Ränder sichtbar, was (nach meiner Erfahrung) von der Infektion des Blutes mit Cytomegalieviren zeugt. Dakryozyten – Wirte von Candida-Pilzen.

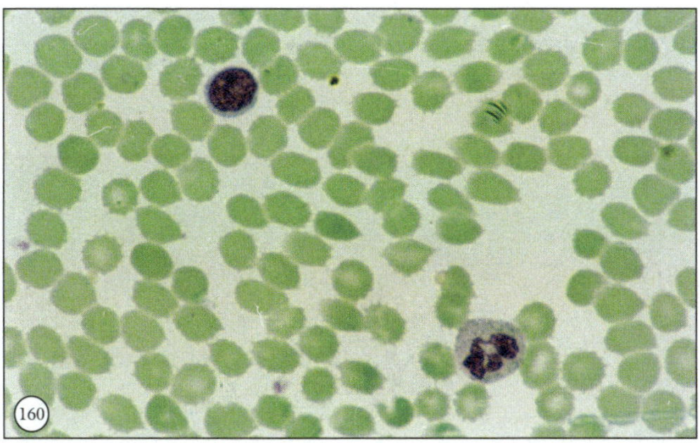

Foto 160. ***Hämatologen***: Hyperchromie der Erythrozyten. Mittelplasma-Lymphozyt (oben) und ein Neutrophiler.
Die Autorin: Das Fehlen von Aufhellungen in den Erythrozyten ist auf ihr Anschwellen im toxischen Blut und auf Endoparasiten zurückzuführen. Die gezahnte und längliche Form erklärt sich durch Störung der Fett-Säure-Zusammensetzung des Erythrozyten-Zytoplasma und des Blutes insgesamt: Innerhalb der Erythrozyten sank der Lipidgehalt, im Blutserum aber stieg er.
Ein Lymphozyt und ein segmentkerniger Leukozyt mit Pathologie: angeschwollener Kern und grobkörniges Zytoplasma. Echinozyten und Dakryozyten.

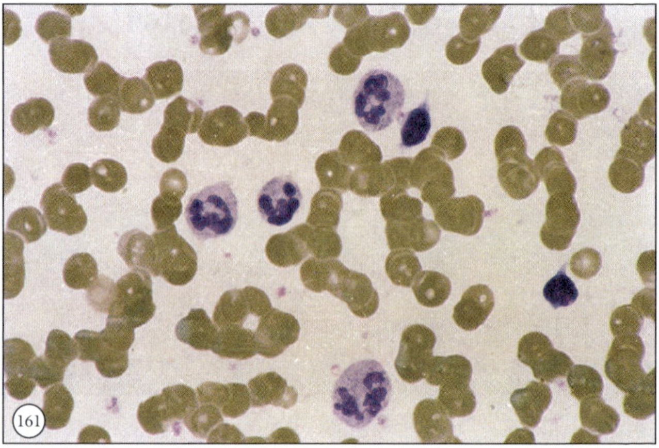

Foto 161. ***Hämatologen***: „Geldrollen"-Bildung. Lymphoide retikuläre Zellen (rechts), an einem Ende keilförmig. Neutrophile.
Die Autorin: Erythrozyten-„Geldrollen" bildeten sich unter der Einwirkung von Infektionsgiften als Ergebnis langfristiger Einnahme von Medikamenten und Hormonen. Zwei Trichomonaden, die in die begeißelte Form übergehen (rechts). Vier segmentkernige Leukozyten in einem Sichtfeld zeugen von der Aktivierung der Zellimmunität.

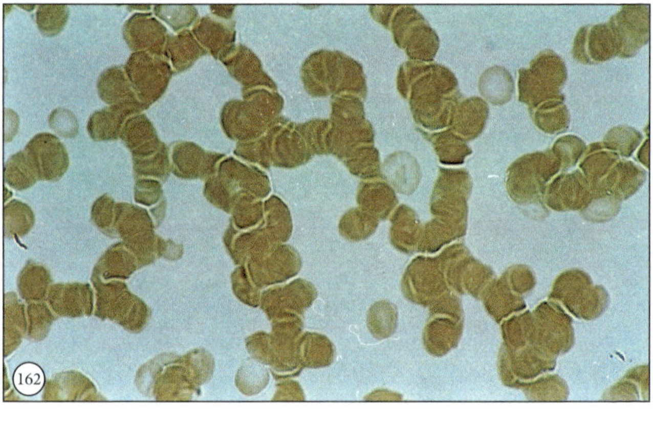

Foto 162. ***Hämatologen***: „Geldrollen"-Bildung. Sie gilt als eine der Eigenschaften von Erythrozyten.
Die Autorin: Das Blut einer 80-jährigen Frau, die an einer Herz- und Gefäßpathologie litt und einige Monate nach der Blutanalyse verstarb. „Geldrollen" aus Erythrozyten, die feste Stränge im toxischen Blut bildeten.

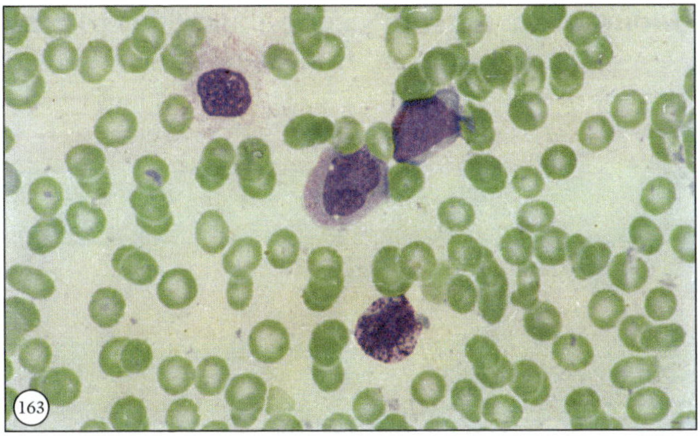

Foto 163. ***Hämatologen***: Ein Basophiler (unten) und Blastenzellen. Hyperchromie der Erythrozyten.
Die Autorin: Ein Basophiler und Blastenzellen mit ausgeprägter Granularität im Blut des Krebspatienten Sch. zwei Monate nach der Chemotherapie – das sind amöboide Trichomonaden in verschiedenen Stadien der „Thrombozyten"-Bildung: typische Trichomonade (oben rechts); in einer Trichomonade (Mitte) beginnt die Auflockerung des Zytoplasma; bei einer Trichomonade (links) ist das Zytoplasma bereits zerstört und die Granulation beginnt; Trichomonade (unten) ohne Zytoplasma bereitet sich auf den Zerfall in „Thrombozyten".

„Basophile" im Blut

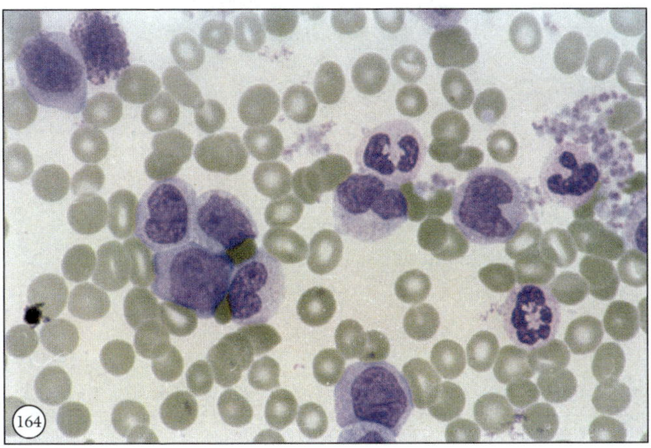

Foto 164. ***Hämatologen***: Basophiler (oben links) und Blastenzellen
Die Autorin: Blut des Krebspatienten Sch. während der Chemotherapie. Zehn amöboide Trichomonaden, eine davon im Prozess der Granulation (oben links), und drei segmentkernige Leukozyten, die Trichomonaden attackieren.

Bildung von „Thrombozyten" im Blut mittels Trichomonaden-Granulation

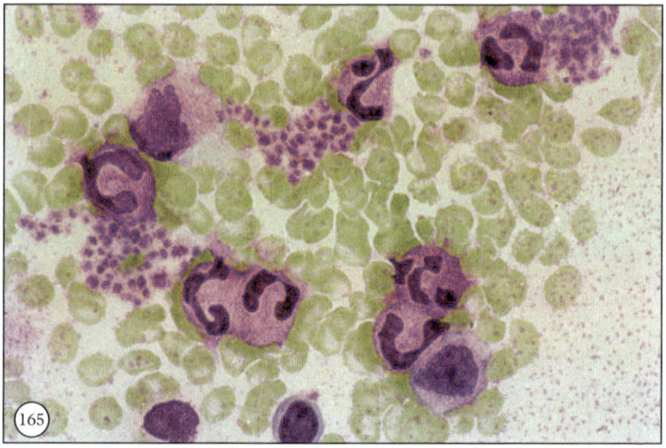

Foto 165. ***Hämatologen***: Atypische Mononukleare. Thrombozyten. Stabkernige und segmentkernige Neutrophile. Schmalplasma-Lymphozyt (unten links) und Mittelplasma-Lymphozyt (unten rechts).
Die Autorin: Zwei amöboide Trichomonaden werden von stabkernigen und segmentkernigen Leukozyten attackiert. Drei „Thrombozyten"-Kolonien, gebildet als Ergebnis der Trichomonaden-Granulation. Lymphozyt (unten Mitte) phagozytiert einen „Thrombozyten". Links davon – zystoide Trichomonade.

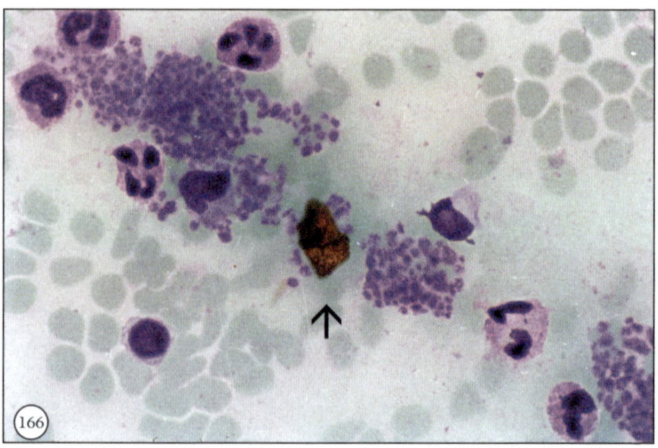

Foto 166. ***Hämatologen***: Thrombozyten. Segmentkernige Neutrophile. Schmalplasma-Lymphozyt (unten links).
Die Autorin: Segmentkernige Leukozyten mit von Toxinen angeschwollenen Kernen attackieren Trichomonaden und zwingen sie, zu „Thrombozyten" zu granulieren. Zystoide Trichomonade (unten links). Gelber Harnsäure-Kristall (Mitte).

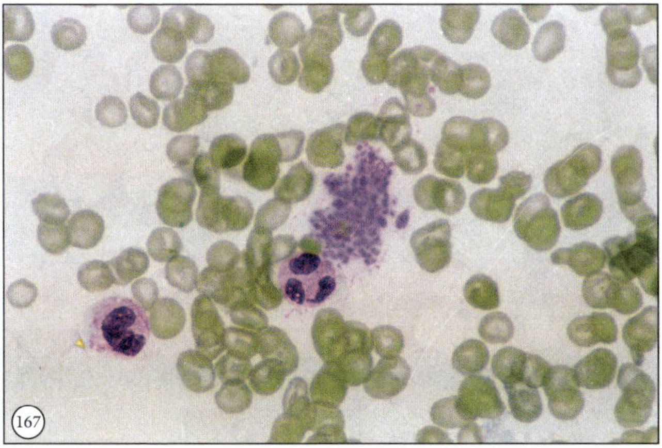

Foto 167. ***Hämatologen*****:** Thrombozyten. Segmentkernige Neutrophile.
Die Autorin**:** Segmentkerniger Leukozyt attackiert eine Trichomonade und zwingt sie, zu „Thrombozyten" zu granulieren; die Mehrheit der Körnchen ist noch durch gemeinsames Zytoplasma verbunden, doch eines davon (rechts) hat sich herausgelöst und nimmt gerade die begeißelte Form an.

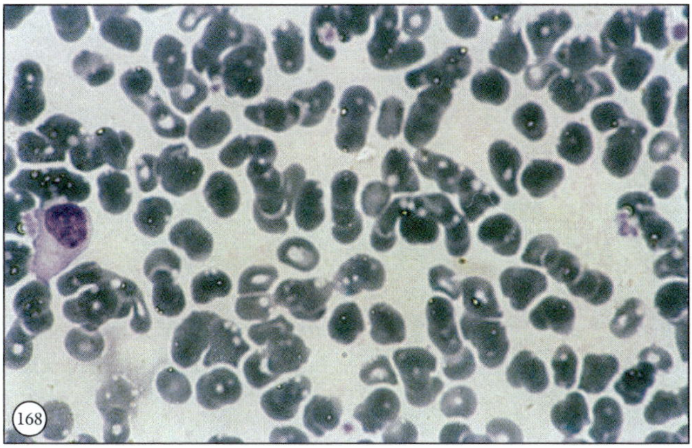

Foto 168. ***Hämatologen*****:** Atypischer Megakaryozyt (links). Poikilozytose. Jolly-Körperchen in den Erythrozyten.
Die Autorin**:** Große amöboide Trichomonade. Poikilozytose der Erythrozyten, hervorgerufen durch Toxine von Streptokokken und „Thrombozyten". Streptokokken-Sepsis.

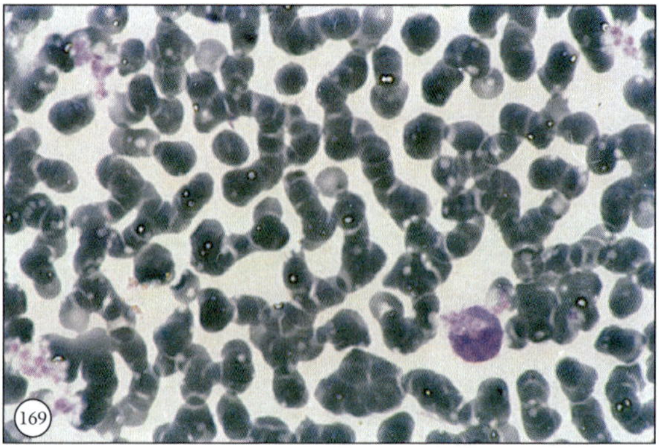

Foto 169. ***Hämatologen***: Lymphoide Zelle mit einer Thrombozyten-Kolonie. Erythrozyten-„Geldrollen". Jolly-Körperchen (kleine Teilchen, die für Kernreste gehalten werden) in den Erythroblasten. Thrombozyten.
Die Autorin: Streptokokken in den Erythrozyten, „Jolly-Körperchen" genannt. Unter den Bedingungen einer Streptokokken-Sepsis, ungünstig für Trichomonaden, ist sie gezwungen, zur Erhaltung der Art teilweise zu „Thrombozyten" zu granulieren. Ein Nachkomme, der noch nicht vollständig von der Mutterzelle gelöst ist (außen links), beginnt mit seinen Enzymen Erythrozyten zu schmelzen. Erythrozyten-„Geldrollen".

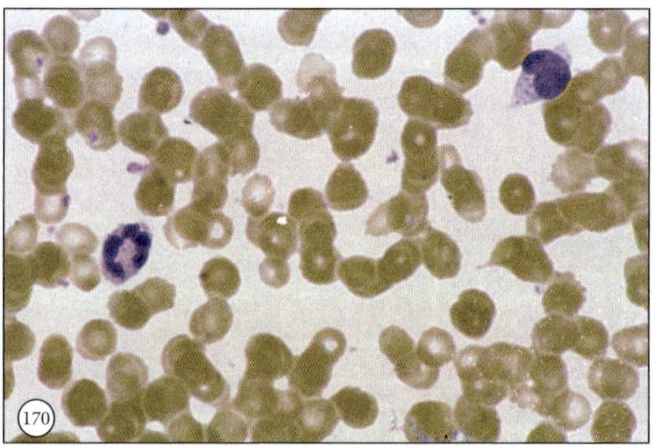

Foto 170. ***Hämatologen***: Lymphoide Breitplasma-Zelle mit azurophiler Granularität (oben). Segmentkerniger Neutrophiler (links). Erythrozyten-„Geldrollen".
Die Autorin: Das Blut der Polyarthritis-Patientin S. nach 22 Tagen Fasten: amöboide Trichomonade (oben) im toxischen Blut, deren Zytoplasma teilweise gelockert ist, granuliert mit Bildung einer „Thrombozyten"-Kolonie, in jedem von ihnen ist ein Chromatinkörnchen sichtbar – Chromosomensubstrat. Eines der Nachkommen des Flagellaten hat, ohne sich von der Mutterzelle gelöst zu haben, bereits eine Geißel entwickelt. Erythrozyten-„Geldrollen".

Bildung von „Thrombozyten" im Blut mittels Abschnürung von Trichomonaden

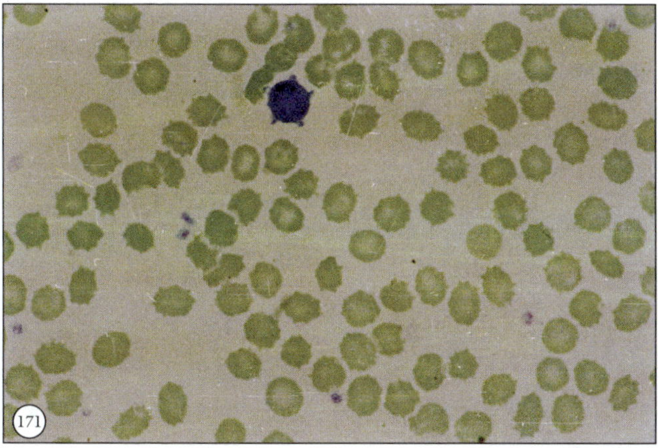

Foto 171. ***Hämatologen*:** Megakaryoblast. Echinozyten, Akanthozyten.
***Die Autorin*:** Knospende zystoide Trichomonade, eine der Knospen (links) zerstört mit ihren Enzymen einen Erythrozyten. Die gezahnte Form der Erythrozyten (Echinozyten) wurde durch parasitierende mukoide Pilze in ihnen ausgelöst. „Thrombozyt" (unten) und Streptokokkus (unten rechts) schmelzen mit ihren Toxinen Erythrozyten.

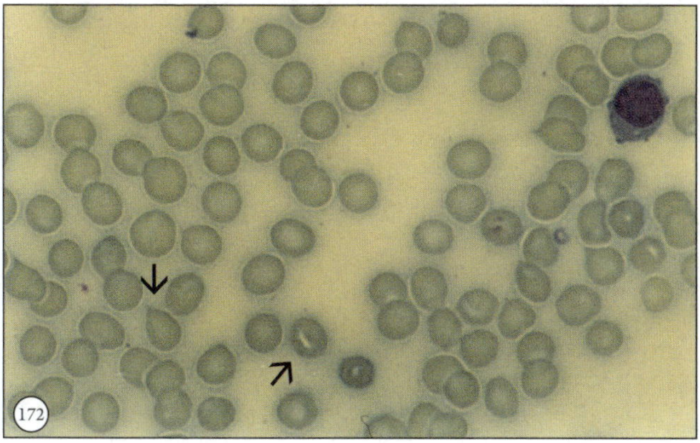

Foto 172. ***Hämatologen*:** Megakaryoblast, Stomatozyten, Dakryozyten
***Die Autorin*:** Knospende Trichomonade mit Vakuole im Zytoplasma. Die meisten Erythrozyten entsprechen der Norm, doch sieht man einen leuchtenden Rand um sie herum, was auf Vorhandensein von Cytomegalieviren deutet. Die Ursache für den Spalt im Erythrozyten ist ein Pilz. Spikula sind ein Zeichen für Endoparasiten – Candida-Pilze – in den Erythrozyten.

„Thrombozyten", die Erythrozyten zerstören

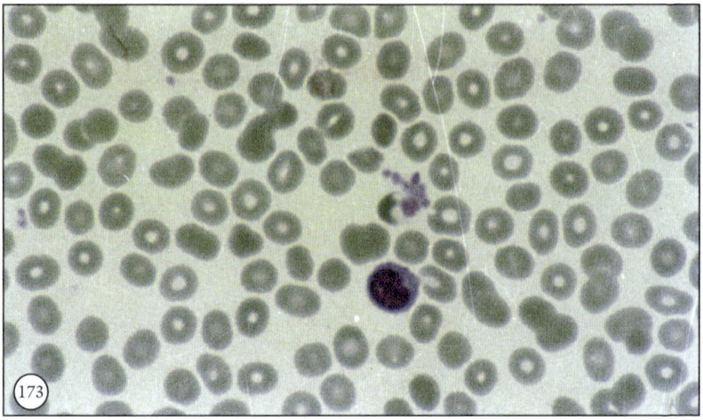

Foto 173 ***Hämatologen***: Mittelplasma-Lymphozyt (unten). Thrombozyten. Poikilozytose der Erythrozyten.
Die Autorin: Amöboide Trichomonade mit aufgelockertem Zytoplasma und einem Pseudopodium, zerstört mit ihren Enzymen einen Erythrozyten. Eine Kolonie von „Thrombozyten" schmilzt Erythrozyten mit ihren toxischen Enzymen. Lücken in den Erythrozyten – Ergebnis der Streptokokkenaktivität.

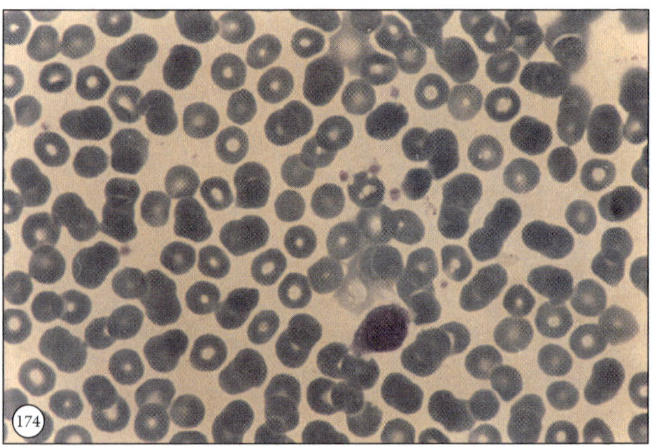

Foto 174. ***Hämatologen***: Mittelplasma-Lymphozyt. Thrombozyten. Jolly-Körperchen in den Erythrozyten. Poikilozytose.
Die Autorin: Amöboide Trichomonade schmilzt mit ihren Enzymen Erythrozyten, die sich auf ihrer Zytoplasma-Seite befinden. „Thrombozyten" schmelzen Erythrozyten mit ihren Enzymen. Die Lücken in den Erythrozyten wurden durch Streptokokken verursacht, einige Bakterien sind in den Zellen sichtbar.

Phagozytose von „Thrombozyten" durch Leukozyten und Lymphozyten

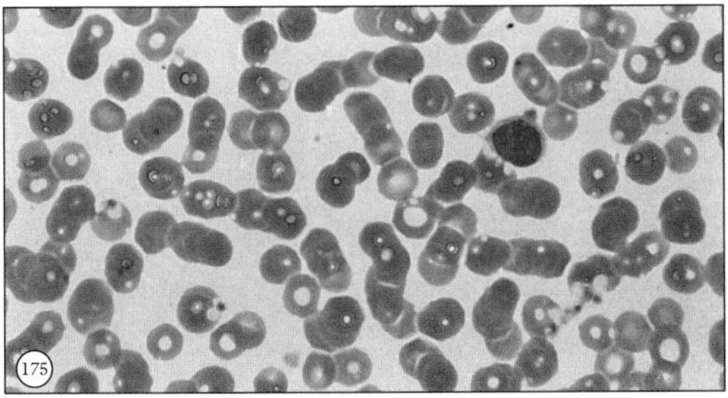

Foto 175. ***Hämatologen***: Mittelplasma-Lymphozyt. Thrombozyten. Jolly-Körperchen in den Erythrozyten. Poikilozytose.
Die Autorin: Lymphozyt im Anfangsstadium der Phagozytose: Adhäsie – Kleben des „Thrombozyten" auf der Oberfläche des Lymphozyten. Die Lücken im Zentrum und an den Rändern der Erythrozyten werden von „Thrombozyten" und Streptokokken verursacht (Jolly-Körperchen genannt). Streptokokken-Sepsis.

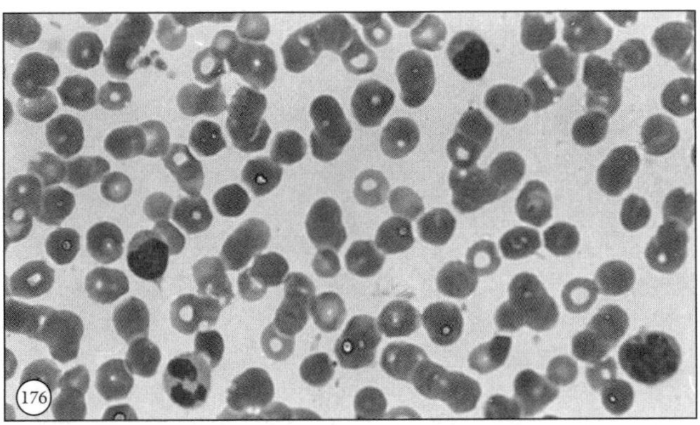

Foto 176. ***Hämatologen***: Schmalplasma-Lymphozyten (oben und unten rechts). Lymphoide retikuläre Zelle, an einem Ende keilförmig (links). Segmentkerniger Neutrophiler. Jolly-Körperchen. Poikilozytose.
Die Autorin: Zystoide Trichomonade mit aufgelockertem Zytoplasma (oben). Ein Lymphozyt phagozytiert einen „Thrombozyten" (unten rechts). Zystoide Trichomonade, die gerade die begeißelte Form annimmt (links). Segmentkerniger Leukozyt. Die Lücken im Zentrum und an den Rändern der Erythrozyten werden von „Thrombozyten" und Streptokokken verursacht (Jolly-Körperchen genannt). Streptokokken-Sepsis.

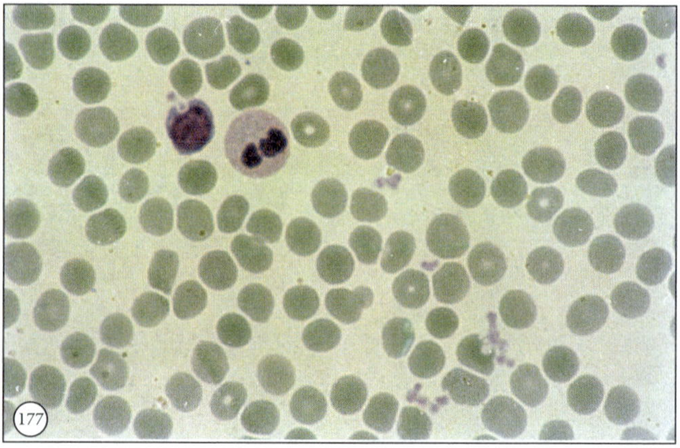

Foto 177. ***Hämatologen***: Schmalplasma-Lymphozyt. Neutrophiler. Hyperchromie. Thrombozyten. Jolly-Körperchen in den Erythrozyten. Poikilozytose. ***Die Autorin***: Ein Lymphozyt phagozytiert „Thrombozyten". Ein geschwollener Kern im segmentkernigen Leukozyten und Fehlen von Aufhellungen in Erythrozyten, verursacht durch Toxizität des Blutes. Einzelne Streptokokken als dunkle Punkte sichtbar (Jolly-Körperchen genannt) und „Thrombozyten" – Ursache von Lücken im Zentrum und am Rand der Erythrozyten.

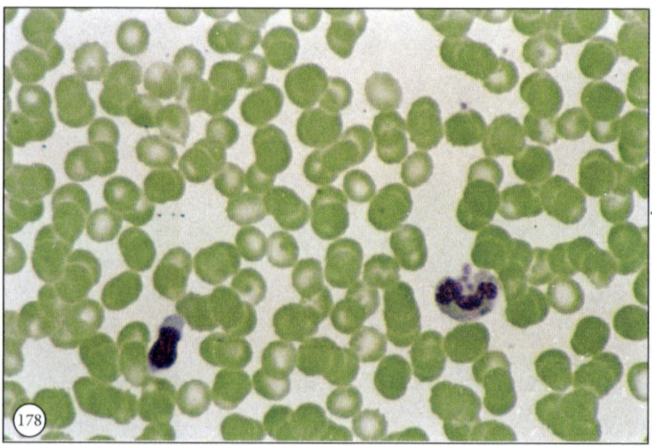

Foto 178. ***Hämatologen***: Segmentkerniger Neutrophiler und retikulo-endotheliale Zelle mit ausgedehntem Protoplasma und Kern (links).
Die Autorin: Segmentkerniger Leukozyt (rechts) phagozytiert eins nach dem anderen drei „Thrombozyten". Amöboide Trichomonade (links), mit teilweise aufgelockertem Zytoplasma, zerstört mit ihren toxischen Enzymen Erythrozyten.

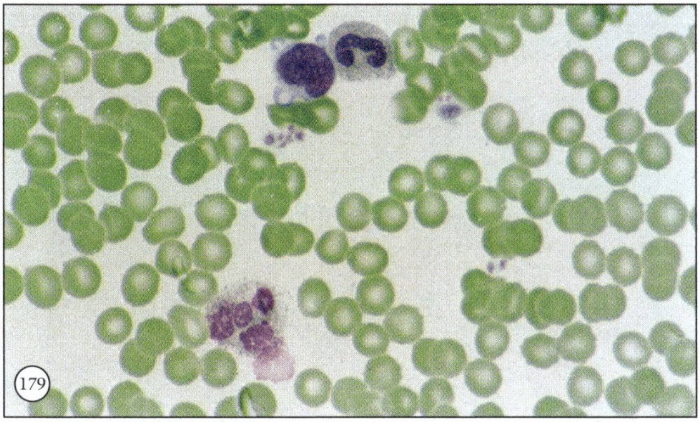

Foto 179. ***Hämatologen***: Megakaryoblast (oben rechts) und Neutrophile (unten rechts und unten). Thrombozyten.
Die Autorin: Stabkerniger Leukozyt (oben rechts), attackiert einen „Thrombozyten" und hindert ihn bei der Abschnürung von der Trichomonade. „Thrombozyten" zerstören mit ihren Enzymen Erythrozyten. Halbzerstörter segmentkerniger Leukozyt (unten).

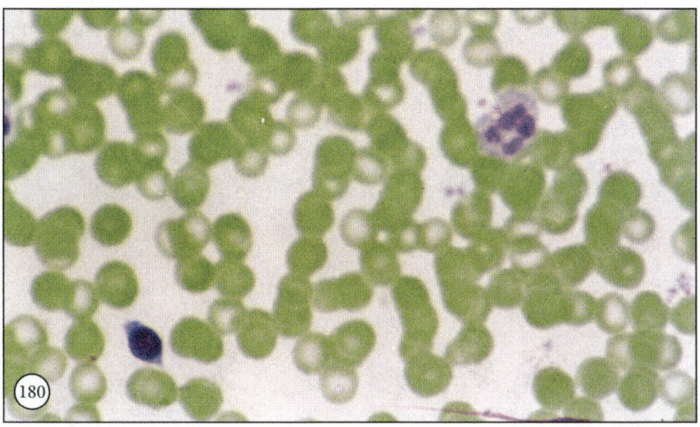

Foto 180. ***Hämatologen***: Segmentkerniger Leukozyt (oben rechts) und lymphoide retikuläre Zelle, an einer Seite keilförmig. Hypochromie und „Geldrollen"-Bildung.
Die Autorin: Segmentkerniger Leukozyt phagozytiert „Thrombozyten". Zystoide Trichomonade wechselt in das begeißelte Stadium (unten links). Auf den Erythrozyten (Mitte) sind einzelne Streptokokken als dunkle Punkte sichtbar. Pathogene Mikroflora, „Thrombozyten" und Trichomonaden sind die Ursache der Bluttoxizität, der Bildung großer Lücken in den Erythrozyten und der „Geldrollen"-Bildung.

Methoden der Vermehrung von Trichomonaden im Blut: Promitose, Abschnürung, Knospung

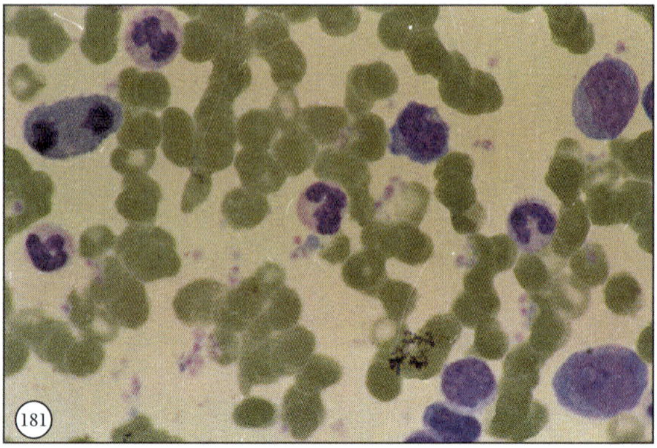

Foto 181. *Hämatologen*: Zelle (oben links) ist in den med. Blutatlangen nicht zu finden. Promyelozyten. Schmalplasma-Lymphozyten. Neutrophile. Thrombozyten. Erythrozyten-„Geldrollen".
Die Autorin: Promitose der Trichomonade (oben links) – Teilung des Parasiten im Stadium der Anaphase, wenn die Chromatiden, gebildet aus Chromosomen, zu den gegenüberliegenden Polen der Zelle streben. Promyelozyten und Schmalplasma-Lymphozyten – Trichomonaden, die als Ergebnis der Tumor-Desintegration während der Chemotherapie ins Blut des Krebspatienten Sch. gelangten. Segmentkernige Leukozyten mit von Toxinen angeschwollenen Kernen. „Thrombozyten" zerstören mit ihren toxischen Enzymen Erythrozyten, welche in diesem durch Parasiten und Chemopräparate vergifteten Blut „Geldrollen" bilden.

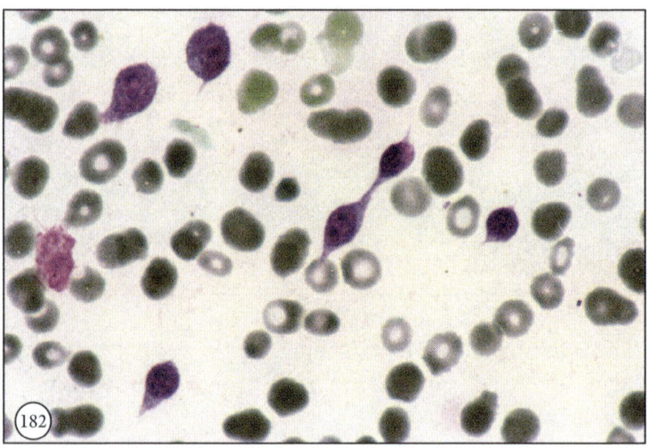

Foto 182. *Hämatologen*: Zwei miteinander verbundene lymphoide retikulare Zellen, an beiden Enden keilförmig. Ähnliches konnte in med. Blutatlangen nicht gefunden werden. Schmalplasma-Lymphozyten und lymphoide retikulare Zellen, an einem Ende keilförmig.
Die Autorin: Das Blut des Lymphogranulomatose-Patienten O.: Vermehrung von Trichomonaden mittels Abschnürung, dabei gibt es noch nicht gänzlich abgeschnürte Zellen, die bereits die begeißelte Form annehmen (Mitte). Zystoide und begeißelte Trichomonaden. Ursache für die Lücken in den Erythrozyten sind Streptokokken.

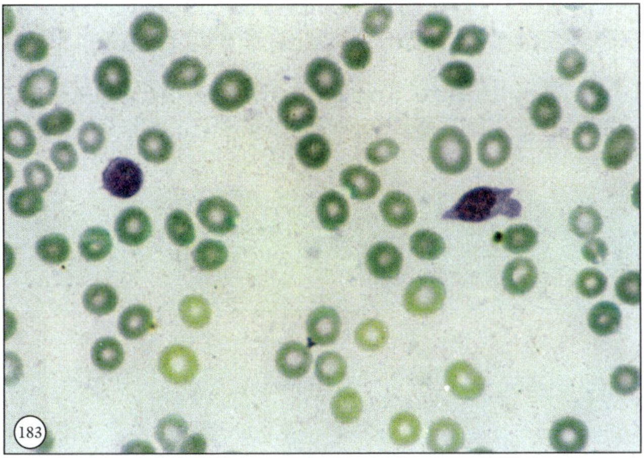

Foto 183. ***Hämatologen***: Lymphoide retikuläre Zelle, an beiden Enden keilförmig (rechts). Schmalplasma-Lymphozyt. Poikilozytose.
Die Autorin: Blut des Lymphogranulomatose-Patienten O.: spindelförmige Trichomonade (wechselt gerade ins begeißelte Stadium), mit Abschnürung einer runden Tochterzelle. Zystoide Trichomonade (links). Die großen Lücken in den Erythrozyten wurden von Streptokokken-Kolonien verursacht (Erythrozyt mit Streptokokkus oben Mitte), die in großer Menge auf anderen Fotos dieses Patienten fixiert wurden.

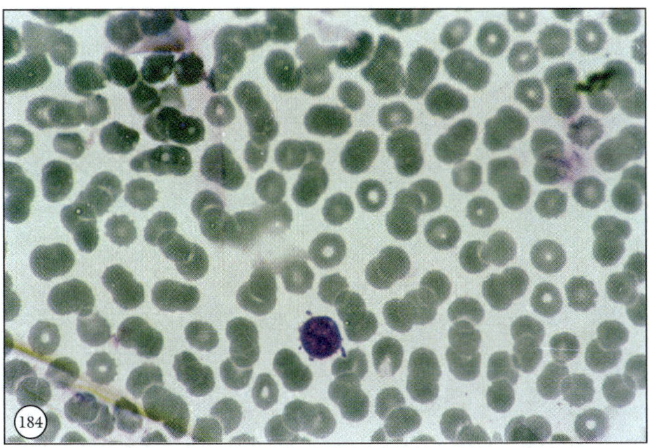

Foto 184. ***Hämatologen***: Megakaryoblast. Hyperchromie der Erythrozyten. Jolly-Körperchen in Erythroblasten. Poikilozytose.
Die Autorin: Zystoide Trichomonade hat einige Tochterzellen abgeschnürt, andere hängen noch an „Nabelschnüren". In manchen Erythrozyten sieht man Streptokokken (Jolly-Körperchen genannt). Streptokokken sind die Ursache der Poikilozytose, es bilden sich Lücken an Stellen, die sie verlassen haben. Hyperchromie: Erythrozyten schwellen im toxischen Blut an, als Ergebnis verschwinden die Aufhellungen in der Mitte der roten Blutzellen.

EXISTENZSTADIEN DER TRICHOMONADEN: BEGEISSELTES, AMÖBOIDES, ZYSTOIDES STADIUM

Begeißelte Trichomonaden im Blut

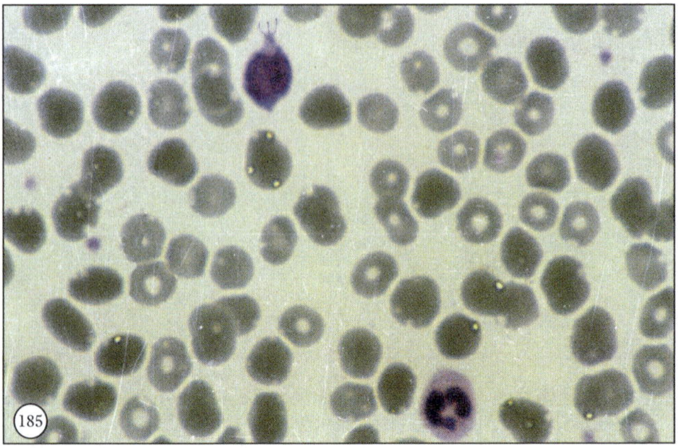

Foto 185. ***Hämatologen***: Lymphoide retikuläre Zelle mit Zytoplasma und Kern in länglicher Form (oben). Neutrophiler. Poikilozytose. Jolly-Körperchen in Erythrozyten.
Die Autorin: Spindelförmige Trichomonade hat ihr Protoplasma aufgelockert und drei Geißeln wachsen lassen. Segmentkerniger Leukozyt mit Kernpathologie. Ursache der Lücken in Erythrozyten sind Streptokokken (drei davon sind in einem Erythrozyten sichtbar, unter der begeißelten Trichomonade).

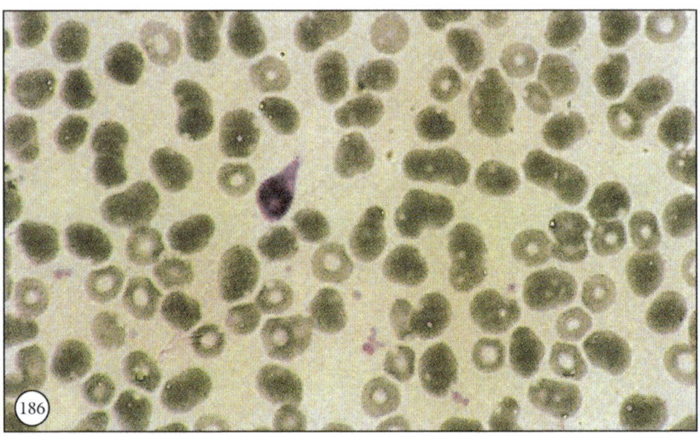

Foto 186. ***Hämatologen***: Lymphoide retikuläre Zelle mit Zytoplasma und Kern in länglicher Form. Jolly-Körperchen in Erythrozyten. Poikilozytose.
Die Autorin: Zweigeißelige Trichomonade (Mitte). Die Lücken im Zentrum der Erythrozyten und gezahnte Ränder sind das Ergebnis der zerstörerischen Aktivität von „Thrombozyten" und Streptokokken, Jolly-Körperchen genannt.

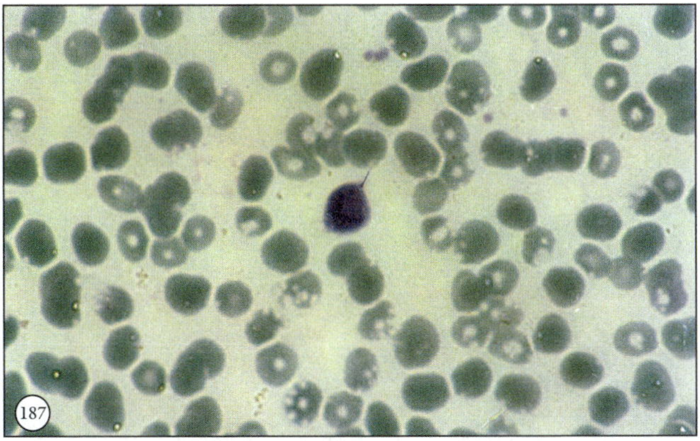

Foto 187. ***Hämatologen***: Schmalplasma-Lymphozyt. Poikilozytose. Jolly-Körperchen in Erythrozyten.
Die Autorin: Eingeißelige Trichomonade im Blut einer 35-jährigen Frau mit Herz- und Blutgefäß-Pathologie. Formänderung der Erythrozyten (Lücken), entstanden durch Streptokokken-Einwirkung. Um die Erythrozyten herum sind schwach ausgeprägte graue Ränder sichtbar, was nach meiner Erfahrung auf eine Chlamydien-Infektion hinweist.

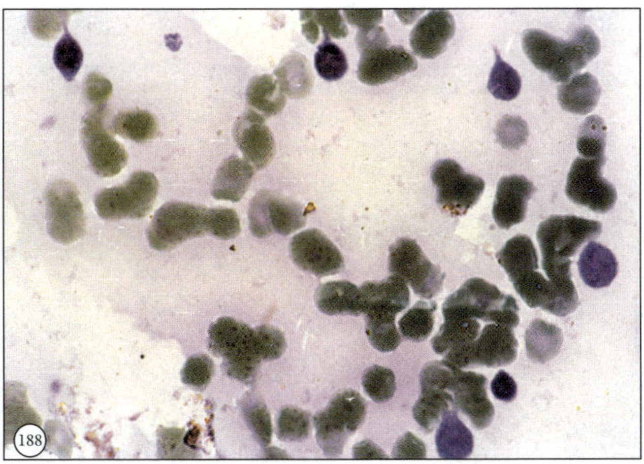

Foto 188. ***Hämatologen***: Lymphoide retikuläre Zellen mit ausgestrecktem Zytoplasma, keilförmig (oben) und Schmalplasma-Lymphozyten. Hyperchromie. Jolly-Körperchen in Erythrozyten.
Die Autorin: Blut des Lymphogranulomatose-Patienten O. nach drei Bestrahlungszyklen und acht Chemotherapien: drei begeißelte (oben) und drei zystoide (unten) Trichomonaden, eine davon wechselt gerade ins begeißelte Stadium. Erythrozyten ohne Aufhellung, da sie im toxischen Blut angeschwollen sind, besät mit Streptokokken, die als Jolly-Körperchen bezeichnet werden.

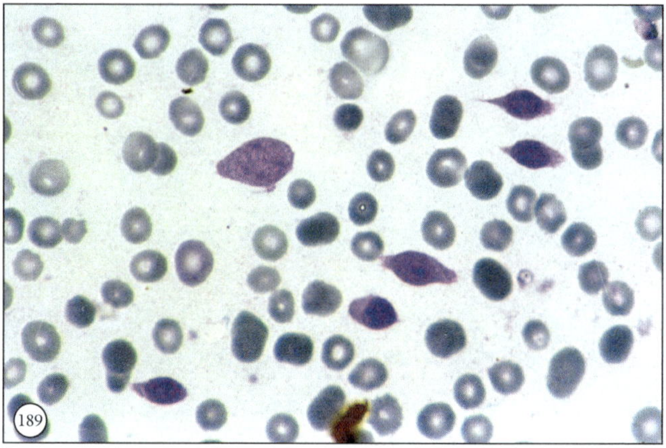

Foto 189. ***Hämatologen***: Lymphoide retikuläre Zellen mit ausgestrecktem Zytoplasma, keilförmig. Myeloblast (Mitte links). Poikilozytose.
Die Autorin: Blut eines Lymphogranulomatose-Patienten nach drei Bestrahlungszyklen und acht Chemotherapien. Trichomonaden, die gerade Flagellen ausbilden; in einer von ihnen ist ein Kern in Form eines Aprikosenkerns zu sehen. Amöboide Trichomonade mit vier Chromatin-Klumpen im Zentrum, an die ein „Thrombozyt" mit Geißel andockt (Mitte links).

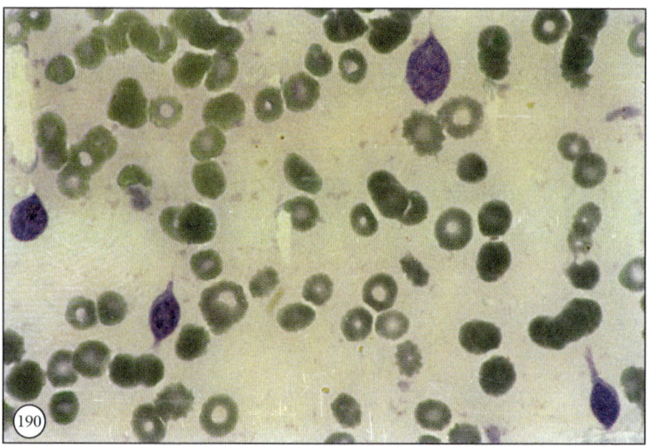

Foto 190. ***Hämatologen***: Lymphoide retikuläre Zellen mit ausgestrecktem Zytoplasma, keilförmig. Poikilozytose.
Die Autorin: Blut eines Lymphogranulomatose-Patienten nach drei Bestrahlungszyklen und acht Chemotherapien: begeißelte und ins begeißelte Stadium wechselnde Trichomonaden. Die Lücken in Erythrozyten sind das Ergebnis der Lebensaktivität von Streptokokken.

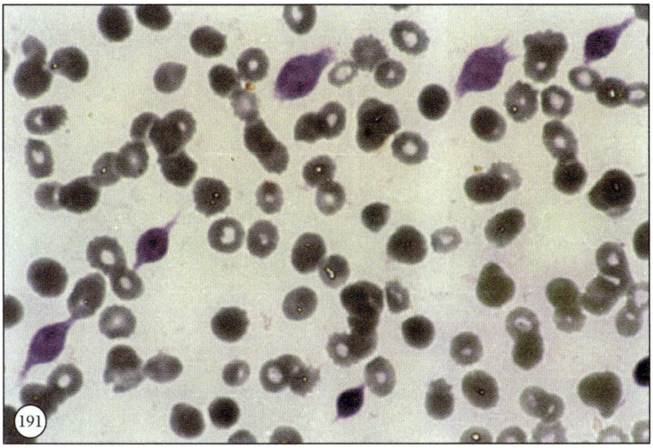

Foto 191. ***Hämatologen*****:** Lymphoide retikuläre Zellen mit ausgestrecktem Protoplasma, keilförmig. Jolly-Körperchen in Erythrozyten. Poikilozytose.
Die Autorin**:** Blut eines Lymphogranulomatose-Patienten nach drei Bestrahlungszyklen und acht Chemotherapien: ins begeißelte Stadium wechselnde Trichomonaden und eine zystoide. Lücken in Erythrozyten sind auf die Aktivität von Streptokokken zurückzuführen.

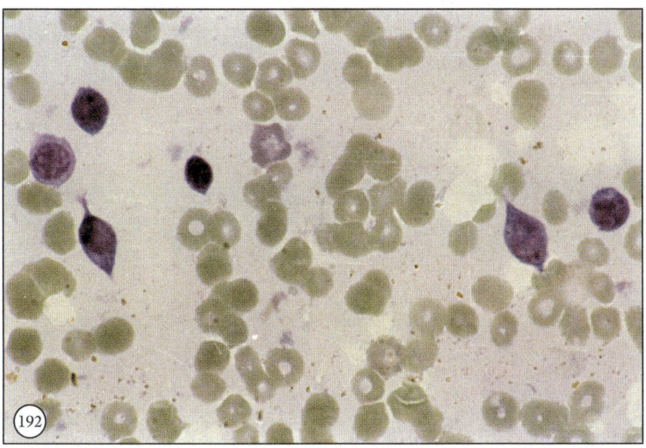

Foto 192. ***Hämatologen*****:** Lymphoide retikuläre Zellen mit ausgestrecktem Zytoplasma, keilförmig an beiden Enden. Mittelplasma- (links) und Schmalplasma-Lymphozyt. Poikilozytose.
Die Autorin**:** Blut eines Lymphogranulomatose-Patienten nach drei Bestrahlungszyklen und acht Chemotherapien: begeißelte und zystoide Trichomonaden. Poikilozytose der Erythrozyten als Ergebnis der zerstörerischen Aktivität von Streptokokken.

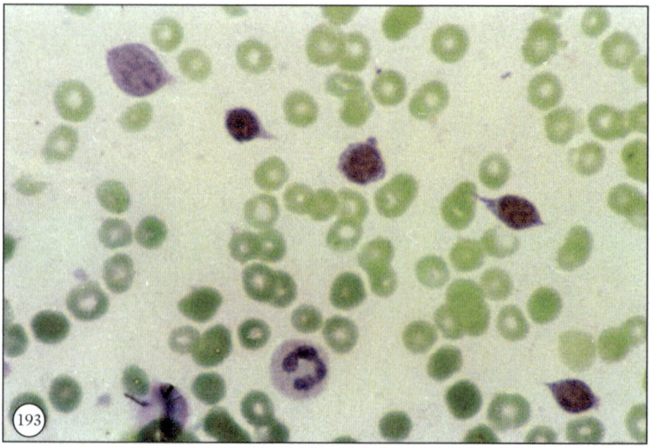

Foto 193. ***Hämatologen***: Lymphoide retikuläre Zellen, keilförmig, mit ausgestrecktem Zytoplasma. Schmalplasma-Lymphozyt. Neutrophiler. Poikilozytose. ***Die Autorin***: Begeißelte (oben links) und ins begeißelte Stadium wechselnde Trichomonaden. Ursache für die Poikilozytose (Lücken in Erythrozyten) sind Streptokokken, die die Zellen inzwischen verlassen haben. Segmentkerniger Leukozyt (unten Mitte).

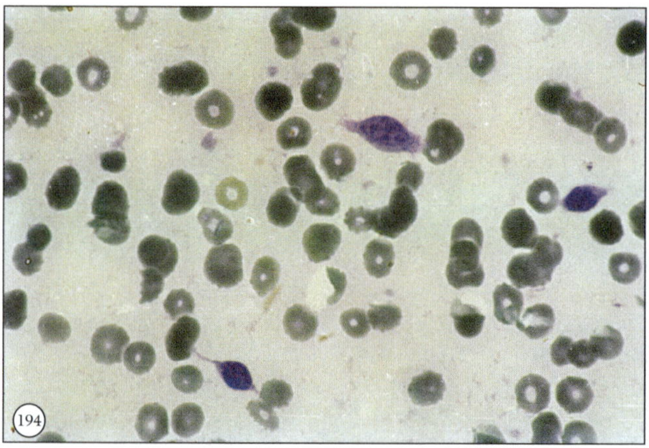

Foto 194. ***Hämatologen***: Lymphoide retikuläre Zellen mit länglichem Zytoplasma, keilförmig an beiden Enden. Poikilozytose. Jolly-Körperchen in Erythrozyten (im Zentrum und links).
Die Autorin: Blut eines Lymphogranulomatose-Patienten nach drei Bestrahlungszyklen und acht Chemotherapien: begeißelte Trichomonaden; ein Teil der Erythrozyten mit Lücken als Ergebnis der zerstörerischen Aktivität von Streptokokken, andere sind im toxischen Blut angeschwollen und bilden „Geldrollen".

Amöboide Trichomonaden im Blut

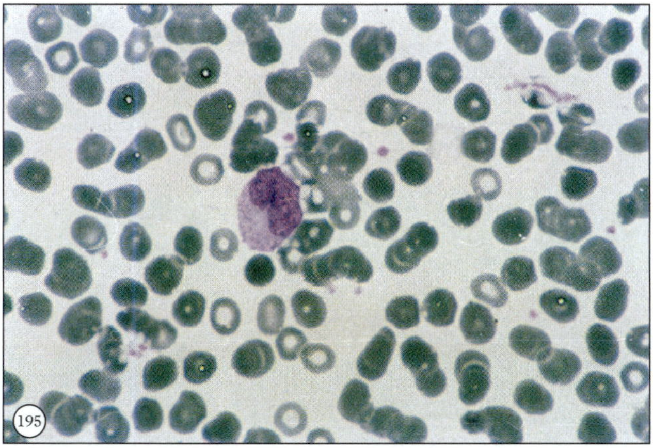

Foto 195. ***Hämatologen***: Monozyt – Makrophage (Mitte). Thrombozyten. Jolly-Körperchen in Erythrozyten. Poikilozytose.
Die Autorin: Gigantische amöboide Trichomonade, die mit ihren Enzymen (rechts) Erythrozyten schmilzt. Eine „Thrombozyten"-Kette (oben rechts), schmilzt ebenfalls Erythrozyten mit ihren Enzymen. Streptokokken in Erythrozyten – leuchtende Punkte in Zellen (sogenannte Jolly-Körperchen), umgeben von einem dunklen Rand. Durch Streptokokken zerstörte Erythrozyten.

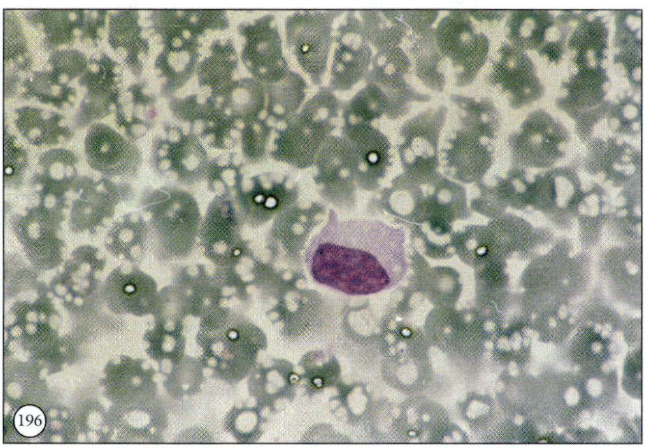

Foto 196. ***Hämatologen***: Monozyt – Makrophage. Jolly-Körperchen in Erythrozyten. Poikilozytose.
Die Autorin: Amöboide Trichomonade, die mit ihren Enzymen Erythrozyten schmilzt. Die Lücken in Erythrozyten sind das Ergebnis der Aktivität von Streptokokken, genannt Jolly-Körperchen. Streptokokken-Sepsis.

Zystoide Trichomonaden im Blut

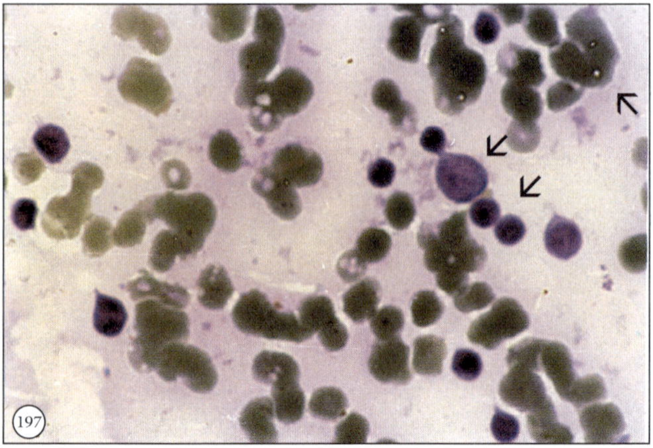

Foto 197. ***Hämatologen***: Schmalplasma-Lymphozyten und lymphoide retikuläre Zellen mit länglichem Zytoplasma in Keilform (unten links und rechts). „Geldrollen" und Hyperchromie. Jolly-Körperchen in Erythrozyten. Poikilozytose.
Die Autorin: Blut des Lymphogranulomatose-Patienten O. nach drei Bestrahlungszyklen und acht Chemotherapien: Zwölf zystoide Trichomonaden in einem Sichtfeld, zwei Paare teilen sich gerade durch Knospung (Mitte rechts), drei wechseln in die begeißelte Form. Erythrozyten ohne Aufhellung bilden „Geldrollen". Lücken in Erythrozyten. Streptokokken auf den Erythrozyten als leuchtende Punkte mit dunklem Rand und als dunkle Punkte (die Darstellung wechselt beim Auf- und Abfokussieren des Objektivs).

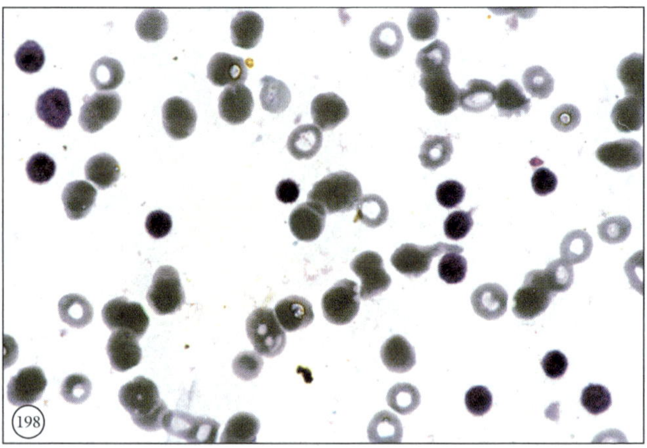

Foto 198. ***Hämatologen***: Kleine Lymphozyten. Hyperchromie eines Teils der Erythrozyten. Jolly-Körperchen in Erythrozyten. Poikilozytose.
Die Autorin: Blut des Lymphogranulomatose-Patienten O. nach drei Bestrahlungszyklen und acht Chemotherapien: Zwölf zystoide Trichomonaden in einem Sichtfeld. Lücken in Erythrozyten durch hämolytische Einwirkung von Streptokokken, und ohne Aufhellung, „Geldrollen"-Bildung. Streptokokken auf den Erythrozyten als leuchtende Punkte (werden als Jolly-Körperchen bezeichnet).

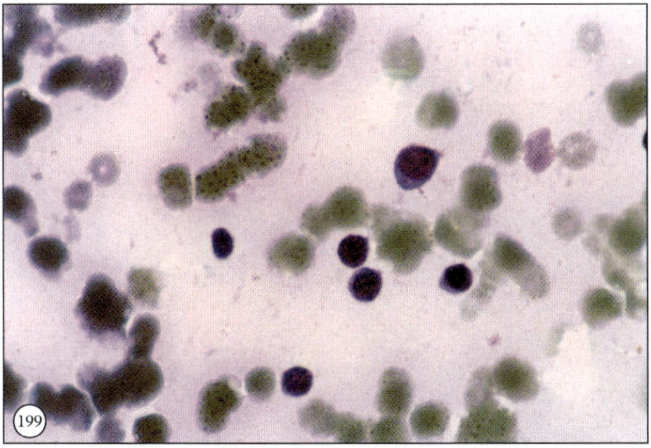

Foto 199. ***Hämatologen*****:** Kleine Schmalplasma-Lymphozyten. Mittelplasma-Lymphozyt (oben). „Geldrollen"-Bildung und Hyperchromie. Jolly-Körperchen in Erythroblasten.
Die Autorin**:** Blut des Lymphogranulomatose-Patienten O. nach drei Bestrahlungszyklen und acht Chemotherapien: Zystoide Trichomonaden, darunter eine (oben), die das Zytoplasma gelockert und Geißeln ausgebildet hat, gleichzeitig wird ein „Thrombozyt" abgeschnürt. Erythrozyten ohne Aufhellung, bilden „Geldrollen". Streptokokken auf den Erythrozyten als dunkle Punkte (werden als Jolly-Körperchen bezeichnet).

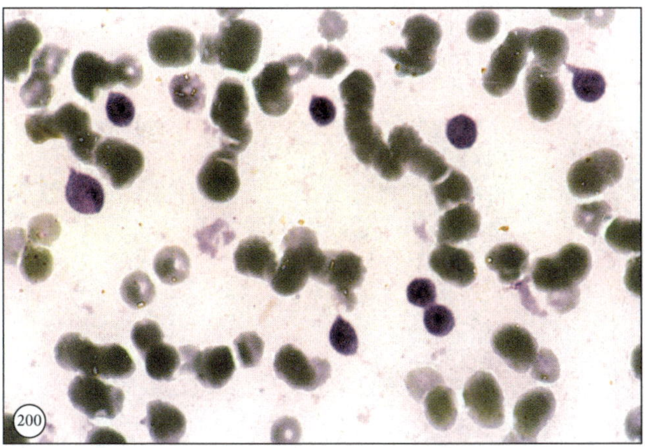

Foto 200. ***Hämatologen*****:** Schmalplasma-Lymphozyten. Lymphoide retikuläre Zellen mit länglichem Zytoplasma in Keilform. „Geldrollen" und Hyperchromie. Jolly-Körperchen in Erythrozyten.
Die Autorin**:** Blut des Lymphogranulomatose-Patienten O. nach drei Bestrahlungszyklen und acht Chemotherapien: Acht zystoide Trichomonaden, ein Paar teilt sich gerade durch Knospung. Ein Teil der zystoiden Trichomonaden nimmt gerade die begeißelte Form an. Erythrozyten ohne Aufhellung bilden im toxischen Blut „Geldrollen". Streptokokken auf den Erythrozyten als leuchtende Punkte und als dunkle Punkte (die Darstellung wechselt beim Auf- und Abfokussieren des Objektivs), genannt Jolly-Körperchen.

Parasitär-infektiöse Blutsepsis

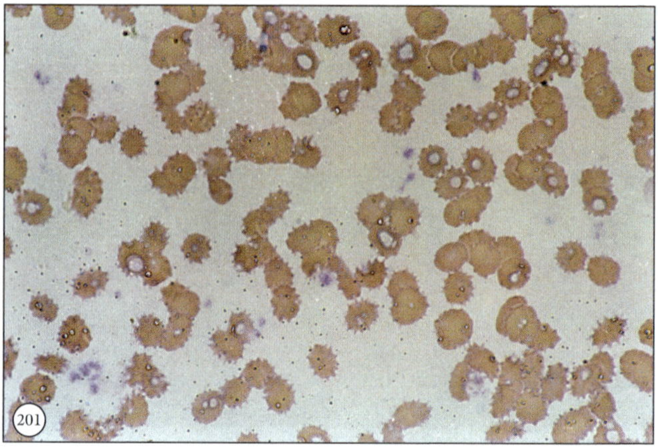

Foto 201. ***Hämatologen*****:** Poikilozytose und „Geldrollen"-Bildung. Echinozyten und Akanthozyten. Jolly-Körperchen in Erythrozyten. Thrombozyten.
Die Autorin**:** Blut einer Krebspatientin, gestorben im Alter von 38 J. Poikilozytose: gezahnte Ränder, Lücken, fehlende Aufhellungen. Die gezahnte Form der Erythrozyten ist auf das Parasitieren von Bakterien und Pilzen in ihnen zurückzuführen. Sie ist das Ergebnis der hämolytischen Einwirkung von Streptokokken und „Thrombozyten". „Geldrollen" bilden sich, weil die Erythrozyten im toxischen Blut ihre negative Ladung verloren haben. Streptokokken-Sepsis.

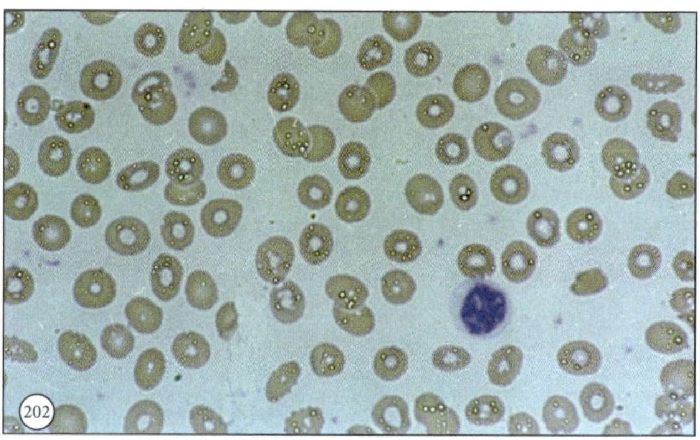

Foto 202. ***Hämatologen*****:** Plasma-Zelle mit Vakuolen im Zytoplasma. Streptokokken. Jolly-Körperchen in Erythrozyten. Poikilozytose.
Die Autorin**:** Blut einer Krebspatientin, gestorben im Alter von 38 J. Amöboide Trichomonade mit Vakuolen im Zytoplasma. Poikilozytose: Lücken in Zellen, hervorgerufen durch Streptokokken-Sepsis und „Thrombozyten".

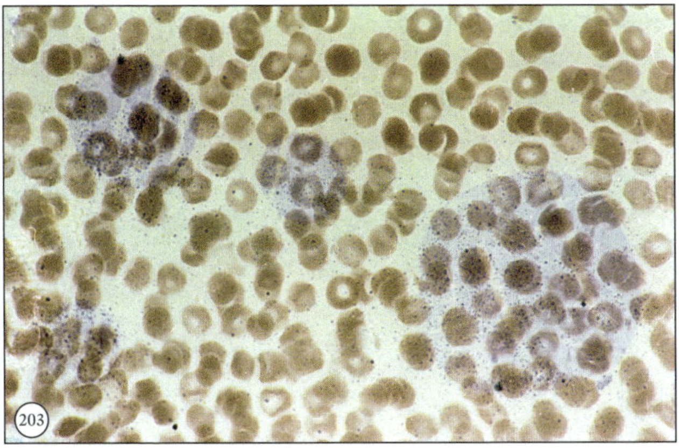

Foto 203. ***Hämatologen***: Poikilozytose.
Die Autorin: Pathologie der Erythrozyten: Lücken, fehlende Aufhellung, „Geldrollen"-Bildung. Die Lücken sind das Ergebnis der Einwirkung von Staphylokokken. Das Fehlen der Aufhellung hat ein Anschwellen der Erythrozyten von Toxinen zur Ursache. „Geldrollen"-Bildung – ebenfalls eine Folge der Bluttoxizität. Staphylokokken-Sepsis. Staphylokokken sondern eine klebrige Substanz ab und bilden so Sphäroide, die nach Färbung sichtbar wurden.

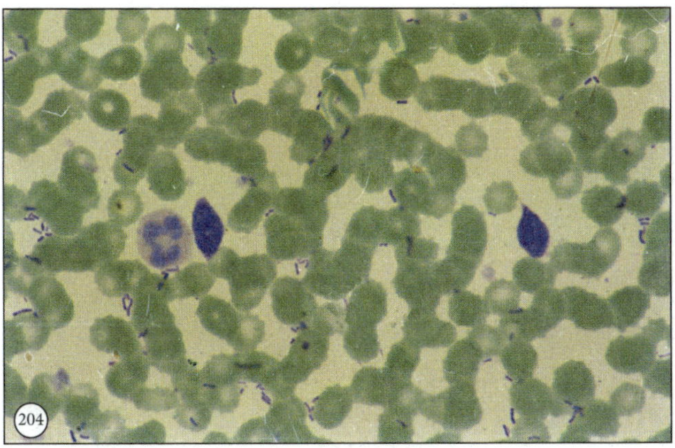

Foto 204. ***Hämatologen***: Lymphoide retikuläre Zellen mit länglichem Zytoplasma, keilförmig. Segmentkörniger Neutrophiler. Poikilozytose.
Die Autorin: Trichomonaden, die in die begeißelte Form wechseln. Pathologie der Erythrozyten: Lücken, fehlende Aufhellung, „Geldrollen"-Bildung. Die Lücken sind das Ergebnis der Einwirkung von Streptokokken. Das Fehlen der Aufhellung hat ein Anschwellen der Erythrozyten aufgrund von Toxinen zur Ursache. „Geldrollen"-Bildung – ebenfalls die Folge der Toxizität des Blutes. Pilzbefall: Candida-Pilze. Segmentkerniger Leukozyt (links).

Trichomonaden in den Organen der Menschen

Synovialflüssigkeit aus Kniegelenken von Patienten mit rheumatoider Arthritis

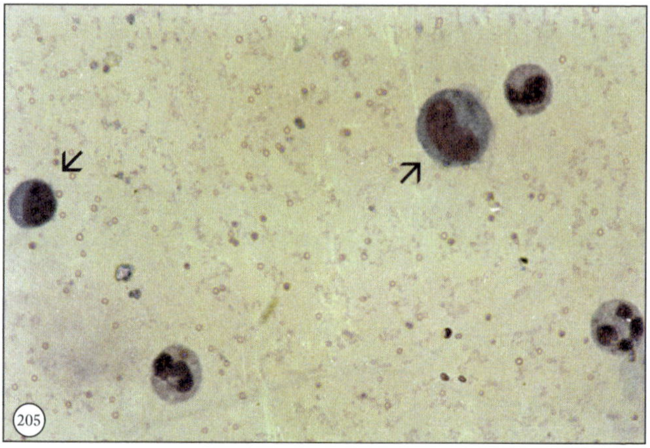

Foto 205. Amöboide und zystoide Trichomonaden. Segmentkernige Leukozyten mit angeschwollenen Kernen. Bakterielle Sepsis.

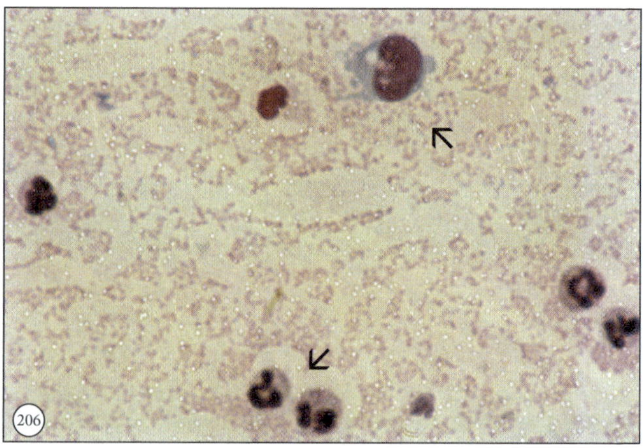

Foto 206. Amöboide Trichomonade mit Vakuolen (oben). Segmentkernige Leukozyten mit angeschwollenen Kernen. Bakterielle Sepsis.

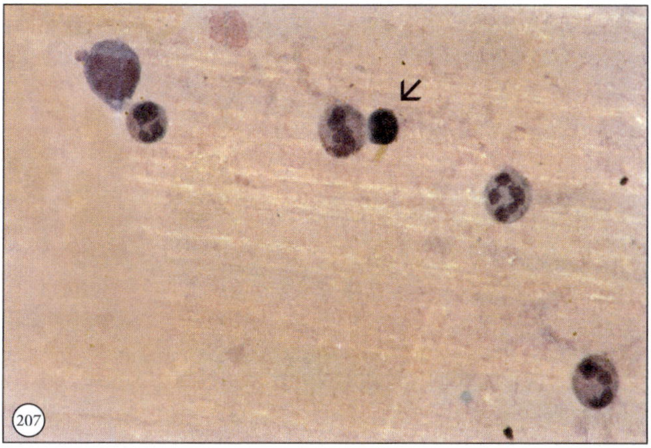

Foto 207. Amöboide Trichomonade mit Vakuolen (oben links) und eine zystoide Trichomonade (oben Mitte), attackiert von segmentkernigen Leukozyten

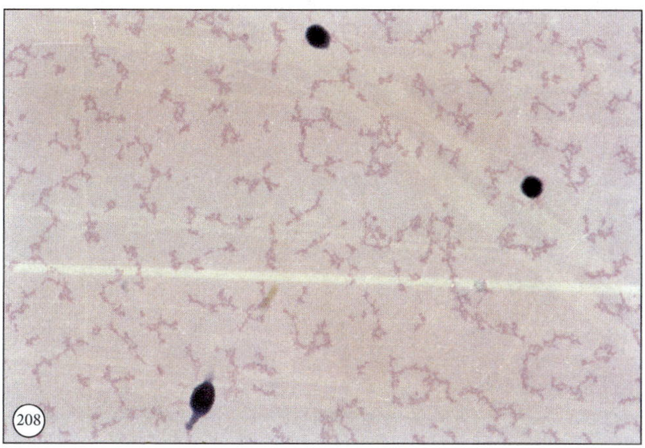

Foto 208. Zystoide Trichomonaden und eine begeißelte in Synovialflüssigkeit

Knochenmark-Abdruck

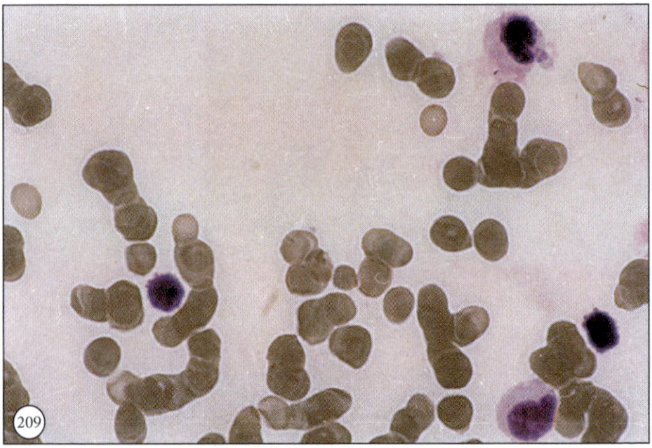

Foto 209. Zwei amöboide Trichomonaden (unten und oben) und zwei knospende. „Geldrollen" aus Erythrozyten, entstanden aufgrund der Einwirkung von Toxinen.

Nierenstein-Abdruck

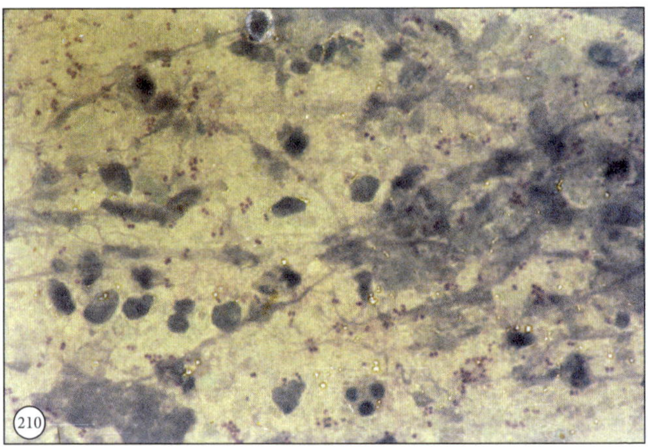

Foto 210. Zystoide Trichomonaden, ein segmentkerniger Leukozyt (unten Mitte) und zahlreiche Kokken-Mikroflora

Trichomonaden im Inhalt von Zahnfleischtaschen

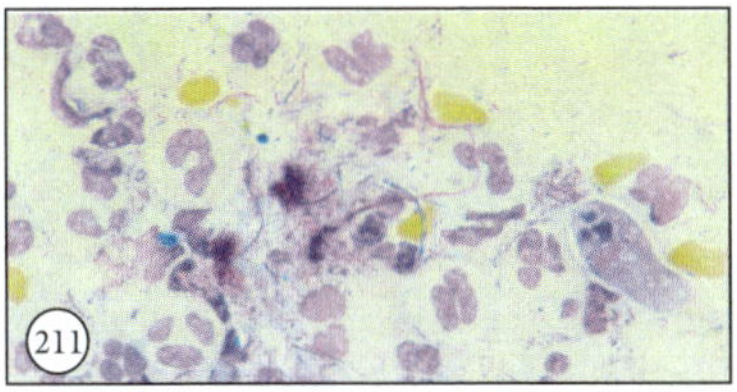

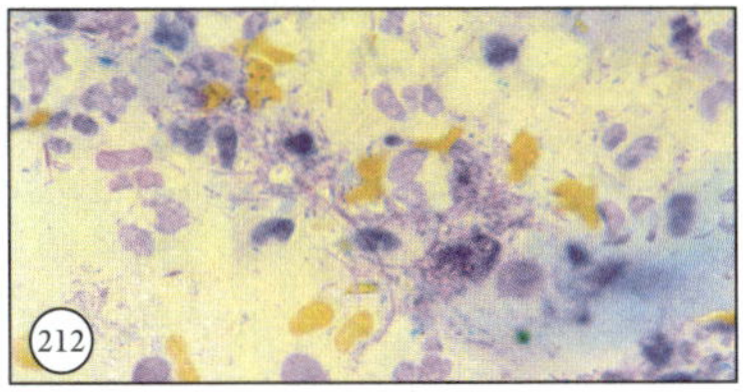

Foto 211-212. Halbzerstörte zystoide Mundhöhlentrichomonaden, im Hintergrund sind Bakterien und Pilze sichtbar

Kolonien und einzelne Vaginaltrichomonaden im begeißelten, amöboiden und zystoiden Stadium

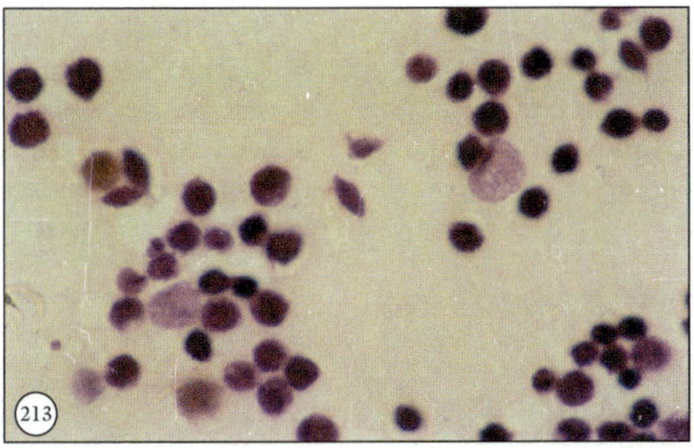

Foto 213. Zwei begeißelte Trichomonaden, drei im Wechsel zur begeißelten Form, fünf amöboide, der Rest – zystoide Trichomonaden, die von den Hämatologen für kleine Lymphozyten gehalten werden

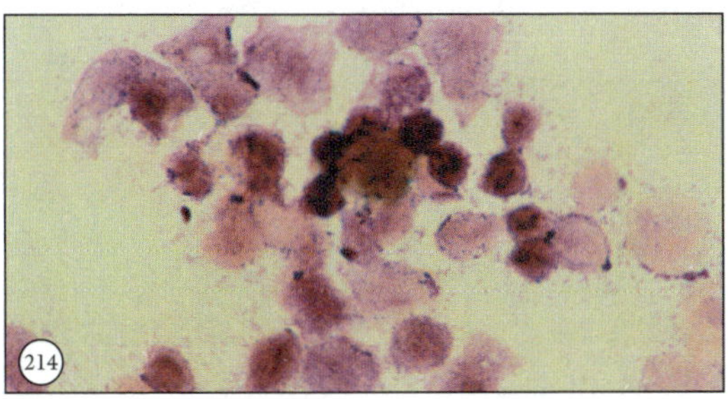

Foto 214. Einige zystoide Trichomonaden (Mitte) vor dem Hintergrund amöboider Trichomonaden, die im Blut für Blastenzellen gehalten werden

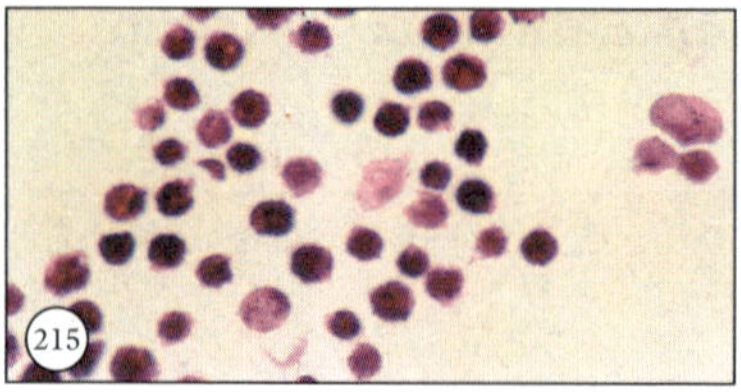

Foto 215: Zystoide Trichomonaden, die im Blut für kleine Lymphozyten gehalten werden

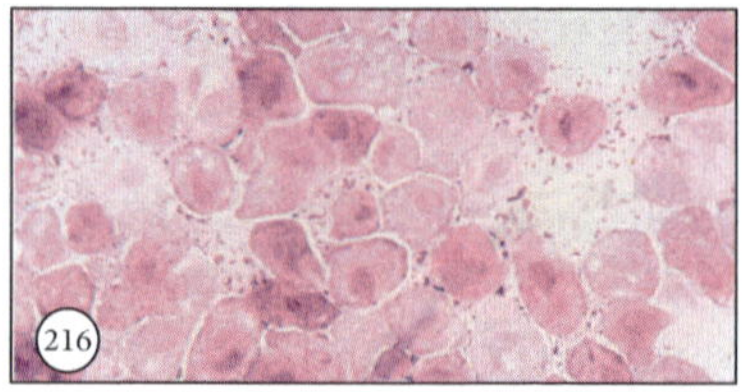

Foto 216: Amöboide Trichomonaden, die im Blut für Blastenzellen gehalten werden

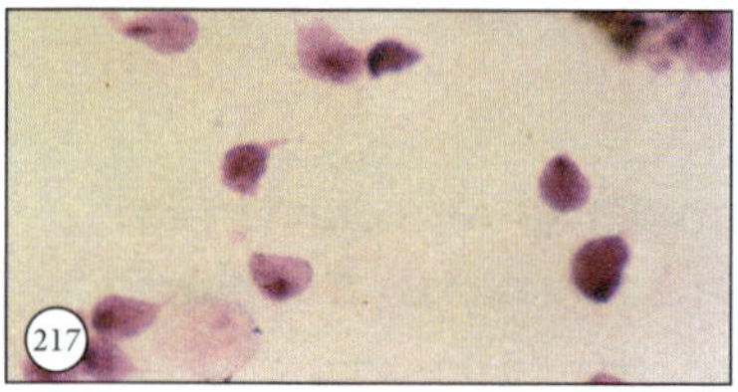

Foto 217: Begeißelte Trichomonaden, mit Kern und ohne (links), amöboide Trichomonade (unten Mitte) und zystoide Trichomonaden (rechts)

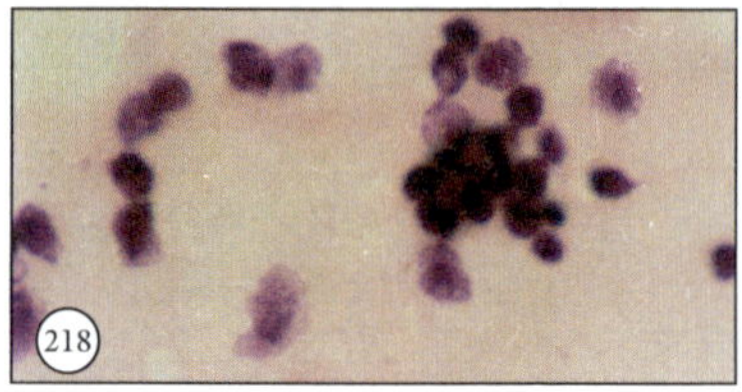

Foto 218: Trichomonaden-Kolonie, bestehend aus zystoiden (knospenden) Zellen – so entstehen Neubildungen. Einzelne zystoide, amöboide und begeißelte Trichomonaden

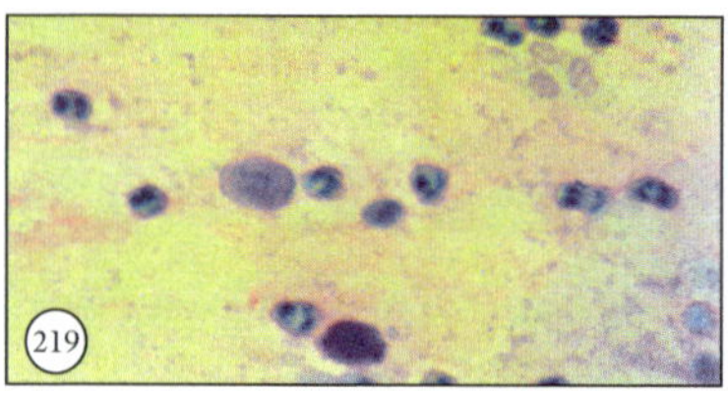

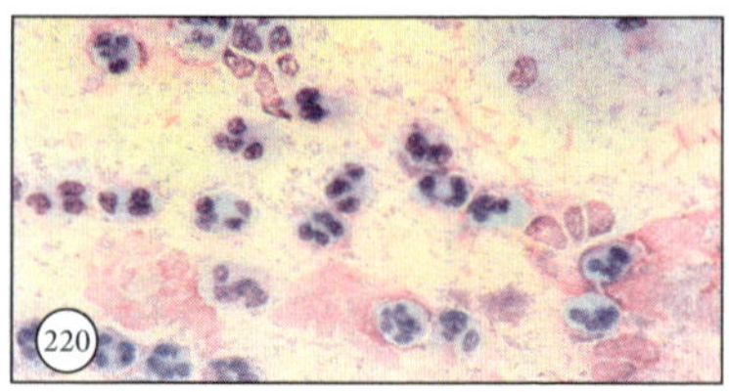

Foto 219-220: Vaginaltrichomonaden, zystoide Form, vor dem Hintergrund von Bakterien (Abstrich aus dem Zervixkanal von Frauen)

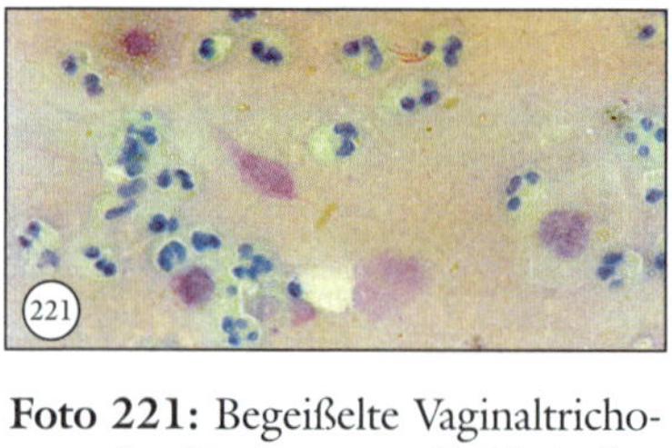

Foto 221: Begeißelte Vaginaltrichomonade, Leukozyten, Epithelzellen und Bakterien (Abstrich)

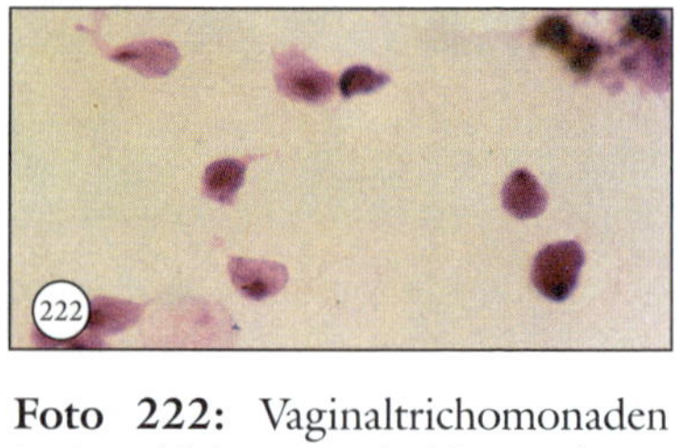

Foto 222: Vaginaltrichomonaden im begeißelten, amöboiden und zystoiden Stadium (Laborstamm)

Trichomonaden, Pilze und Kokzidien in den Organen von Tieren

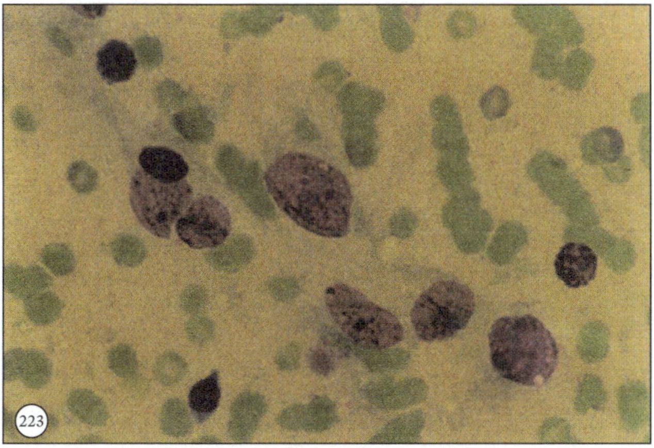

Foto 223. Herz-Abdruck von einer Maus: Trichomonade, die gerade die begeißelte Form annimmt (unten links)

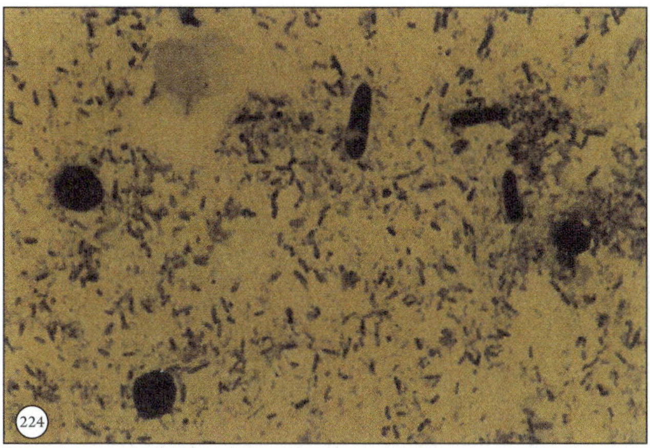

Foto 224. Blinddarm-Abdruck eines Kaninchens: Epithelzelle, Kokzidien und Trichomonaden vor dem Hintergrund von Pilzen und Bakterien

Darmtrichomonade einer Maus vor dem Hintergrund aus Pilzen und Bakterien, die sie als Nahrung nutzt sowie zum Schutz vor dem Immunsystem, wofür sie an die Oberfläche des Parasiten geklebt werden

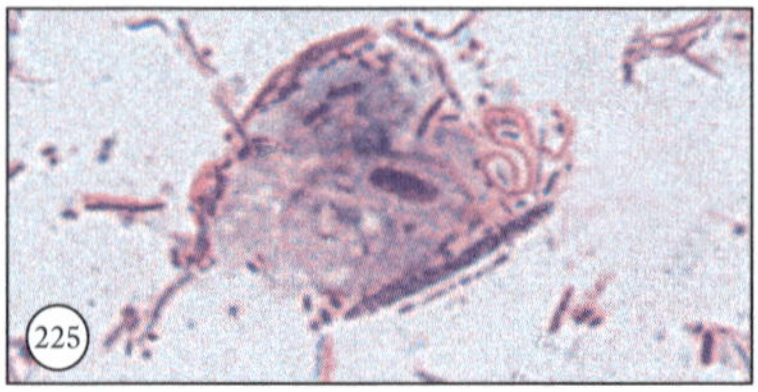

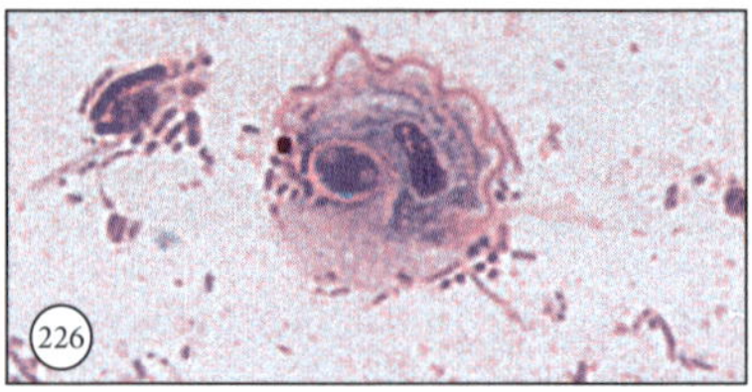

Foto 225-226: Trichomonaden phagozytieren Bakterien

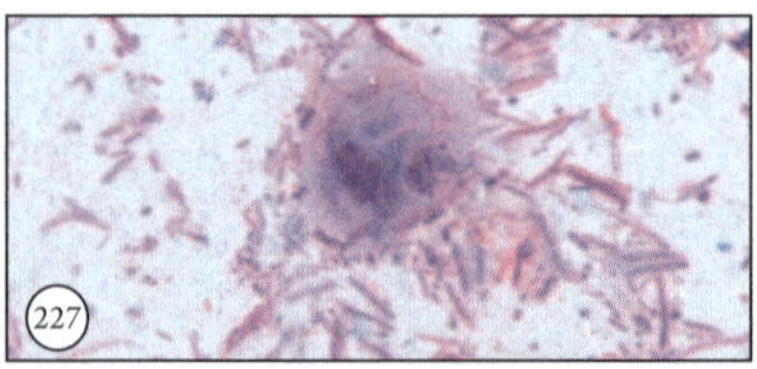

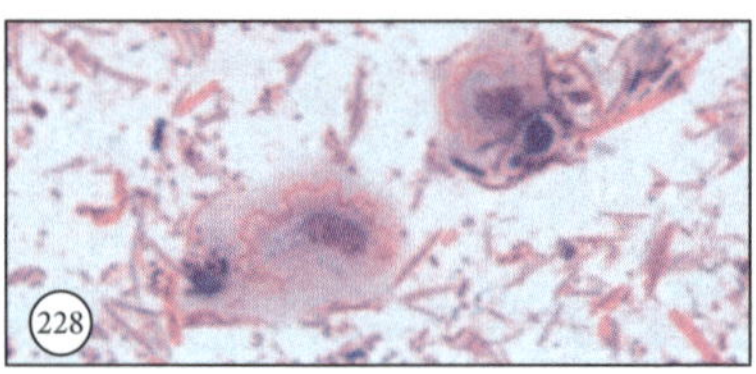

Foto 227-228: Amöboide Trichomonaden mit Kern vor dem Hintergrund zahlreicher Mikroflora

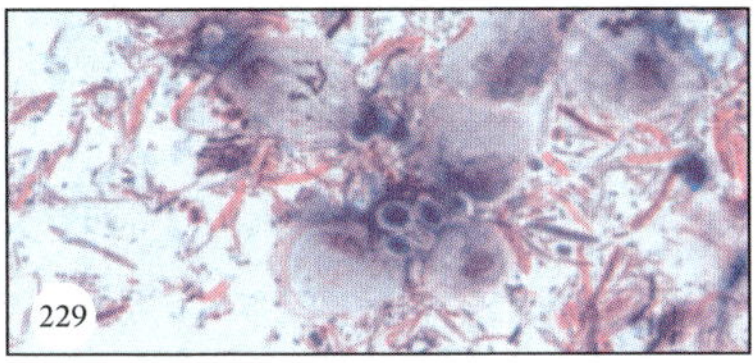

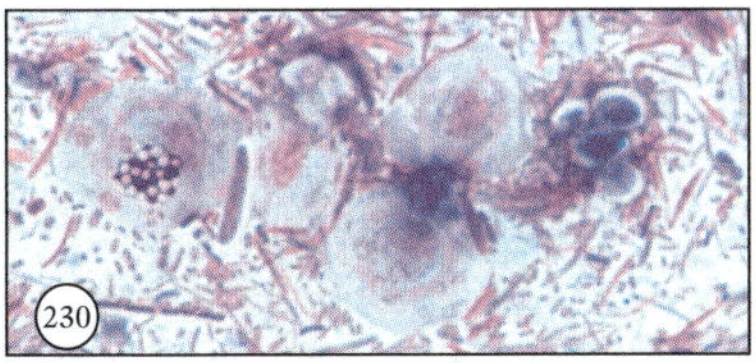

Foto 229-230: Die phagozytierten Bakterien haben innerhalb der Trichomonade Mikrokolonien gebildet (das gleiche passiert mit Chlamydien in menschlichen Trichomonaden)

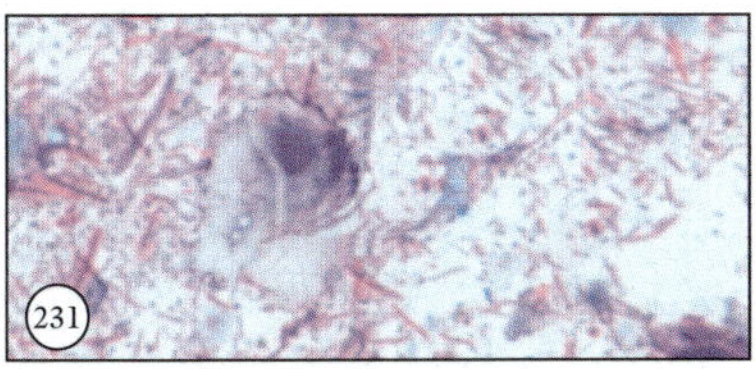

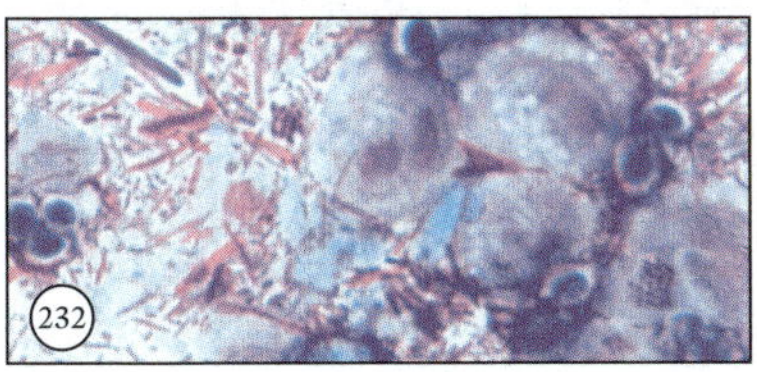

Foto 231-232: Trichomonaden, Candida- und andere Pilze

Blutzellen und Trichomonaden im Blut eines Menschen

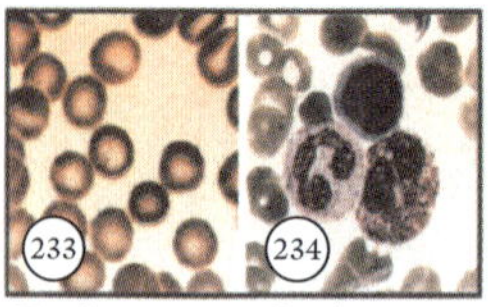

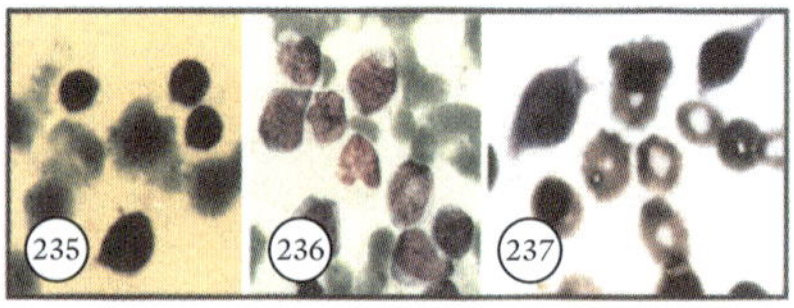

Erythrozyten — Leukozyt, Lymphozyt, Eosinophil — Zystoide, Amöboide, Begeißelte Trichomonaden im menschlichen Blut

Foto 233-237: Differenzierte und nicht differenzierte Zellen im Blut (Trichomonaden)

Tumorzellen

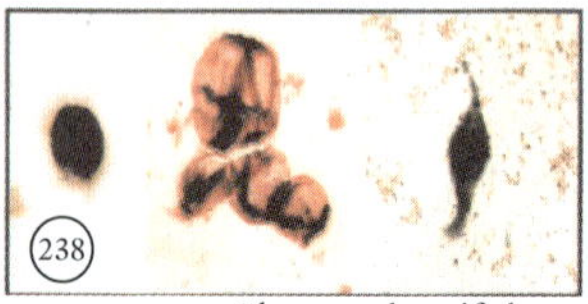

zysten-ähnliche — amöben-ähnliche — begeißelte

Vaginaltrichomonaden

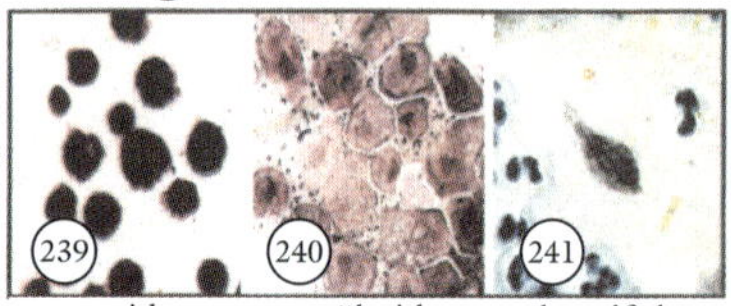

zystoide — amöboide — begeißelte

Foto 238-241: Ähnlichkeit von Tumorzellen und Trichomonaden

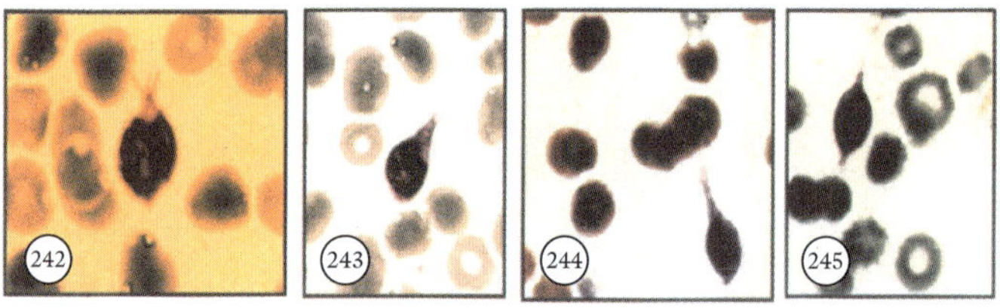

Foto 242-245: Begeißelte Trichomonaden im Blut

Vermehrungsarten der Trichomonaden im Blut

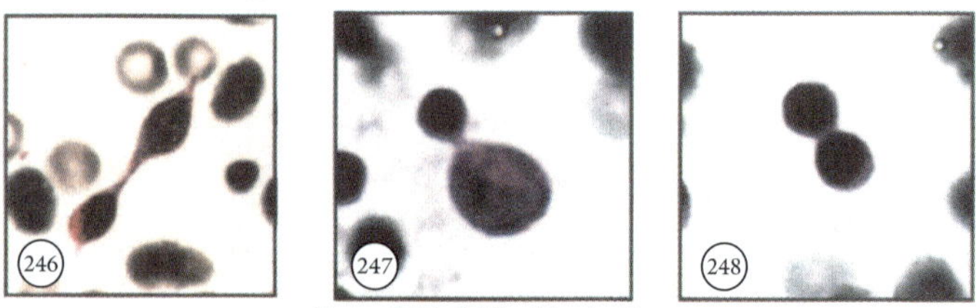

Foto 246-248: Abschnürung

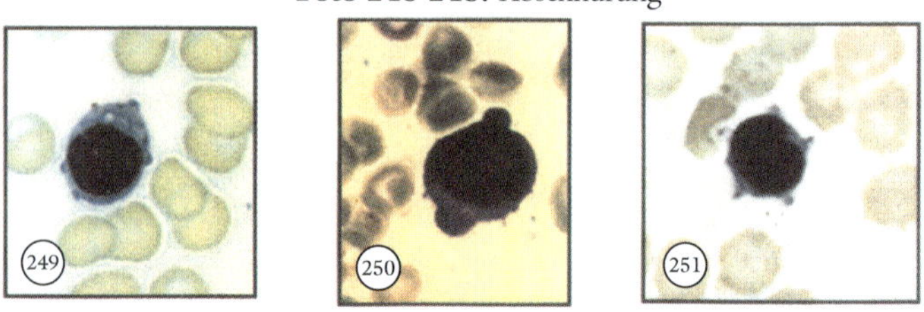

Foto 249-251: Knospung

Beziehung zwischen Blutzellen und Trichomonaden im Blut eines Menschen

Etappen des Zerfalls von Trichomonaden mittels Granulation mit Bildung von „Thrombozyten"

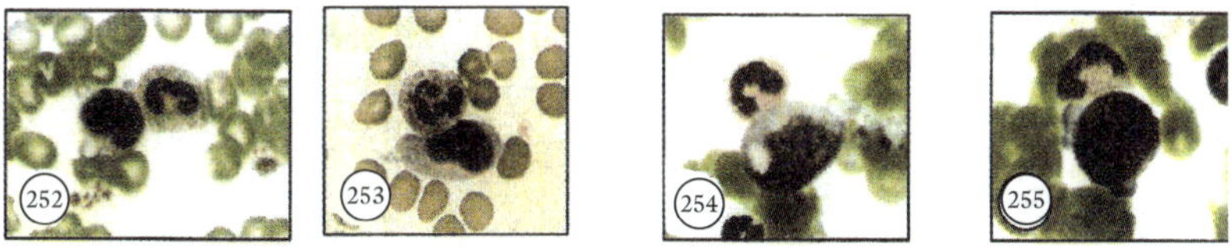

Foto 252-255: Leukozyten attackieren amöboide Trichomonaden

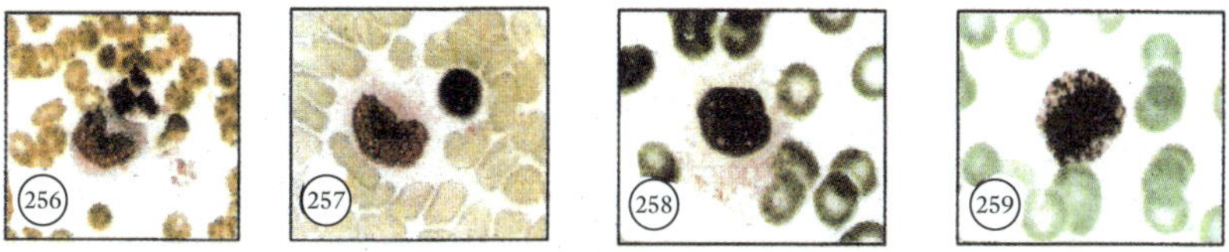

Foto 256-259: Trichomonaden verlieren das Zytoplasma und nähern sich der Granulation

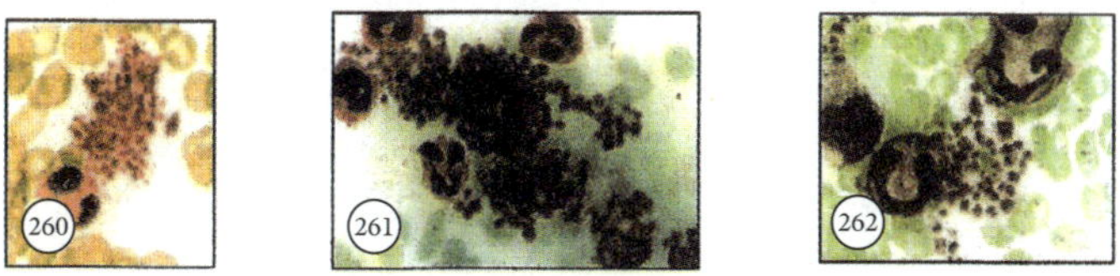

Foto 260-262: Trichomonaden zerfallen in Körnchen – sogenannte Thrombozyten

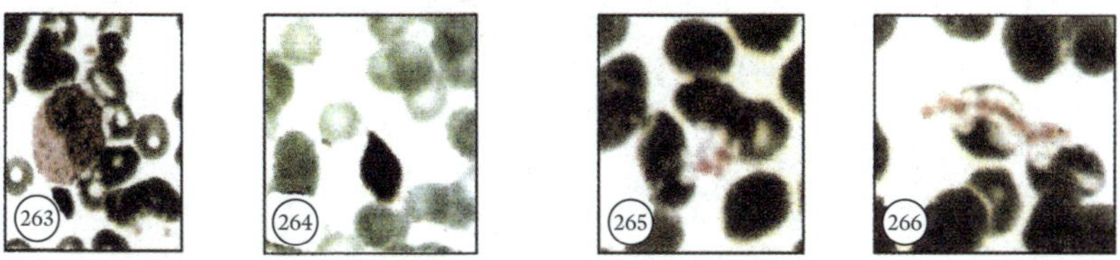

Foto 263-266: Zerstörung der Erythrozyten durch Trichomonaden – sogenannte „Makrophagen", „lymphoide retikuläre Zellen" und „Thrombozyten"

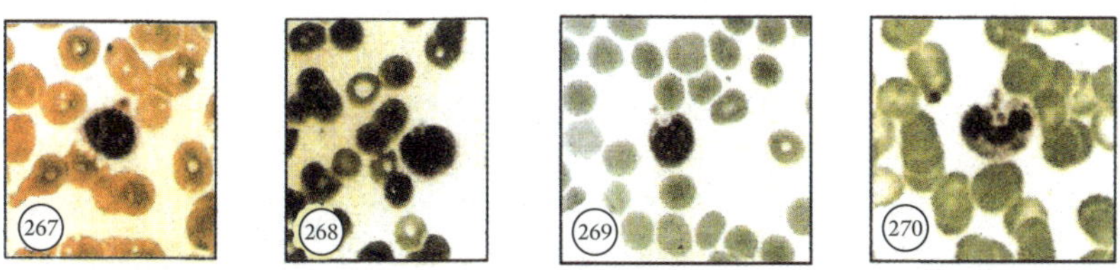

Foto 267-270: Phagozytose von „Thrombozyten" durch Lymphozyten und Leukozyten

14. Auflage!

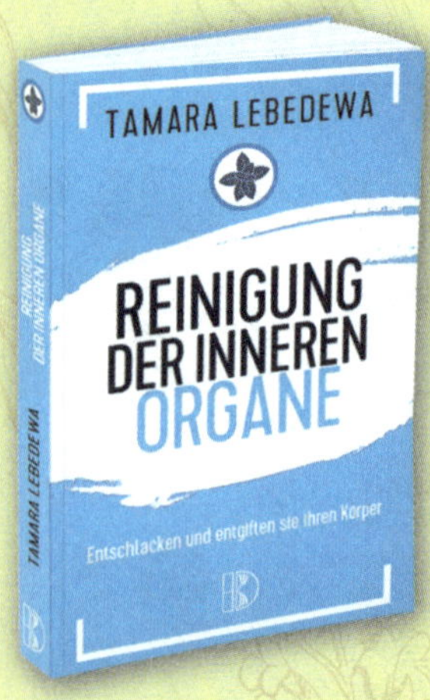

TAMARA LEBEDEWA
REINIGUNG DER INNEREN ORGANE

Die Bedrohung durch Krebs, Herz-Kreislauf-Erkrankungen, Diabetes, Arthritis, multiple Sklerose usw. scheint realer als je zuvor. Diese sogenannten Zivilisationskrankheiten treiben die moderne Medizin an ihre Grenzen. Mit Hochdruck werden Medikamente entwickelt, die Kranken so gut es geht ein normales Leben ermöglichen – anstatt die Krankheit selbst zu bekämpfen. Dabei sollten multiresistente Keime wie MRSA gezeigt haben, wohin uns diese kurzsichtige Medikation führen kann.

Die russische Krebsforscherin Tamara Lebedewa hat sich von der konservativen Medizin gelöst und eine progressive, neue Theorie entwickelt, die zeigt wie viele moderne Zivilisationskrankheiten durch weitverbreitete Mikroben ausgelöst werden, die beinahe jeder mit sich herumträgt. Das Eindringen dieser kleinsten Fremdkörper zu verhindern scheint unmöglich und Lebedewa redet Klartext: Niemand ist zu 100 Prozent steril. Daraus schließt sie jedoch nicht, dass der Kampf gegen die Mikroben aussichtslos ist, sondern vielmehr, dass dieser Kampf jeden betrifft.

Lebedewas vierstufiger Behandlungsplan ist eine Methode zur inneren Reinigung des Körpers. In diesem Ratgeber erläutert sie detailliert die erste Stufe, auf der der Körper von Giften, Schlacken, Parasiten, Würmern und Lamblien befreit und der Organismus durch eine gesunde Ernährung gestärkt wird. Dabei wird nicht nur das Krankheitsrisiko gesunder Patienten gesenkt und das Lebensgefühl vitalisiert; die natürlichen Heilkräfte werden in Krankheitsfällen auch unterstützt.

Sowohl die Krankheiten selber als auch die Angst vor den Krankheiten lassen sich mit diesem Ratgeber gut behandeln. Diese praktische Alternative zu konventioneller Medizin läutet womöglich eine neue medizinische Tradition ein. Denn vielleicht besteht der Fortschritt nicht in der endlosen Suche nach dem nächst besten Antibiotikum, sondern in der Neuausrichtung der Forschung hin zu den natürlichen Heilkräften des Körpers.

190 Seiten
Taschenbuch
ISBN 978-3-932130-19-9

Die intensive „Reinigung von innen" bringt mehrere Vorteile:

- Verdauungstrakt und Blutkreislauf werden entlastet und von Ablagerungen befreit;
- Arteriosklerose wird vorgebeugt;
- wenn Sie die Reinigung von innen regelmäßig wiederholen, wirkt sich das verjüngend aus;
- die Haut wird straffer, Zellulitis wird gemildert oder verschwindet gänzlich;
- Sie nehmen ab, denn die Fettschichten werden nicht mehr als Giftdeponien gebraucht;
- Sie werden für Ihre Mühe belohnt durch Fitness und gute Gesundheit!

Die bahnbrechenden ERKENTNISSE einer russischen Forscherin!

11. Auflage!

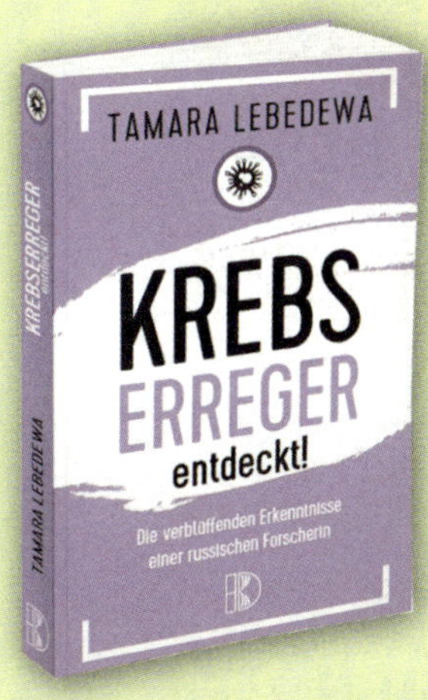

TAMARA LEBEDEWA
KREBSERREGER ENTDECKT!

Die russische Wissenschaftlerin Tamara Lebedewa erforschte die Krebskrankheit über viele Jahre und kam zu erstaunlichen, revolutionären Ergebnissen. Auch wenn diese Ergebnisse von der herrschenden Lehrmeinung bisher nicht anerkannt sind – die Behandlungsmethoden von Lebedewa beugen der Krankheit vor und unterstützen den Heilungsprozess.

Auf der Basis ihrer Forschungen empfiehlt die Autorin im letzten Abschnitt des Buches eine konsequente fünfstufige Reinigung aller Organe des Körpers.

270 Seiten, 12 Abb.
Taschenbuch
ISBN 978-3-932130-33-5

Die Krebsforschung ist festgefahren. Die Ansätze zeitgenössischer Wissenschaftler stagnieren bei Chemo- und Strahlentherapie. Dass die Krankheit unheilbar ist, scheint zu einem stillschweigend hingenommenen Dogma geworden zu sein und die ambitionierte Suche nach endgültiger Heilung verebbt langsam.

Die russische Chemikerin und Buchautorin Lebedewa bietet eine von der Wissenschaft unbeachtete Alternativtheorie. In den wissenschaftlichen Trümmern vorschnell und schonungslos verworfener Ideen stößt Lebedewa auf einen vielversprechenden Ansatz. Mediziner gehen davon aus, dass Krebszellen ursprünglich körpereigene Bestandteile waren und sich ein gewisses Krebsrisiko nicht vermeiden lasse. Doch Lebedewas Experimente bestätigen das Gegenteil: Der Krebserreger ist ein Parasit. Genauer gesagt die aggressive Trichomonade, ein parasitärer, weit verbreiteter Einzeller, der sich als körpereigene Zelle tarnt. Doch als Parasit ist Krebs präventiv behandelbar!

Lebedewa betreibt Wissenschaft gegen die Wissenschaft! Unter der Menge an recherchierten Informationen und empirischen Beweisen verbirgt sich ein aufklärerisches Werk, das kritisch die Autorität konventioneller Medizin untergräbt, die in eine Schockstarre gefallene Forschung erlöst und den Diskurs wieder belebt.

Doch vor allem will Lebedewa eins: Helfen. Auf der Basis ihrer Ergebnisse entwickelte Lebedewa eine Therapie, die das Krebsrisiko senkt, die Heilung unterstützt und vor allem eins bekämpft: Die Angst vor dieser bedrohlichen Krankheit.

Die russische Chemikerin und Autorin Tamara Lebedewa legt offen ihr Wissen auf den Tisch, damit es nach den international festgelegten strengen Regeln der Wissenschaft geprüft, überprüft und reproduziert werden kann.

Wer den Atem hat, um im Geiste mit Tamara Lebedewa überm Mikroskop ihre Experimente zu verfolgen, dem wird sich die Unwiderlegbarkeit ihrer Arbeitsergebnisse über die Entstehung des Krebs erschließen.

Siegfried Hoffmann, Heilpraktiker

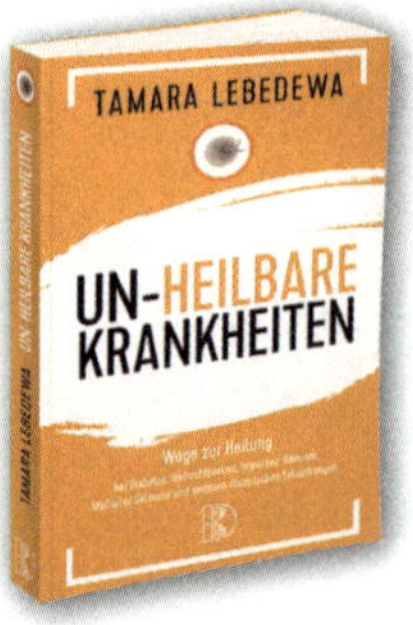

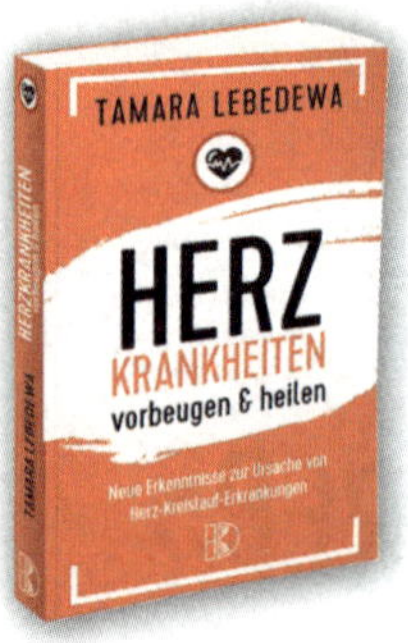

TAMARA LEBEDEWA
UN-HEILBARE KRANKHEITEN

Wege zur Heilung bei chronischen Erkrankungen

Die russische Krebsforscherin Tamara Lebedewa hat sich von der konservativen Medizin gelöst und eine progressive, neue Theorie entwickelt, die zeigt wie viele moderne Zivilisationskrankheiten durch weitverbreitete Mikroben ausgelöst werden, die beinahe jeder mit sich herumträgt. Das Eindringen dieser kleinsten Fremdkörper zu verhindern scheint unmöglich und Lebedewa redet Klartext: Niemand ist zu 100 Prozent steril. Daraus schließt sie jedoch nicht, dass der Kampf gegen die Mikroben aussichtslos ist, sondern vielmehr, dass dieser Kampf jeden betrifft.

Die Autorin des Bestsellers *Krebserreger entdeckt!* benennt hier die Ursachen vieler als unheilbar geltenden Krankheiten. Sie lernen in diesem Buch die Anatomie und Vorgehensweise dieses wandelbaren Feindes der menschlichen Gesundheit kennen und tun damit den ersten Schritt hin zu einer erfolgreichen Behandlung.

318 Seiten
Taschenbuch
ISBN 978-3-932130-32-8

TAMARA LEBEDEWA
HERZKRANKHEITEN VORBEUGEN & HEILEN

Neue Erkenntnisse zur Ursache von Herz-Kreislauf-Erkrankungen

Herz-Kreislauf-Erkrankungen gehören zu den häufigsten Beschwerden unserer Zeit. Jede Minute bleibt laut Statistik das Herz eines Menschen stehen.

Indem sich die Schulmedizin auf das einfache Herausschneiden geschädigter Organe beschränkt, mit künstlichen Gefäßerweiterungen und schmerzstillenden Mitteln die Krankheitssymptome dämpft, erreicht sie jedoch nur eine kurzfristige Linderung des Leids, aber keine Heilung.

In diesem Buch beschreibt Tamara Lebedewa auf verständliche Weise die Gründe für Herzinfarkt und andere Herz-Kreislauf-Erkrankungen sowie ihren Kampf um die Anerkennung dieser Ursachen durch die etablierte Schulmedizin. Sie liefert praktische Ratschläge zur Vorbeugung als auch Behandlung und gibt so den von der klassischen Medizin im Stich gelassenen Menschen die Kontrolle über ihr Leben und ihre Gesundheit zurück.

210 Seiten
Taschenbuch
ISBN 978-3-932130-34-2

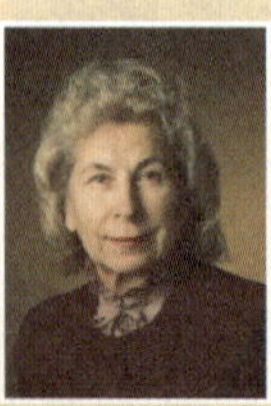

TAMARA LEBEDEWA, geboren 1938, von Haus aus eine erfolgreiche Chemikerin, wurde mit 28 Jahren Führungskraft in einem Forschungsinstitut und arbeitete seit 1982 als Leiterin des Bereichs Zukunftstechnologien.
Ihre Forschungen im Bereich krankheitserregender Mikroorganismen führte sie seit 1989 in Eigenregie in Moskau und St. Petersburg durch und hat in diesem Zusammenhang drei Entdeckungen zum Patent angemeldet.
Die Gesamtauflage der Bücher von Tamara Lebedewa erreicht weltweit über 600.000 Exemplare.

Ärzte über Tamara Lebedewa:

"Ich bin dankbar, durch Frau Lebedewa der Krebserkrankung im Grundverständnis deutlich näher gekommen zu sein. Zahlreiche Patientenverläufe zeigen uns positive Ergebnisse, seit wir ihre Erkenntnisse therapeutisch integrieren."

Dr. med. Petra Wiechel, Leiterin der Swiss-Mountain-Clinic, Januar 2020

✧✧✧

"Enderlein, Weber und Clark konnten mich nicht hundertprozentig überzeugen, die Hypothese von Tamara Lebedewa dagegen schon. Sie ist sehr schlüssig und beruht ja auch darauf, dass es der Forscherin gelungen ist, nachzuweisen, dass in jedem Krebsgewebe [...] Trichomonaden enthalten sind.

Lebedewa weist darauf hin, dass Trichomonaden wichtige Eigenschaften mit der Krebszelle gemeinsam haben, etwa die Energiegewinnung aus Gärung bei gleichzeitiger Unfähigkeit, Sauerstoff zu verwerten, wie auch einen Gehalt an "Tumorgenen" (bekannt unter dem Namen Tumormarker, die ja auch in der Schulmedizin diagnostisch verwertet werden) und ferner die Eigenschaft, sich vor dem menschlichen und tierischen Immunsystem tarnen zu können. Sie haben ferner eine merkwürdige Widerstandsfähigkeit gegenüber radioaktiver Strahlung, von welcher sie nicht nur nicht geschädigt, sondern sogar in ihrem Wachstum gefördert werden."

Dr. med. Peter Rothdach, München (aus NATUR & HEILEN 3/2009)

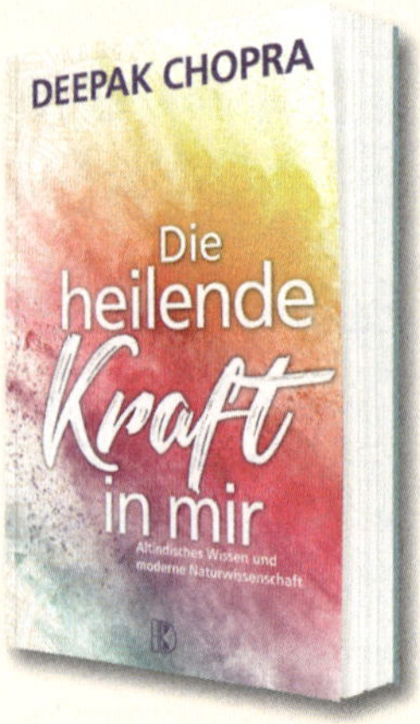

VOM NEW YORK TIMES BESTSELLER AUTOR

DEEPAK CHOPRA

DIE HEILENDE KRAFT IN MIR

Altindisches Wissen und moderne Naturwissenschaft

Ungewöhnliche Heilungen schwerkranker Menschen brachten Dr. med. Deepak Chopra auf die Spur einer uralten Heilmethode. In seinem Buch verbindet er die Erkenntnisse der modernen Molekularbiologie und Vorstellungen der Quantenphysik, integriert sie in die Lehre des Ayurveda, der Wissenschaft vom Leben.

Der Geist ist stärker als die Materie – diese schlichte Weisheit bringt uns der Autor näher, indem er die Mechanismen der Entstehung von Krankheiten erklärt und aufzeigt, wie deren rückläufige Entwicklung eingeleitet werden kann.

Die Natur hat den menschlichen Körper so erschaffen, dass er alle Medikamente selbst erzeugen kann, und zwar in der richtigen Dosierung und ganz ohne Nebenwirkungen. Wenn wir lernen, die uns innewohnenden selbstheilenden Kräfte zur Entfaltung zu bringen, steht uns das wichtigste und wirkungsvollste Instrument der Heilung zur Verfügung. Dieses Buch zeigt uns den Weg.

294 Seiten
Taschenbuch
ISBN 978-3-932130-25-0

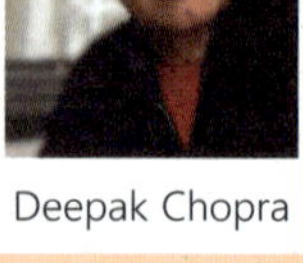

Deepak Chopra

Seine Bücher verkaufen sich weltweit millionenfach. Er ist der Guru vieler prominenter Persönlichkeiten und auch dem deutschsprachigen Lesepublikum ist er bekannt als Autor wertvoller Gesundheits- und Lebenshilfebücher.

Dr. med. DEEPAK CHOPRA promovierte in Indien, erhielt seine praktische Ausbildung in den USA, war leitender Oberarzt am New England Memorial Hospital Stoneham/USA, und Chefarzt am VA Hospital in Boston/USA. In seinen zahlreichen Vorträgen und seinen Werken verbindet er östliche Weisheitslehren mit westlicher Wissenschaft.